糖尿病并发症诊治丛书

糖尿病急性并发症诊治

总主编　肖新华

主　编　李玉秀　阎德文

科学出版社

北　京

内 容 简 介

《糖尿病急性并发症诊治》是“糖尿病并发症诊治丛书”的重要组成部分，本书系统地介绍了糖尿病急性并发症的临床表现、病理机制、诊断与鉴别诊断，以及临床处理的全流程。作为一本专业书，本书为临床医师和医学生提供了全面指导，可帮助他们有效预防、及时识别和正确处理糖尿病急性并发症。全书共分为7章，内容包括糖尿病酮症酸中毒、糖尿病高渗性高血糖状态和糖尿病性低血糖等常见急症，还深入探讨了如妊娠糖尿病并发症、非高血糖性糖尿病酮症酸中毒及药物相关低血糖等复杂情况。此外，对于临床上相对少见的并发症，如胰岛素过敏、糖尿病乳酸酸中毒、感染引发的急症等，本书也提供了详尽的指导。

本书适用于临床医师、医学生和相关专业研究人员参考阅读，是糖尿病急性并发症诊疗领域中不可多得的实用指南。

图书在版编目（CIP）数据

糖尿病急性并发症诊治 / 李玉秀，阎德文主编. -- 北京：科学出版社，2025. 6. -- (糖尿病并发症诊治丛书 / 肖新华总主编).

ISBN 978-7-03-082599-5

Ⅰ. R587.205.97

中国国家版本馆 CIP 数据核字第 2025L33Y66 号

责任编辑：王海燕　李　玫 / 责任校对：张　娟

责任印制：师艳茹 / 封面设计：牛　君

科 学 出 版 社出版

北京东黄城根北街 16 号

邮政编码：100717

http：//www.sciencep.com

中煤（北京）印务有限公司印刷

科学出版社发行　各地新华书店经销

*

2025 年 6 月第　一　版　开本：787 × 1092　1/16

2025 年 6 月第一次印刷　印张：14 1/4

字数：346 000

定价：118.00 元

（如有印装质量问题，我社负责调换）

《糖尿病急性并发症诊治》编写人员

总主编 肖新华

主　编 李玉秀　阎德文

副主编 曾龙驿　周新丽　陈开宁　平　凡

编著者 （按姓氏笔画排序）

王　斐　王雪晨　平　凡　白　皙
邢宝迪　刘艺文　许岭翎　许春梅
李　伟　李子怡　李玉秀　李洪梅
杨　娜　吴小娟　余　洁　张化冰
张汝轩　陈　敏　陈开宁　林　璐
欧倩滢　周丽明　周新丽　高　琪
阎德文　韩舒萌　曾龙驿　曾静波

序

糖尿病已成为严重威胁人民健康的重大慢性疾病。糖尿病的各种并发症和伴发疾病是患者致残、致死的主要原因。相较于对糖尿病慢性并发症的广泛关注和深入研究，对急性并发症的防治、探讨依然严重不足，相关的专著更是寥寥。糖尿病急性并发症可能是糖尿病患者就诊、急诊和重症的原因。糖尿病的急性并发症经常给临床医师带来极大挑战，如有一份此类“肘后备急方”，可使临床医师从容、准确地处理各类糖尿病急性并发症。为此，北京协和医院内分泌科李玉秀教授和深圳市代谢性疾病临床医学研究中心阎德文教授携手主编了《糖尿病急性并发症诊治》。

该书在内容编排上独具匠心，不仅涵盖了传统的急性并发症如糖尿病酮症酸中毒、糖尿病高渗性高血糖状态及低血糖症等，还纳入了非高血糖性糖尿病酮症酸中毒、胰岛素诱发的自身免疫性低血糖及胰岛素过敏等内容。该书紧扣学科进展，注重临床实操。书中不仅详细阐述了糖尿病急性并发症的病因、发病机制、临床表现及诊断方法，更结合最新的医学技术和药物进展，提出了切实可行的治疗方案。这是一本学术著作，更是一本临床实操手册。

《糖尿病急性并发症诊治》一书是一部难得的上乘之作，是编著者集体智慧的结晶。该书的编撰汇集了国内糖尿病临床领域的专家学者，他们不仅具有丰富的临床经验，更对糖尿病急性并发症的研究与治疗有着独到的见解。在该书中，他们将自己的临床经验与最新的学科进展相结合，提出了许多新颖且实用的观点和方法，因此该书兼具学术性和创新性。

此外，该书还注重知识的普及和宣传。书中不仅为临床医师、医学生和相关研究人员提供了专业的指导和建议，还为糖尿病患者及其家属提供实用的信息和参考。

我们期待该书的出版能为广大临床工作者提供参考和帮助，也期待有更多的医师和学者对糖尿病急性并发症的防治进行深入的研究和总结，为糖尿病防治事业做出更大的贡献。

夏维波

中国医学科学院北京协和医院内分泌科主任

国家卫生健康委员会内分泌重点实验室主任

中华医学会内分泌学分会常委

2025 年 3 月

前言

糖尿病是全球范围内严重威胁居民健康的主要慢性非传染性疾病，是我国四大重大慢性疾病之一。糖尿病急性并发症在临床上并不少见，且危害极为严重，是导致患者临床病危与死亡的重要原因之一。

经典的糖尿病急性并发症主要有高血糖危象（糖尿病酮症酸中毒和高血糖高渗状态）、糖尿病并发乳酸酸中毒和糖尿病性低血糖。高血糖危象在急诊住院中相当常见，如果不及时发现和治疗，就会导致严重的不良后果。在过去的二十年中，糖尿病酮症酸中毒的急诊入院率呈现出令人担忧的上升趋势，胰岛素注射遗漏和感染仍然是两个主要的诱发原因。随着钠－葡萄糖共转运蛋白 2（SGLT2）抑制剂的广泛使用，血糖正常型糖尿病酮症酸中毒的病例也日益多见。此外，糖尿病患者在感染新型冠状病毒后，极易发展为危重症，包括低血糖、严重高血糖和乳酸酸中毒，导致严重并发症和死亡风险的增加。

糖尿病患者发生低血糖在临床上几乎不可避免，尤其是强化胰岛素治疗会增加低血糖的发生率，而无感知性低血糖是一个严重的临床问题，使严重低血糖的风险大大增加。总而言之，快速准确鉴别诊断是成功治疗的关键。

在过去的十多年里，国际上针对高血糖危象的管理发布或更新了多项共识指南。然而，这些指南和共识之间仍存在诸多差异，而临床上对这些指南共识的遵循也并不总是到位，因此导致反跳性高血糖、低血糖、电解质异常及糖尿病酮症酸中毒复发的现象时有发生。常见的管理陷阱包括过早终止静脉胰岛素注射，以及在停止静脉注射之前，皮下注射胰岛素的时间或剂量不足。早期诊断和规范管理对改善患者预后至关重要，因此，需要更加重视对医师、患者及其家属进行早期识别病因和预防急性失代偿的教育。

全书共分为 7 章，汇集了主要的循证医学证据和最新发表的共识指南，并结合专家们的临床诊疗经验，针对糖尿病酮症酸中毒、糖尿病高血糖高渗综合征、糖尿病乳酸酸中毒、糖尿病性低血糖和胰岛素过敏等内容，从流行病学、发病机制、危险因素、临床诊断、治疗建议和管理路径等方面进行了系统总结。相信本书的问世能够加深临床医师、医学生对糖尿病急性并发症的理解和认识，能够为临床实践者提供具体指导与帮助。

阎德文
深圳市代谢性疾病临床医学研究中心主任
深圳市糖尿病防治中心主任
中国医师协会内分泌代谢科医师分会常务委员
2025 年 3 月

目录

第 1 章 概 述

糖尿病急性并发症是指糖尿病急性代谢紊乱，是可危及生命的糖尿病严重并发症，需要及时识别、诊断和治疗。临床上可分为两类：①高血糖危象（hyperglycemic crises），包括糖尿病酮症酸中毒（diabetic ketoacidosis，DKA）和高渗性高血糖状态（hyperosmolar hyperglycemic state，HHS）；②在降糖治疗过程中出现的乳酸酸中毒及低血糖昏迷。

第一节 基本概念

一、高血糖危象

高血糖危象是糖尿病的急性严重代谢并发症，主要包括 DKA 和 HHS，常危及患者生命。糖尿病人群中仍有 10% 死于明确或可能的 DKA 或 HHS。患者住院期间易导致靶器官损伤，出院后的器官衰竭和死亡率均显著增加。当 DKA 和 HHS 同时存在时，患者临床表现更严重，预后更差。而非高血糖性糖尿病酮症酸中毒（euglycemic diabetic ketoacidosis，euDKA）最近备受关注。高血糖危象需要及时识别，积极治疗，以优化临床结局。DKA 和 HHS 的共同特点是胰岛素分泌障碍和严重的高血糖，均可发生于 1 型糖尿病（T1DM）和 2 型糖尿病（T2DM）；DKA 更常见于年轻（＜ 65 岁）患者，而 HHS 则主要见于 65 岁以上患者。在许多患者中，酮症酸中毒和高渗状态的特征也可以同时存在。

如今人们已认识到 DKA 和 HHS 的某些共同特征，临床上根据高血糖程度和酮症酸中毒存在，不难区分两者之间的差异（表 1–1）。然而对高血糖危象的认识其实经历了漫长的过程。

早在 1828 年，August W. von Stosch 在《糖尿病病理与治疗》一书中首次描述糖尿病昏迷（diabetic coma），详细记载一名有严重多饮、多尿、尿中含有大量葡萄糖并伴有精神状态逐渐下降最终死亡的成人糖尿病昏迷患者。此后，在嗜睡或昏迷的糖尿病患者中发现一种类似丙酮的特殊呼吸气味，1857 年在此类患者尿液中发现丙酮和丙酮酸（乙酰乙酸），随后丙酮被认为是一个重要的预后指标。1874 年，Kussmaul 报道了糖尿病患者昏迷之前伴有严重呼吸困难的死亡病例，首次对糖尿病昏迷进行广泛描述，指出 Kussmaul 呼吸和尿酮阳性是糖尿病昏迷诊断的标志。19 世纪 80 年代，研究发现大多数糖尿病昏迷患者的尿液中除含有丙酮酸之外，还含有相当数量的 β– 羟丁酸，自此得出结论性认识，糖尿病昏迷是体内酸（丙酮酸和 β– 羟丁酸）过量导致的“自我中毒”（self-intoxication）。

表 1-1　DKA 和 HHS 的区别

内容	DKA	HHS
病史	T1DM	T2DM
	未进行正规治疗	饮水障碍（老龄患者）
	前驱疾病（数天）	前驱疾病（数周）
	感染	可能的并发症
	体重减轻	胃肠外营养
		药物治疗：β 受体阻滞剂、苯妥英钠、利尿剂、糖皮质激素
		腹膜透析 / 血液透析
症状和体征	多尿	多尿
	多饮	
	恶心 / 呕吐 / 腹痛	
诊断标准	显著特点：酮症酸中毒	显著特点：高渗透压、高血糖
	pH ＜ 7.3	血糖＞ 33.3mmol/L
	血清 HCO_3^- ＜ 18mmol/L	血浆渗透压＞ 320mmol/L
	血糖＞ 13.9mmol/L	无酮症酸中毒
	血酮≥ 3mmol/L 或尿酮阳性	pH ＞ 7.3
	进行性意识障碍	血清 HCO_3^- ＞ 18mmol/L
		进行性意识障碍（抽搐）

直到 19 世纪 80 年代，von Frerichs 和 Dreschfeld 才报道 HHS。HHS 是一种糖尿病昏迷的罕见类型，其患者特征是严重的高血糖和糖尿，但没有 Kussmaul 呼吸、呼气水果气味或尿丙酮测试阳性。20 世纪初，明确指出并非所有病例都表现为特征性的 Kussmaul 呼吸和（或）尿丙酮或二乙酸阳性，业已明确糖尿病昏迷患者临床上存在两种不同类型。

过去 HHS 综合征很少受到关注，人们对其知之甚少，特别是对酮体的来源和乙酰乙酸在糖尿病昏迷发病机制中的作用尚不清楚，许多医师甚至反对接受成人患者在没有尿酮的情况下会发展为糖尿病昏迷。直到 1957 年，随着临床病例的积累，人们才认识到严重的高血糖可导致渗透性利尿、多尿和进行性脱水。临床上开始尝试测量钠和氯水平与估计细胞外高渗和细胞脱水的相关性，并建议对严重高血糖和糖尿病昏迷的患者应进行大量饮水治疗；在伴有严重高血糖和酮尿阴性（或微量酮尿）的昏迷患者中，有通过给予液体和较少量的胰岛素治疗取得成功的经验。

DKA 患者表现为高血糖、酮血症和代谢性酸中毒，继发于绝对或重度相对胰岛素缺乏。HHS 的特征是血糖升高更严重，血浆渗透压显著升高，酮体阴性或弱阳性，或伴有精神状态改变。二者之间的根本区别在于，HHS 患者残余胰岛素分泌可最大限度地减少酮体生成，但无法控制高血糖。曾经 HHS 被命名为“高血糖高渗性非酮症昏迷（hyperglycemic hyperosmolar nonketotic coma）”和“高血糖高渗性非酮症状态（hyperglycemic hyperosmolar nonketotic state）”，但因不能反映可能存在的不同程度的精神状态和酮症，这两个术语已被弃之不用。

（一）DKA

DKA 是由胰岛素严重缺乏和升糖激素不适当升高引起的糖、脂肪和蛋白质代谢严重紊乱综合征，症状发作迅速，严重时可导致死亡。DKA 与 T1DM 呈特征性相关。DKA 也可发生于极度应激状态下（如严重感染、创伤、心血管急症或其他急症）的 T2DM 患者，少数时候还可作为 T2DM 的首发表现，此时称为酮症倾向糖尿病。新型冠状病毒（COVID–19）感染也与 T1DM 和 T2DM 患者 DKA 风险增加有关。

典型 DKA 三联征包括高血糖症（diabetes or hyperglycemia，D）、酮血症（ketonemia，K）和代谢性酸中毒（metabolic acidosis，A）。其主要风险因素有：①胰岛素治疗的终止；②复发性感染处理不当；③新发糖尿病等。可根据病史、临床表现和生化检查进行临床判断。

D：血糖＞ 13.9mmol/L 或已知糖尿病患者；K：血酮＞ 3mmol/L 或尿酮（试纸检测）阳性（≥ ++）；A：HCO_3^- ＜ 15mmol/L 和（或）静脉 pH ＜ 7.3。

2023 年欧洲糖尿病研究协会（EASD）更新了《ADA 专家共识：成人糖尿病高血糖危象管理》，将高血糖临界值从≥ 13.9mmol/L 降至≥ 11.1mmol/L。如果是糖尿病患者，甚至无须考虑血糖切点。强烈建议使用 β– 羟丁酸盐≥ 3.0mmol/L（通过即时检测或在实验室测量其血清水平）或尿酮（≥ ++）评估酮症。代谢性酸中毒被定义为 pH ＜ 7.3 和（或）碳酸氢盐浓度＜ 18mmol/L（高于先前指南的 15mmol/L）。将阴离子间隙（anion gap，AG）从主要定义中删除，只有当无法进行酮体检测时采用。

基于 AG、HCO_3^-、pH 和患者认知状态，DKA 可分为轻度、中度和重度三类（表 1–2）。其中，糖尿病酮症是仅有酮症而无酸中毒；轻、中度 DKA，除酮症外，还有轻度到中度酸中毒；重度 DKA 指酸中毒伴意识障碍（DKA 昏迷），或虽无意识障碍，但血清 HCO_3^- 低于 10mmol/L。

表 1–2 DKA 分级

内容		轻度	中度	重度
D：血糖（mmol/L）		＞ 11.1	＞ 11.1	＞ 11.1
K：β– 羟丁酸（mmol/L）		≥ 3.0 ～ 6.0	≥ 3.0 ～ 6.0	＞ 6.0
A：酸中毒	pH	＞ 7.25 ～ 7.30	7.00 ～ 7.25	＜ 7.00
	HCO_3^-（mmol/L）	15 ～ 18	10 ～ 15	＜ 10
认知状态		清醒	清醒 / 嗜睡	木僵 / 昏迷

（二）euDKA

高血糖是 DKA 的关键诊断指标之一。在绝大多数情况下，糖尿病患者发生酮症酸中毒会伴随着高血糖水平。然而，约 10% 的 DKA 发生在血糖正常或接近正常水平（＜ 11.1mmol/L）的情况下，并因此被称为非高血糖性糖尿病酮症酸中毒（euDKA）。如果 DKA 患者肝葡萄糖生成率正常或接近正常，则不会显著升高血糖水平。事实上，血糖水平与酮症酸中毒的严重程度并不相关。绝大多数所谓的“血糖正常的 DKA”，其血糖水平并不正常，而是在所定义的阈值之上。因此，美国临床内分泌医师协会（American Association of Clinical Endocrinologists，AACE）认为“血糖正常的 DKA”这一术语易引起误解，建议使用“低于预期血糖水平的 DKA”来替代。

造成 euDKA 的原因有多种（图 1–1），包括送往医院途中的外源性胰岛素注射、过度限制主食、过度饮酒及抑制糖异生等；此外，钠 – 葡萄糖共转运蛋白 2（SGLT2）抑制剂的广泛使用也导致 euDKA 发生率增加。2023 年，EASD 更新了《ADA 专家共识：成人糖尿病高血糖危象管理》，下调了高血糖诊断切点。

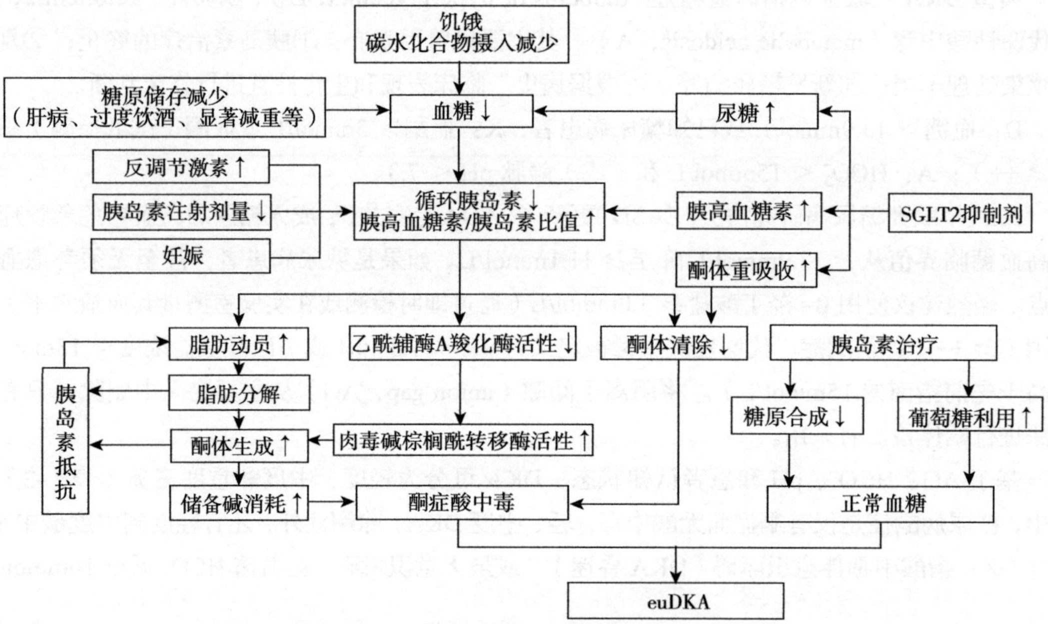

图 1–1　euDKA 的可能发病机制

（三）HHS

HHS 也称为非酮症高血糖高渗性综合征（non–ketotic hyperglycemic hyperosmolar syndrome，NKHS），目前尚无明确定义，其特征与 DKA 并不相同（表 1–1），通常具有以下四大特征。

1. 高渗性　通常有效血清渗透压≥ 320mOsm/kg（≥ 320mmol/kg）。

2. 高血糖　通常血糖≥ 33.3mmol/L（≥ 600mg/dl）。

3. 血容量缺失　患者脱水严重，多表现为多尿、多饮、虚弱、体重减轻、心动过速、黏膜干燥、皮肤不够充盈、低血压，严重病例可出现休克和急性认知损害。其中，急性认知损害（如嗜睡、定向障碍、木僵）极为常见而昏迷罕见，与有效血清渗透压最为相关。如果发生昏迷，通常其血清有效渗透压可高达 340mOsm/kg 以上。

4. 无明显酮症酸中毒 pH ≥ 7.3，HCO_3^- ≥ 15mmol/L。

HHS 是一种严重的糖尿病急性并发症，在所有与糖尿病相关的住院患者中占比约为 1%，但死亡率高达 5% ～ 15%。HHS 在老年 T2DM 患者中最为常见，甚至以此为首发症状；随着糖尿病流行的年轻化，HHS 也逐渐在年轻人甚至儿童人群中出现。

2023 年 EASD 更新《ADA 专家共识：成人糖尿病高血糖危象管理》，对 HHS 诊断标准进行了修订：①高血糖临界值保持不变，仍以≥ 33.3mmol/L 为切点；②考虑到脱水的影响，将有效血清渗透压切点从＞ 320mOsm/L 降低到＞ 300mOsm/L，并采用血清总渗透压＞ 320mOsm/L 的替代标准。

（四）混合 DKA/HHS

HHS 和 DKA 均具有胰岛素相对或绝对缺乏和反调节激素升高的特征。约 33% 的高血糖危象患者表现为 DKA 和 HHS 的混合症状。尤其是 HHS 患者，在合并急性肾损伤或严重脓毒症时，可伴有轻度酸中毒（pH ＜ 7.3，碳酸氢盐＞ 15.0mmol/L），表现为严重的高渗、酮症和酸中毒，被称为混合 DKA/HHS。混合 DKA/HHS 患者需要特别关注，应当明确 HHS 抑或混合 HHS/DKA 何者占主导地位，并采取相应的治疗措施。如果血酮升高（β- 羟丁酸盐＞ 3.0mmol/L），则按 DKA 方案治疗可能是合适的（图 1-2）。

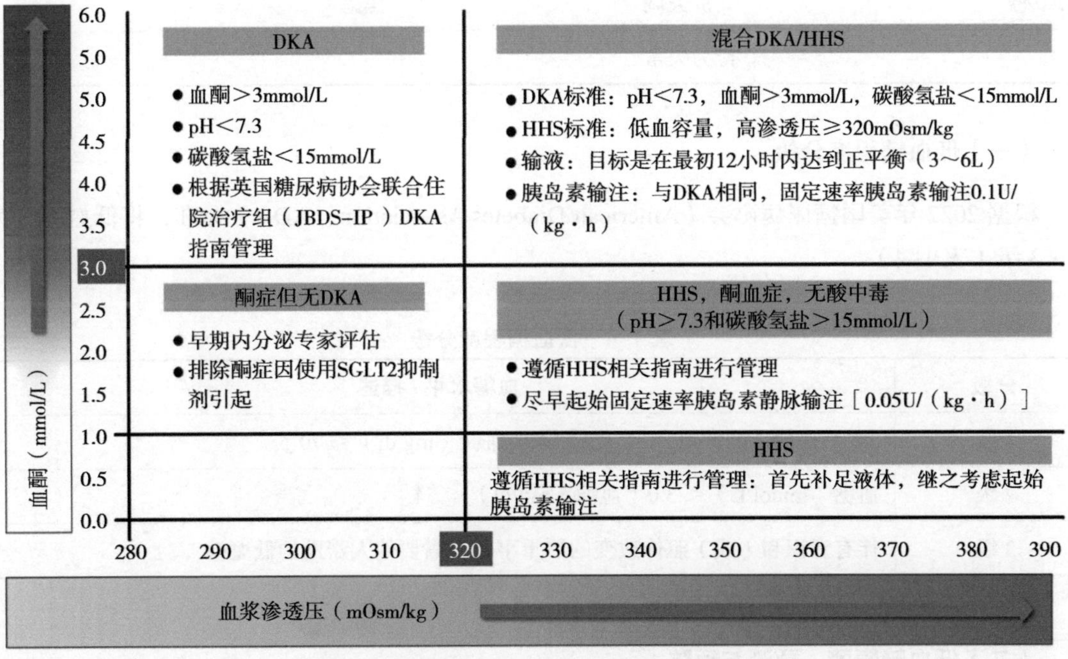

图 1-2 DKA 与 HHS 临床表型谱与重叠

二、低血糖昏迷

糖尿病患者在治疗过程中血糖值≤ 3.9mmol/L 即可诊断低血糖。而低血糖昏迷是严重的低血糖事件，以交感神经兴奋和脑细胞缺氧为主要特点，是糖尿病治疗过程中最常见、最重要的并发症，常发生在2级（血糖值≤ 3.0mmol/L）及以上低血糖患者中，常表现为精神不集中、躁动、易怒甚至昏迷。低血糖亦可因反复发作或持续时间较长引起中枢神经系统不可逆的损害，如神经元可变性、坏死，脑水肿伴弥散性出血灶和节段性脱髓鞘等，导致永久性脑功能障碍或死亡。

低血糖的临床表现与血糖水平及血糖的下降速度有关。典型低血糖症状可分为三组：交感神经症状、中枢神经症状和心神不宁症状（表 1–3）。交感神经症状是肾上腺素释放和交感神经活动增加的结果，发生在血糖水平约 3.2mmol/L 时，起到“拉响警报”的作用，促使食物摄入等行为反应。否则，血糖水平可能会进一步下降，当血糖水平达到约 2.7mmol/L 时，脑内葡萄糖耗损，导致神经低血糖症（neuroglycopenia）。老年患者发生低血糖时的表现可无任何症状，或直接陷入低血糖昏迷。

表 1–3　三组典型低血糖症状

交感神经症状	中枢神经症状	心神不宁症状
出汗	意识模糊 / 昏迷	头痛
心悸	困倦	头晕
寒战 / 震颤	言语困难	恶心
饥饿感	共济失调	焦虑
	行为失常	

（一）低血糖程度分级

根据 2022 年美国糖尿病协会（American Diabetes Association，ADA）标准，将低血糖分为 1 ～ 3 级（表 1–4）。

表 1–4　低血糖程度分级

分级	血糖水平 / 描述
1 级	3.0 ≤血糖（mmol/L）＜ 3.9［54 ≤血糖（mg/dl）＜ 70］
2 级	血糖（mmol/L）＜ 3.0［血糖（mg/dl）＜ 54］
3 级	伴有意识和（或）躯体改变的严重事件，需要他人帮助的低血糖

（二）低血糖预警、预测与预防

低血糖昏迷必须紧急处理，因为低血糖的即时危害远比高血糖严重。低血糖的病死率约为

12.9%，当血糖＜ 2.2mmol/L 时，病死率可高达 24.9%。给予适当的临床关注，低血糖通常是可以预防的。临床上常因出现饥饿、心慌、多汗、震颤等交感神经症状才发现患者发生了低血糖，而麻醉、手术、危重症、老年和低血糖认知受损（IAH）患者因交感神经症状不明显而易被漏诊，因此及时识别低血糖以便积极治疗非常重要。

预防糖尿病患者低血糖的策略应从识别高危患者、加强血糖监测、选择合适的降糖方案和开展健康教育四个方面入手（表 1–5）。但是，在实际临床中很多低血糖事件是难以预测的。任一糖尿病患者都有可能随时随地发生低血糖，并且大多数低血糖事件发生在医院之外。如果将低血糖管理“关口”前移，能够在发病前主动预防和进行风险控制，无疑会更有价值。

表 1–5 预防低血糖的策略

项目	内容
患者教育	识别低血糖症状
	有效治疗低血糖
	复诊时与患者讨论低血糖：内容包括频率、严重程度、症状和意识，并具体分析（原因、事件、酒精的作用等）
	了解药物的药代动力学
	正规训练计划（胰岛素治疗的患者）
	低血糖识别训练（意识受损者）
饮食措施	了解食物中碳水化合物的含量
	可预测的膳食计划
	灵活操作的胰岛素治疗方案和（或）剂量
	携带速效碳水化合物以治疗低血糖
体育锻炼	认识潜在的危险因素（如运动的类型、持续时间等）
	与运动相关的血糖监测
	预防性零食
	胰岛素剂量调整
血糖监测	常规和临时监测，并加以记录
	毛细血管血糖监测
	实时连续血糖监测

低血糖的危险因素大致可分为传统危险因素、对抗低血糖防御机制减弱和社会因素。

（1）传统危险因素主要有以下几种：①胰岛素或胰岛素促泌剂过量，包括给药时间不当或剂型错误；②外源性葡萄糖摄入减少或延迟，如未正常进食、隔夜进食等；③内源性葡萄糖生成下降，如大量饮酒等；④葡萄糖利用增加，如运动；⑤胰岛素敏感性增高，如减重后、运动量增加后；⑥胰岛素清除能力降低，如肾功能不全等。

（2）对抗低血糖防御机制减弱：①内源性胰岛素缺乏；②降糖治疗过于激进，血糖控制目标设定过低或血糖下降过快；③垂体、肾上腺皮质功能减退。

（3）社会因素：①医疗卫生体制不健全，城市与农村资源配置悬殊，医保覆盖血糖仪和试纸不足；②药品配给不足，特别是落后地区，患者依从性差、缺乏自我管理能力。

住院糖尿病患者低血糖发生的危险因素很多：胰岛素治疗的剂量过大或时机不对；同时使用多种具有降血糖作用的药物；营养摄入不足；肝肾功能受损；忽略既往低血糖病史；血糖监测频次不够；进行麻醉或手术；发生多器官功能衰竭等。

利用实时连续血糖监测（continuous glucose monitoring，CGM）技术监测低血糖时，发现血糖波动指标变化情况与低血糖发生有关。所有这些危险因素对筛选低血糖预测因子都非常重要。

临床预测模型作为风险与获益评估的量化工具，应用越来越普遍。利用数学模型（包括参数、半参数、非参数）估计研究对象当前患有某疾病的概率或将来发生某种结局已成为可能。可根据预测时间窗将目前已开发的低血糖预测模型分为以下几类：① CGM 技术的算法模型，预测 30 分钟内发生低血糖；②住院 24 小时内和住院期间低血糖风险预测模型；③出院 6 个月、12 个月、2 年和 5 年发生严重低血糖风险的评估工具。因血糖受多种因素影响而时刻变化，所以预测时间窗较短的模型对血糖管理的临床参考价值更大。

住院患者低血糖预测模型多以复杂数学公式构建为主。Stuart 等通过回顾性横断面调查，分析了 9584 例住院糖尿病患者资料，采用 Logistic 回归构建了预测血糖＜ 4.0mmol/L 的风险模型，预测因子包括药物（胰岛素类型、磺酰脲类药物的使用）、种族、年龄（≥ 75 岁）、入院类型（急诊）和实验室指标（估算肾小球滤过率、C 反应蛋白、血清钠和白蛋白）。该模型的 AUC 为 0.733（95%CI：0.719 ～ 0.747），经内部验证 AUC 为 0.731（95%CI：0.717 ～ 0.746）。Shah 等基于人群数据开发了住院期间低血糖（血糖≤ 3.9mmol/L）风险评分系统（HyDHo），该模型预测因子共 5 个（表 1–6），当总评分≥ 9 分时，模型的灵敏度为 86%，特异度为 32%。

表 1–6　成人糖尿病住院患者低血糖风险评分系统（HyDHo）

预测因子	评分
年龄	≥ 85 岁为 20 分，75 ～ 84 岁为 16 分，65 ～ 74 岁为 12 分，55 ～ 64 岁为 9 分，45 ～ 54 岁为 5 分，≤ 44 岁为 0 分
6 个月前急诊就诊史	“是”为 4 分，“否”为 0 分
胰岛素使用	“是”为 2 分，“否”为 0 分
服用不会诱发低血糖的药物	“是”为 –7 分，“否”为 0 分
合并严重慢性肾脏病	入院时估算肾小球滤过率＜ 30（min · 1.73m^2）［是否为慢性肾脏病第 4 或 5 期，“有”为 12 分，“无”为 0 分］

这些数据主要来源于回顾性研究，且尚无一个相对完整的低血糖预测模型，大部分模型仍处于内部验证阶段，临床应用转化率低。事实上，任何模型都有适用范围，需要在临床实践中完善与修订。荷兰学者 Wolff 等开发了一个偏倚风险评估工具（Prediction Model Risk of Bias Assessment Tool），专门用于评价预测模型研究的偏移风险和适用性。国内学者已对该工具进行了翻译与解读，希望能用于评价现有的低血糖预测模型并加以优化。总之，低血糖预测模型的使用可以帮助“警告”医疗提供者或医疗保健系统识别中高风险患者，促进医患之间共同讨论、决策与应对，以减少低血糖相关急诊或住院风险。

三、乳酸酸中毒

糖尿病患者因过量服用双胍类药物或合并感染、脓毒血症，以及严重心、肺、肝、肾慢性疾病等，引起组织器官灌注不良、低氧血症造成丙酮酸氧化障碍，或影响乳酸代谢、转化及排出，导致乳酸堆积，最终引发血乳酸持续增高（通常血清乳酸≥ 5mmol/L，严重时可达 20 ～ 40mmol/L）的代谢性酸中毒，这被称为糖尿病乳酸酸中毒（diabetic lactic acidosis，DLA）。临床上，乳酸酸中毒可与酮症酸中毒并存，后果严重，死亡率高，需要加以鉴别（表 1–7）。

表 1–7　DKA 与 DLA 的临床特点

项目		DKA	DLA
临床特点	病史	糖尿病及感染、胰岛素停药或中断等诱因史	肝肾功能不全、休克、双胍类药物服药史
	症状	数小时起病，有恶心、呕吐等症状	起病较急，厌食、恶心、原发疾病症状
体征	皮肤	失水、干燥	失水、潮红
	呼吸	深快（有烂苹果味）	深快（无烂苹果味）
	脉搏	细速	细速
	血压	正常或下降	下降
检查	尿糖	强阳性	阴性
	尿酮	阳性	阴性或弱阳性
	血糖	升高，多＞ 16.7 ～ 33.3mmol/L	正常、升高或降低，常＜ 13.9mmol/L
	pH	降低	降低
	阴离子间隙	升高	升高
	血浆渗透压	升高	正常
	乳酸	轻度升高，常＜ 5mmol/L	显著升高

（阎德文　李玉秀）

第二节　流行病学

一、高血糖危象

DKA 是最常见的高血糖危象，大部分相关研究都集中在 DKA 上。中国缺乏全国性的高血糖危象流行病学数据。截至 2015 年，美国和欧洲 T1DM 和 T2DM 成人高血糖急性并发症的发生率有增无减，且反复发作是其重要特点。超过 50% 的新诊断非裔美国人和西班牙裔成人 DKA 患者为 T2DM（称为“酮症易感型糖尿病”）。1985 ～ 2002 年美国高血糖危象年龄特异性死亡率有所下降，年龄≥ 65 岁的人死亡率下降幅度最大（图 1–3）。年龄调整死亡率从每 10 万糖尿病患者 42.4 人下降到 23.8 人（每年下降 4.4%，$P < 0.01$）（表 1–8）。尽管通过适当的治疗，DKA 死亡率已降至＜ 1%，但 DKA 患者死亡率仍较 HHS 高 5 ～ 10 倍。

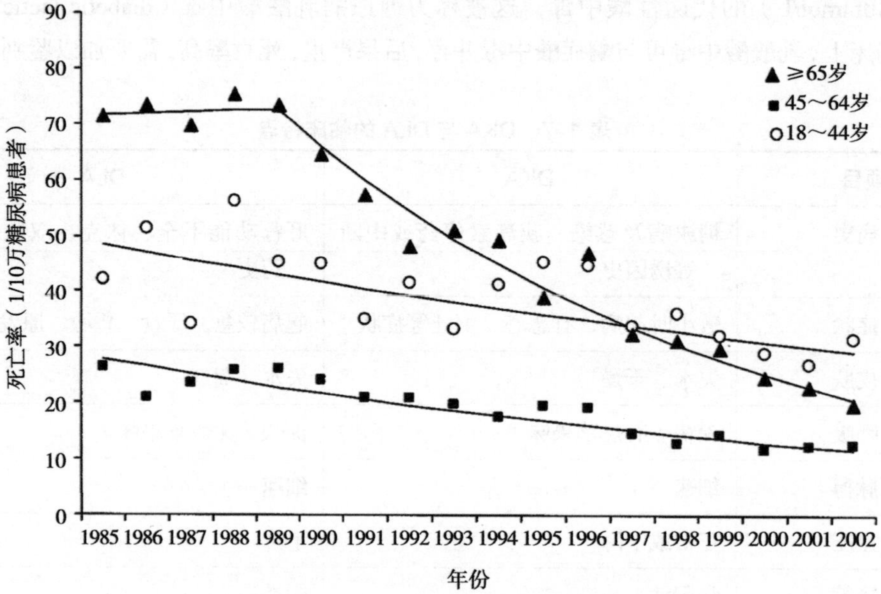

图 1–3　1985 ～ 2002 年美国高血糖危象年龄特异性死亡率

表 1–8　1985 ～ 2002 年美国糖尿病高血糖危象死亡率变化

	死亡率		趋势 1			趋势 2		
	1985 年	2002 年	时段	年度变化率（%）	95% CI	时段	年度变化率（%）	95% CI
总年龄调整率	42.4/10 万	23.8/10 万	1985 ～ 2002 年	–4.4	–5.3 ～ –3.5			
18 ～ 44 岁	42.2/10 万	31.4/10 万	1985 ～ 2002 年	–3.0	–4.2 ～ –1.7			

续表

	死亡率		趋势 1			趋势 2		
	1985 年	2002 年	时段	年度变化率（%）	95% CI	时段	年度变化率（%）	95% CI
45 ～ 64 岁	26.3/10 万	12.7/10 万	1985 ～ 2002 年	–5.0	–5.9 ～ –4.1			
≥ 65 岁	71.4/10 万	19.7/10 万	1985 ～ 1989 年	0.2	–8.4 ～ 9.6	1989 ～ 2002 年	–9.2	–10.1 ～ 8.2

四川大学华西医院 1996 ～ 2005 年内分泌科住院糖尿病患者急性并发症（含 DKA、HHS、乳酸酸中毒、糖尿病性低血糖症等）的 10 年平均发生率为 16.8%，且总体呈逐年上升趋势。在因急性并发症入院的具体原因中，DKA 最常见，占 70.4%，低血糖和 HHS 所占构成比分别为 15.2% 和 12.2%，乳酸酸中毒仅占 2.2%。2020 年的一份报告基于美国国家人口数据，分析了 2006 ～ 2015 年美国成人糖尿病患者因高血糖危象前往急诊科就诊和住院的趋势，以及 2006 年 1 月 1 日至 2015 年 9 月 30 日来自美国全国急诊科样本和全国住院样本的数据，评估 DKA 和 HHS 的急诊科就诊和住院趋势；同时使用全国健康访谈调查的横断面数据估计≥ 18 岁成人糖尿病患者的数量，从而计算基于人群的 DKA 和 HHS 急诊及住院发生率，并使用 Joinpoint 软件评估 2009 ～ 2015 年的线性趋势。

结果显示，2014 年 DKA 和 HHS 分别发生 184 255 起和 27 532 起事件。DKA 主要发生在青壮年（18 ～ 44 岁，占 61.7%），以及成人 T1DM 患者中（占 70.6%），而 HHS 主要发生于中年人（45 ～ 64 岁，占 47.5%）和成人 T2DM 患者（88.1%）。约 40% 高血糖事件发生在低收入人群中。总体而言，2009 ～ 2015 年，DKA 事件发生率在急诊科［年百分比变化（APC）为 13.5%］和住院病房（APC 为 8.3%）均显著增加。HHS 也有类似的趋势，急诊患者 APC 为 16.5%，住院患者 APC 为 6.3%。

美国一项全国性的回顾性研究报道了糖尿病和终末期肾病（ESKD）患者严重低血糖和高血糖危象（糖尿病酮症酸中毒 / 高血糖高渗状态）的年度趋势。研究数据来自 2013 ～ 2017 年美国肾脏数据系统登记处的 18 岁及以上糖尿病 /ESKD 成人，共 521 789 名患者［中位年龄 65 岁（四分位数范围 57 ～ 73 岁），56.1% 为男性，46% 为白种人］，根据患者年龄、性别、种族 / 民族、透析方式、合并症、治疗方案和美国地区进行调整，其高血糖危象急诊就诊或住院总体调整率为 18.24 事件数 / 1000 人年。高血糖事件发生率增加的原因尚不清楚，需要更详细的数据来调查病因，以确定预防策略。

（一）DKA 流行病学

1 型糖尿病（T1DM）发病率和流行率正在增加。40% ～ 60%的 T1DM 患者诊断时已经处于危及生命的 DKA 状态。在英国和瑞典，每千名 T1DM 患者的 DKA 年发生率分别为 13.6% 和 14.9%。在美国，DKA 住院人数正在增加。1996 ～ 2006 年，DKA 病例数增加了 35%，其增加速度已超过糖尿病诊断的总体增加速度。在 2006 年和 2014 年，住院治疗的 DKA 在

2006～2014年均占所有高血糖危重病例的80%，其中T1DM占50%以上。2009～2015年，DKA事件的发生率在急诊科和住院病房均显著增加，其APC分别为13.5%和8.3%（图1-4）。2009～2014年，DKA住院率增加了55%。DKA时间大多数发生在18～44岁（56%）和45～65岁（24%）的年龄段，＜20岁的患者仅占18%。

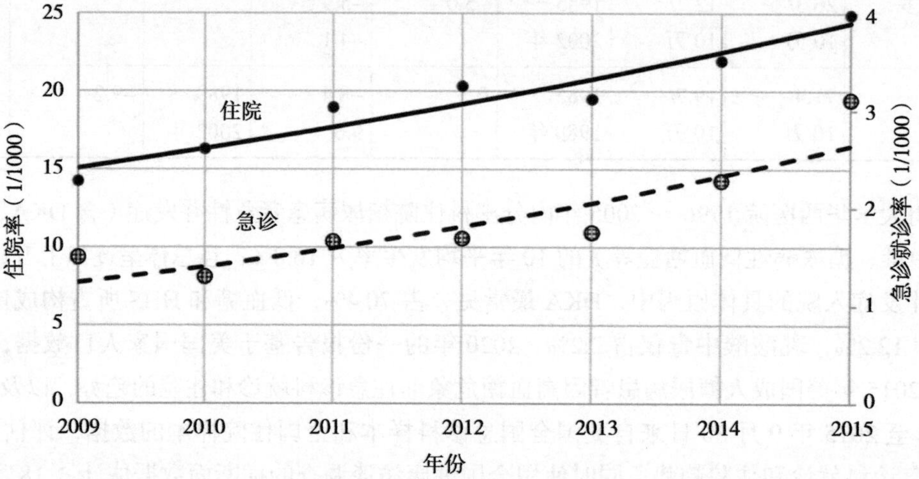

图1-4　2009～2015年每千名成人确诊糖尿病年龄调整DKA急诊就诊率和住院率

点代表观测到的年值；线是通过Joinpoint趋势分析软件建模得出的趋势。采用2000年美国人口普查数据进行年龄调整，使用18～44岁、45～64岁和≥65岁年龄组的数据

DKA并非T1DM所"专属"。在所有DKA病例中，T2DM约占34%。在美国和英国，DKA住院人数在各年龄组中仍在继续增加。根据美国疾病控制与预防中心的数据，2000～2014年，美国因DKA住院的人数每年增加6.3%。在英国，1998～2013年T1DM患者因DKA住院的发生率每年增长4%。DKA的促发原因包括新出现的疾病、感染和治疗不充分。

DKA可增加患者死亡风险。DKA是T1DM儿童和青少年最常见的死亡原因，因此死亡的患者比例占年龄＜24岁糖尿病患者死亡总数的50%。欧美成人DKA死亡率低于1%，但在老年人和有严重疾病的患者中死亡率高达50%。糖尿病住院患者中约1%会并发HHS，HHS死亡率高达10%左右，75岁以上的老年人为10%，85岁以上为35%。在此情形下，相对于将死亡归因于DKA本身，归因于其他共患疾病更恰当。一项回顾性队列研究分析因DKA住院的T1DM患者数据发现，反复发生的DKA与死亡率增高有关。

在发展中国家，DKA、HHS的发生率及死亡率依然居高不下。有报道称，肯尼亚DKA发生率占住院糖尿病患者的8%，死亡率高达30%；HHS死亡率在发展中国家也高达5%～20%。

（二）HHS流行病学

HHS是以严重高血糖、高渗透压、脱水及无酮症酸中毒为特征的综合征，在糖尿病诊断中不易被发现，常见的促发条件包括尿路感染、肺炎和急性心血管事件。迄今，美国也没有关于HHS发病率的国家数据。有研究表明，儿童和年轻人的HHS发病率有所增加。2006年和2014年，住院治疗的HHS占高血糖病例的11%，其中近90%的患者患有2型糖尿病。2009～2015

年，HHS 也有类似的增长趋势，急诊和住院患者 APC 分别为 16.5% 和 6.3%（图 1–5）。

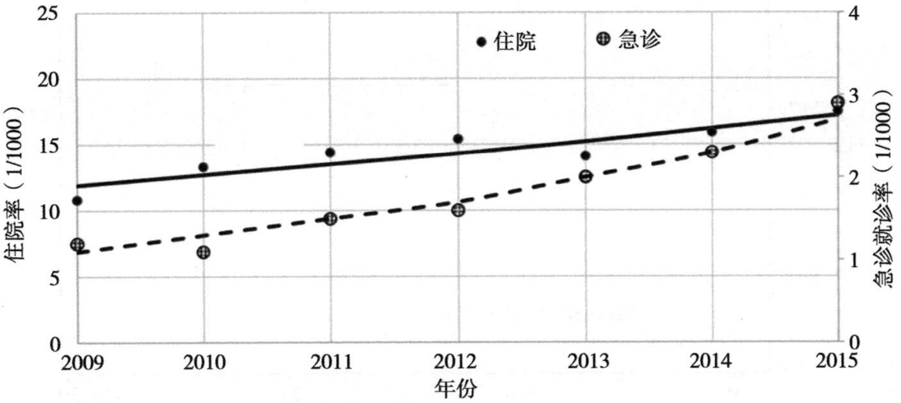

图 1–5　2009 ～ 2015 年每万名成人确诊糖尿病年龄调整后的 HHS 急诊就诊率和住院率

点是观测到的年值；线是通过 Joinpoint 趋势分析软件建模所得。采用 2000 年美国人口普查数据进行年龄调整，使用 18 ～ 44 岁、45 ～ 64 岁和≥ 65 岁年龄组的数据

尿路感染、肺炎和急性心血管事件等是诱发 HHS 的常见病因。相较于 DKA，药物治疗依从性差及新发糖尿病在 HHS 中相对不常见。一些改变碳水化合物代谢的药物可能会加速 DKA 和 HHS 的进展，包括糖皮质激素、β 受体阻滞剂、噻嗪类利尿剂、某些化疗药物和非典型抗精神病药物。

成人和老年人 HHS 的死亡原因是多种多样的，主要原因包括严重低钾血症、心律失常、严重低血糖、急性呼吸窘迫综合征（ARDS）、肺炎、急性冠脉综合征（ACS）和败血症。HHS 死亡率远高于 DKA。在采用较高渗透压切点或使用严重认知状态障碍作为识别 HHS 标准的老年队列中，HHS 估计死亡率接近 20%；而在采用 320mOsm/L 作为总渗透压切点的前瞻性研究报道时，74% 的 HHS 患者被归类为认知状态受损，23% 被归类为昏迷，HHS 死亡率为 4%。

（三）混合 DKA/HHS 流行病学

临床实践中经常会遇到同时兼具 DKA 和 HHS 特征的高血糖危象，但临床上常忽略对其诊断。目前缺乏对不同亚型高血糖危象的大队列系统分析。早前研究报道，高达 30% 的 DKA 患者同时具有 HHS 和 DKA 特征。最近的回顾性队列研究发现，高血糖危象患者中混合 DKA/HHS 的概率为 25%。

识别混合 DKA/HHS 患者很重要。有限的研究表明，HHS 患者预后比孤立性 DKA 患者更差，混合 DKA/HHS 患者有更高的死亡风险，死亡率为 8% 明显高于单独 HHS（5%）或 DKA（3%）患者。最近有回顾性队列研究发现，与孤立高血糖危象相比，混合 DKA/HHS 患者住院死亡率校正优势比（aOR）为 2.7（95%CI：1.4，4.9；*P*=0.0019）（图 1–6）。

早期住院并发症和高血糖危象的死亡率相关（图 1–7）。严重低钾血症（≤ 2.5mmol/L）和严重低血糖（＜ 2.2mmol/L）与高血糖危象患者较高的住院死亡率相关，aOR 分别为 4.9（95% CI：1.3，18.8；*P*=0.02）和 4.8（95% CI：1.4，16.8）。

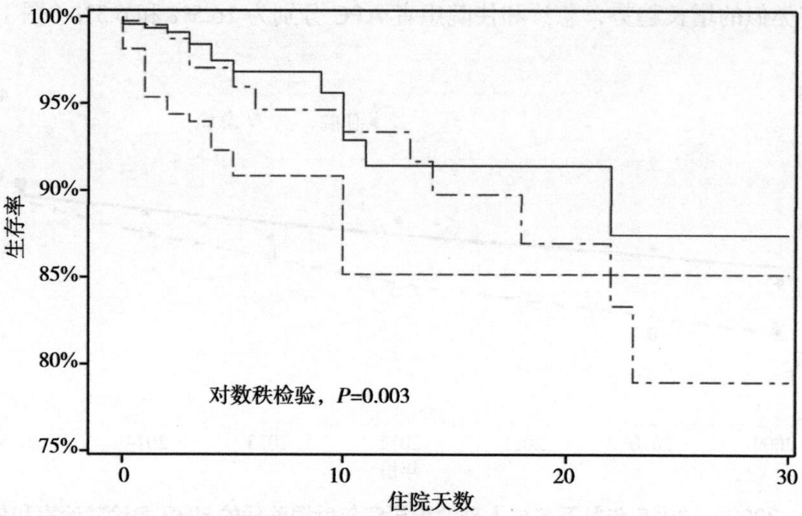

图 1-6　根据高血糖危象分类校正生存分析比较 30 天住院患者死亡率概率

混合 DKA/HHS 患者死亡率高于单独 HHS 患者（HR 2.7；95% CI：1.4，4.9），混合 DKA/ HHS vs 孤立 DKA（HR 1.8；95% CI：0.9，3.6）。对数秩检验，*P*=0.003

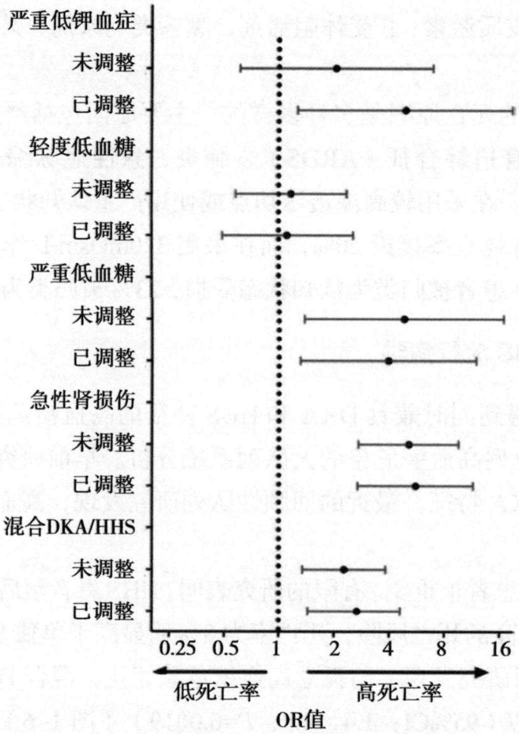

图 1-7　早期住院并发症与高血糖危象的死亡率 OR 值

急性肾损伤（入院时肌酐升高 0.5mg/dl）；轻度低血糖，＜ 3.9mmol/L；严重低血糖，＜ 2.2mmol/L；严重低钾血症，＜ 2.5mmol/ L；死亡率，入院期间的死亡。模型调整了年龄、性别、BMI、种族和 Charlson 合并症指数

二、严重低血糖

低血糖症是糖尿病患者药物治疗中常见的不良事件。自引入胰岛素治疗以来，人们就知道低血糖可能是致命的。在强化降糖治疗的患者中，其发生率显著增加。大量临床研究显示，低血糖与心血管事件或死亡之间存在关联，这种关联并不完全归因于合并症的混杂。业已证实，低血糖症会增加心血管事件和死亡的风险、损害患者的认知功能，还会降低患者的生活质量，增加医疗支出。

（一）低血糖症发生率

不同的研究报告中，糖尿病患者发生低血糖 / 严重低血糖的数据差异较大。T1DM 与 T2DM 患者之间低血糖症的发生率有明显差异。英国糖尿病协会联合住院治疗组（JBDS-IP）发布的 2016 年英国流行病学调查报告显示，住院糖尿病患者中发生低血糖次数≥ 1 次者占 20%，T1DM 患者低血糖发生率为 26.9%；接受胰岛素治疗、口服降糖药和进行单纯生活方式控制的 T2DM 患者低血糖发生率依次为 14.0%、3.9% 和 1.5%。然而，我国缺少类似的大型流行病学报道。有学者报道，T2DM 住院患者低血糖发生率为 15.9% ～ 26.8%，而 T1DM 住院患者低血糖发生率高达 48.9%。在接受胰岛素治疗的 T1DM 和 T2DM 患者中，严重低血糖症发生时需要紧急干预的比例分别为 100% 和 40%。

T1DM 患者低血糖症发生率高。症状性低血糖症平均每周 2 次，严重低血糖症平均每年至少 1 次；随着胰岛素治疗延长，发病风险逐渐增高。糖尿病控制与并发症试验（DCCT）显示，T1DM 患者强化胰岛素治疗会增加低血糖症发生风险。英国低血糖症研究组（the UK Hypoglycaemia Group Study，UKHGS）资料显示，在胰岛素治疗时间＜ 5 年和＞ 15 年的 T1DM 患者中，严重低血糖症的发生率分别为 1.1 次 / 人年和 3.2 次 / 人年。在 SAGE 研究中，T1DM 患者发生 1 级、2 级和严重低血糖的比例分别为 67.7%、49.9% 和 11.9%。HYPOS-1 研究显示 T1DM 患者症状性低血糖发生率为 53.3 次 / 人年，严重低血糖发生率为 0.49 次 / 人年。也有研究报道接受胰岛素治疗的 T1DM 患者低血糖发生率为 83.0%。

成年 T2DM 患者发生严重低血糖的风险比 T1DM 患者低很多。由于 T2DM 患病率约为 T1DM 的 20 倍，随着病程的延长，多数患者最终需要胰岛素治疗，低血糖症的发生率逐渐升高，因此糖尿病患者的低血糖仍以 T2DM 占大多数。HAT 研究显示，接受胰岛素治疗的 T2DM 低血糖发生率为 43.5%。UKHGS 资料显示，在胰岛素治疗时间＜ 2 年和＞ 5 年的 T2DM 患者中，严重低血糖症比率分别为 7% 和 25%，发生率分别为 0.1 次 / 人年和 0.7 次 / 人年；轻度低血糖症比率分别为 51% 和 64%，发生率分别为 4.1 次 / 人年和 10.2 次 / 人年（图 1-8）。

国内一项研究报道，T2DM 患者严重低血糖发生率约为 11.71 次 /100 患者年，接受胰岛素治疗后的低血糖发生率为 95.2 次 /100 患者年。另有研究显示，接受胰岛素治疗的 T2DM 患者低血糖发生率是 33.3%，使用口服药的 T2DM 患者低血糖发生率为 14.4%。

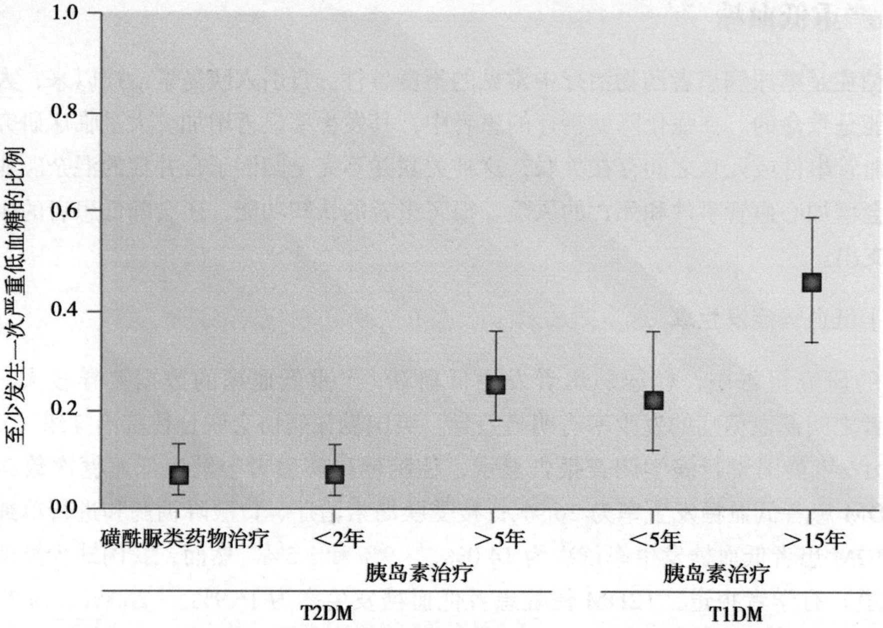

图 1-8　随访 9 ～ 12 个月患者中经历至少一次严重低血糖的比例

患者参加 UKHGS 研究；竖条图例示 95% CI

（二）发生低血糖的影响因素

很多低血糖事件是难以预测的。在实际临床中，多种因素可增加糖尿病患者低血糖风险（见前述）。所有糖尿病患者都有可能随时随地发生低血糖，且大多数低血糖事件发生于院外。CRASH 研究发现 80% ～ 87% 的严重低血糖事件发生在家中，而仅有 10% 左右的患者被送往医院救治。国外研究报道显示，在因低血糖而急诊入院救治的糖尿病患者中，T1DM 患者发生的低血糖大多是由饮食不当所引起的；而 T2DM 患者发生低血糖的原因依次为药物使用过量 / 不规范使用、饮食不当及过量饮酒等。

妊娠和哺乳也会增加糖尿病性低血糖的发生风险，T1DM 孕妇在早期妊娠过程中的严重低血糖发生率比妊娠前一年高 3 ～ 5 倍。

终末期肾病（ESKD）是严重低血糖确定的危险因素。美国一项全国性回顾性研究报道了糖尿病和ESKD患者严重低血糖和高血糖危象(糖尿病酮症酸中毒/高血糖高渗状态)的年度趋势(图 1-9）。对来自 2013 ～ 2017 年美国肾脏数据系统登记处 521 789 名糖尿病 /ESKD 成人［中位年龄 65 岁（四分位数范围 57 ～ 73 岁），56.1% 为男性，46% 为白种人］每年因低血糖和高血糖危象而急诊就诊或住院的比率（事件数 /1000 人年）、事件发生率和危险因素，根据患者年龄、性别、种族 / 民族、透析方式、合并症、治疗方案和美国地区进行调整，发现在糖尿病 /ESKD 成人中，低血糖总体调整率为 53.64/1000 人年，严重低血糖的发生率是高血糖危象的 3 倍。

低血糖发生的频率与血糖波动的程度（包括每天血糖波动的幅度和频率）有关。糖化血红蛋白（HbA1c）并不能够完全反映每天血糖波动的程度。睡眠可以掩盖低血糖症状，因此夜间低血糖容易被忽略（图 1-10）。T1DM 患者 50% 的严重低血糖发生于夜间。对接受胰岛素治疗的成年 T2DM 患者进行连续血糖监测发现，约 50% 的患者出现过生化低血糖症（血糖水平为 3.2 ～ 3.9mmol/L），而未成年 T1DM 患者这一比例高达 80%。

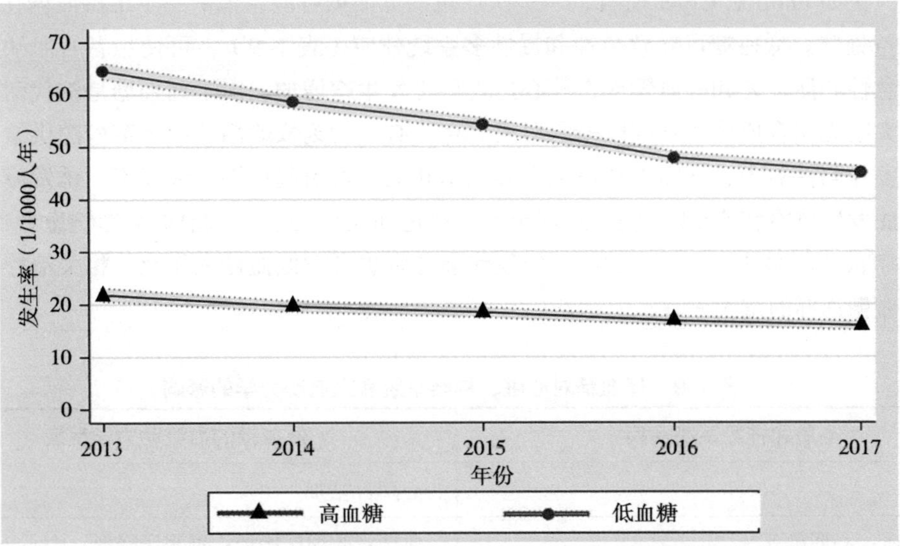

图 1-9　2013 ～ 2017 年美国糖尿病和 ESKD 成人患者的低血糖和高血糖危象调整率

在研究期间，7.9%（*n* =41 298）的患者至少经历过一次低血糖危象，调整后的总发病率为成人 53.64/1000 人年（95% CI：52.9 ～ 54.4）。2013 ～ 2017 年，调整后的低血糖危象发生率从 64.5/1000 人年降至 45.13/1000 人年

白天
低血糖
交感肾上腺活动占主导
过度的副交感神经活动
肾上腺素分泌↑
钾水平↓
心动过速
心房和心室异位搏动
增加心律失常的风险
（如心房颤动）
低血糖
夜间
交感肾上腺活动减弱
肾上腺素分泌↓
迷走神经补偿性激活↑
心动过缓
心房和心室异位搏动
增加室性心律失常
和心脏停搏的风险

图 1-10　T2DM 患者白天及夜间低血糖和心律失常之间的联系机制

夜间交感肾上腺活动减弱导致副交感神经系统代偿性激活，从而增加心动过缓的频率和致命性室性心律失常的风险。白天的低血糖也会增加心律失常的风险，但这些不太可能危及生命

（三）低血糖症的临床意义

低血糖是糖尿病患者降糖治疗过程中最常见的不良反应，严重低血糖发作会给患者带来巨大的负担，正如 Philp E. Cryer 所言，“一次严重的低血糖可能会抵消一生维持血糖在正常范围所带来的益处”。低血糖可导致急性和慢性多系统效应（表 1–9），可使患者心肌缺血、心绞痛发作、急性心肌梗死和心血管死亡等心血管事件发生率增加。由于葡萄糖是脑代谢必需的能量来源，大脑无法合成葡萄糖或以糖原形式储存，必须时刻依赖循环中葡萄糖的供给。因此严重低血糖发作与注意力、认知力和记忆力等减退相关，可引起认知功能损害，诱发癫痫发作，增加痴呆症发生风险和严重跌倒事件，甚至导致昏迷和死亡。此外，低血糖可影响患者日常生活，带来不适症状和负面情绪。低血糖的频繁发作会导致患者对低血糖发作及其相关治疗风险产生恐惧，是血糖达标的重大障碍。

表 1–9　低血糖对心脏、神经系统和血流动力学的影响

心脏和神经系统疾病	低血糖的血流动力学反应
心脏	心率：增加
心肌缺血；心肌梗死	血压：收缩压增加；舒张压降低；中心压下降
心律失常	心排血量：增加
中枢神经系统	心肌收缩力：增加
认知功能和发育受损（婴幼儿）	血管弹性：增加
昏迷	心电图变化：T 波变平或倒置；ST 段压低；QT 间期延长
癫痫发作	
短暂性脑缺血发作；导致卒中	
认知能力下降；可能发生或加速痴呆（老年人）	
脑损伤（罕见）	
局灶性神经病变（罕见）	
精神病；恐惧症（罕见）	

低血糖与多种不良预后相关（表 1–10），严重低血糖事件可危及患者生命（图 1–11）。据文献报道，在死亡的 T1DM 患者中，4% ～ 10% 可归因于低血糖症。与 T1DM 患者相比，T2DM 低血糖症的发生率相对较低。Donnelly 等报道，在 267 例接受胰岛素治疗的患者中，T1DM 和 T2DM 患者总体低血糖症的发生率分别为 43 次 / 人年和 16 次 / 人年，其中严重低血糖症的发生率分别为 1.15 次 / 人年和 0.35 次 / 人年。1979 年英国流行病学研究显示，在 50 岁以下的糖尿病患者中，4% 死于低血糖。该报道可能低估了低血糖导致的死亡人数，因为心肌梗死和其他可能由低血糖引起的心律失常导致的死亡被单独归类。最近研究表明，低血糖直接

导致的死亡率更高，一项挪威研究表明，在 56 岁以下的 T1DM 患者中，超过 8% 患有低血糖。此发现在确定死亡原因方面可能更精确，但亦可能代表了低血糖和死亡率增加相关。

表 1–10 低血糖的潜在影响

短期影响	长期影响
急性症状（自主神经、神经性低血糖、全身不适）	担心低血糖发生
认知障碍	生活质量下降
情绪变化	体重增加
工作和驾驶能力受损	就业限制
社交、运动和旅行活动影响	驾驶执照限制
体温过低	人际关系疏离
急性发病或风险增加	糖尿病和（或）血管并发症可能恶化
■事故（包括驾驶事故）；跌倒	获得性低血糖综合征
■受伤；骨折；脱臼	认知能力下降，促发或恶化老年痴呆可能
■昏迷；癫痫发作	
■心血管事件	
■脑血管事件	

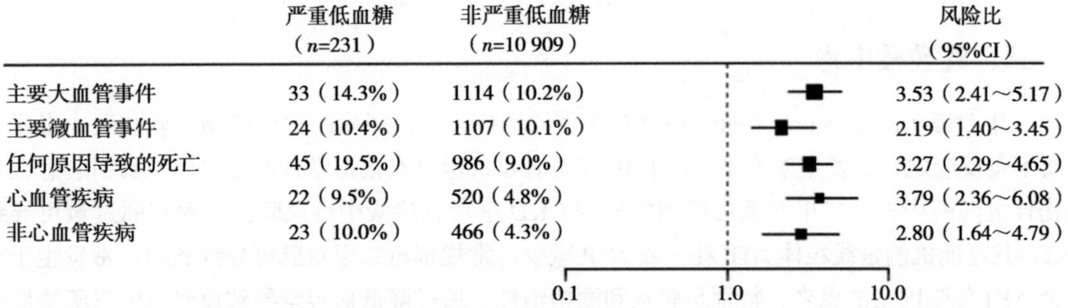

图 1–11 严重低血糖与不良临床结果或死亡风险的关系

风险比表示报告严重低血糖的患者与未报告严重低血糖的患者相比，出现不良临床结果或死亡的风险。正方形的中心位于点估计值处，水平线表示相应的 95% CI。每个正方形的面积与每个估计的方差的倒数成正比

不同血糖控制策略下短期死亡率和低血糖相关。与之前的研究结果不同，目前网络 Meta 分析发现严格控制血糖并不会增加死亡风险。但严格控制血糖对危重患者的死亡率没有好处，与一般或较差控制相比，低血糖发生率高出 5 倍。聚类排序显示，一般控制血糖（7.8 ～ 10.0mmol/L）在全因死亡率和低血糖方面效果最好（图 1–12）。严重低血糖与不良临床结局或死亡风险相关联，可能是多因素的，包括心律失常导致的猝死，或因混杂合并症的患者低血糖更频繁发生，更容

易死亡。因此，临床医师在与患者商定血糖目标和选择适当的降糖治疗时应认识到低血糖风险，尤其是接受胰岛素治疗的患者，防范夜间低血糖非常重要；对于合并心血管疾病的 2 型糖尿病患者，应当适当放宽对血糖的控制。

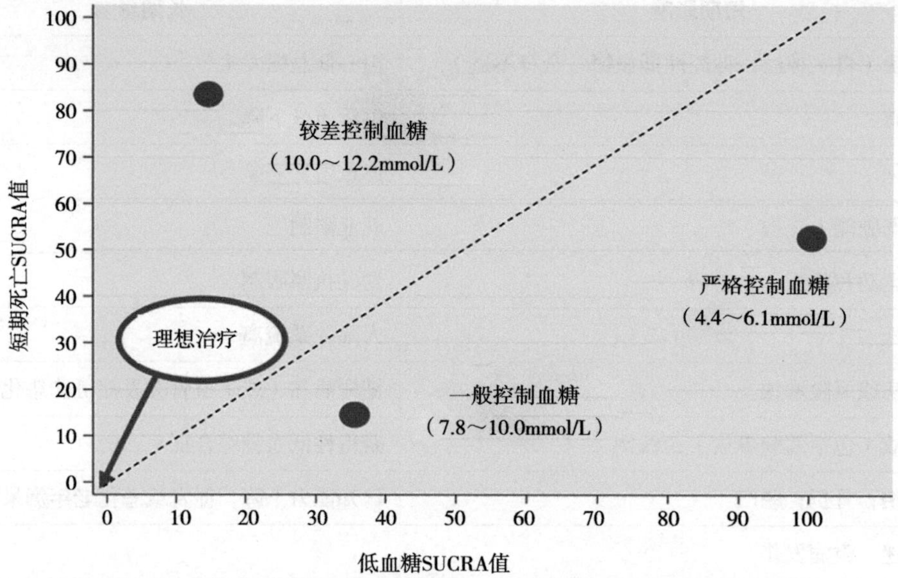

图 1-12　不同血糖控制策略下短期死亡率和低血糖的聚类排序

随着累积排序曲线下面积（the surface under the cumulative ranking curve，SUCRA）值的升高，疗效（无短期死亡率）和安全性（无低血糖）均下降。假设的理想血糖控制方案对降低死亡率和低血糖发生率都有最好的结果

三、乳酸酸中毒

二甲双胍（metformin，Met）是相对安全的治疗 2 型糖尿病的常用药物。乳酸酸中毒是其主要不良反应之一，发生率不足 10 例 /10 万患者年，但已有报道常规剂量二甲双胍引起急性肾损伤伴乳酸酸中毒，二甲双胍可增加糖尿病 CKD 患者乳酸酸中毒风险。二甲双胍过量可导致 AKI，其可能机制是线粒体 ATP 耗尽或 ATP 减少。常规剂量二甲双胍可导致 AKI，常发生于有多种 AKI 危险因素的患者，特别是脱水和酒精消耗，通过降低血容量导致血浆二甲双胍浓度过高；以及使用血管紧张素受体阻滞药（angiotensin receptor blocker，ARB）等药物的患者。

二甲双胍相关性乳酸酸中毒（metformin-associated lactic acidosis，MALA）尽管临床罕见，但死亡率可达 50%。由于症状非特异性和病程缓慢，患者急性发病时才发现，导致严重的器官功能障碍、心律失常和死亡。因此临床上应引起足够的重视。

MALA 病因不明，通常认为 B 型乳酸酸中毒是由于肝脏中乳酸过量产生或乳酸清除能力降低。二甲双胍抑制肝脏线粒体呼吸，中度至重度肾损伤患者可因药物积累导致血液中乳酸浓度升高。大多数二甲双胍中毒病例仍然是 MALA，因为定义 MALA 并不需要血清二甲双胍浓度的检测，而是根据临床情况做出的诊断。乳酸水平高于正常的患者应增加对 MALA 的怀疑。一项回顾性研究显示，对疑似败血症引起的乳酸酸中毒患者，采用综合参数（乳酸≥ 8.4mmol/L、肌酐≥ 2.9mg/dl、有二甲双胍使用史）诊断 MALA 的特异度高达 99%。

（阎德文　李玉秀）

第三节　临床关键问题

一、血糖稳态与急性并发症机制

（一）血糖稳态

血糖稳态（glucose homeostasis）是胰岛素和胰高血糖素两种激素的复杂平衡，通过“脑 – 胰岛轴”“肝 – 胰岛轴”和“肠 – 胰岛轴”相互作用来维持（图 1–13）。

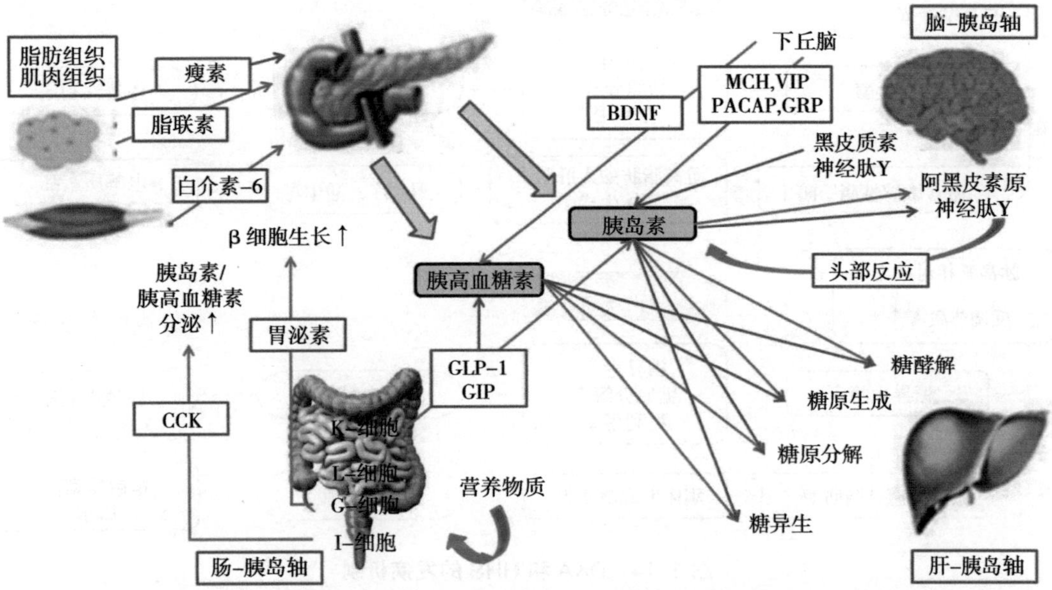

图 1–13　血糖稳态：胰腺与脑、肝、肠、脂肪和肌肉组织的相互作用

CCK. 胆囊收缩素；GLP–1. 胰高血糖素样肽 –1；GIP. 葡萄糖依赖性促胰岛素多肽；BDNF. 脑源性神经营养因子；MCH. 黑色素聚集激素；VIP（血管活性性肠肽）；PACAP（垂体腺苷环化酶激活多肽）；GRP. 胃泌素释放肽

（二）高血糖危象发病机制

高血糖危象最重要的病理生理机制是胰岛素显著缺乏和反调节激素（counterregul–atory hormone，CRH）如胰高血糖素、儿茶酚胺、皮质醇和生长激素浓度增加（图 1–14），通过促进肝糖原分解增加或抑制外周组织对葡萄糖的利用导致血糖升高。果糖 –1, 6– 二磷酸酶、磷酸烯醇式丙酮酸羧激酶（PEPCK）、葡萄糖 –6– 磷酸酶和丙酮酸羧化酶主要参与糖异生。胰高血糖素与胰岛素比值及循环皮质醇浓度的增加，激活激素敏感性脂肪酶（hormone-sensitive lipase）活性导致甘油三酯中游离脂肪酸（free fatty acid，FFA）的形成增加。FFA 随即在肝脏线粒体中被 β 氧化形成乙酰辅酶 A，形成乙酰乙酸（acetoacetic acid，AcAc）和 β- 羟丁酸（β-hydroxybutyric acid）等酮体物质，导致酮血症和酸中毒。由于脂肪分解增加和脂肪生成减少，大量循环游离脂肪酸被肝脏转化为酮体（β- 羟丁酸、乙酰乙酸和丙酮）。β- 羟丁酸和乙酰乙酸酯是两种相对较强的酸性物质。在生理 pH 下，这两种酮酸完全解离，多余的氢离子与碳酸氢盐结合，导致血清 HCO_3^- 浓度降低。因此，血酮以阴离子形式循环，导致高阴离子隙性代谢性酸中毒，是 DKA 的重要特征。高血糖诱导的渗透性利尿也会导致脱水、高渗、电解质丢失，以及随后的血浆容量和肾小球滤过率下降。随着肾功能下降，糖尿和酮尿减少，进一步加重高血糖、高渗和酮症酸中毒。交感 – 肾上腺髓质系统的激活进一步抵消胰岛素作用，增强上述特征。HHS 也由循环胰岛素的净有效作用降低和反调节激素增加引起，严重高血糖和高渗性是其特征。

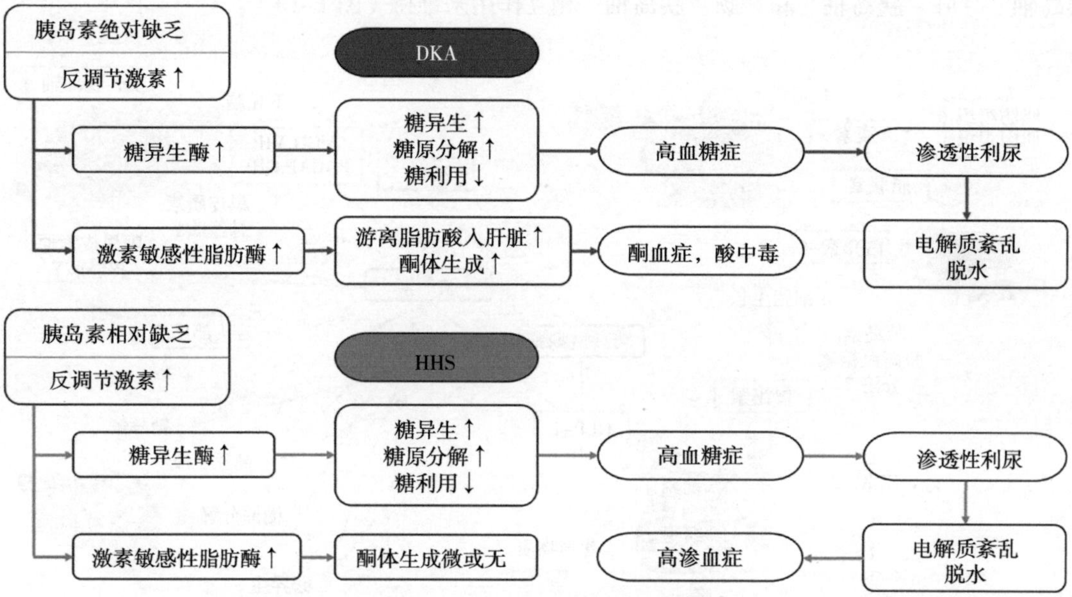

图 1–14　DKA 和 HHS 的发病机制

1. 生酮作用（ketogenesis）　肝线粒体内游离脂肪酸转化为酮类需要一定的条件，包括胰岛素与胰高血糖素的比例降低、乙酰辅酶 A 羧化酶（acetyl-CoA carboxylase）活性降低和丙二酰辅酶 A（malonyl CoA）水平降低。最终通过肉碱棕榈酰基转移酶 Ⅰ（carnitine palmitoyltransferase Ⅰ，CPT Ⅰ）触发线粒体内的 FFA 转运，转化为酮类。肝线粒体中的游离脂肪酸随后被 β 氧化分解成乙酰辅酶 A。两分子乙酰辅酶 A 通过硫解酶转化为乙酰乙酰辅酶 A，乙酰乙酰辅酶 A 通过羟甲基戊二酰辅酶 A（HMG-CoA）合成酶转化为 HMG-CoA，HMG-CoA 再通过 HMG-CoA 裂解酶转化为乙酰乙酸；然后乙酰乙酸通过非酶脱羧转化为丙酮或通过 β- 羟丁酸脱氢酶（beta-hydroxybutyrate dehydrogenase）转化为 β- 羟丁酸。在肝外组织中，丙酮通过尿液排出或经肺呼出，β- 羟丁酸通过 β- 羟丁酸脱氢酶转化为乙酰乙酸。最终产物乙酰乙酸通过β- 酮脂酰辅酶 A 转移酶(beta–ketoacyl–CoA transferase)转化回乙酰辅酶 A(图 1–15)。生酮过程通过这种方式持续进行，除非加以干预才会停止。在缺乏胰岛素的情况下，许多外周组织如大脑和骨骼肌的代谢供能，更倾向利用酮体而不是葡萄糖。

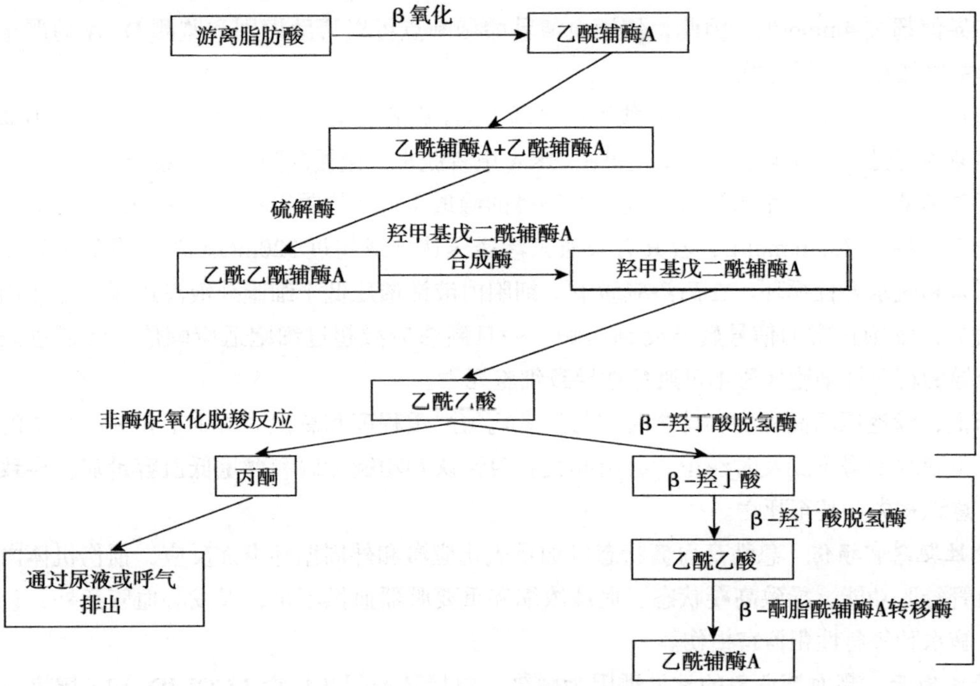

图 1–15 生酮代谢途径

2. 酸中毒（acidosis） 高血糖是因外周组织对葡萄糖的利用减少及肝脏糖异生和糖原分解加速所引起的。随着血液中丙酮酸和 β- 羟丁酸浓度的升高，在生理 pH 条件下完全解离分别转化为乙酰乙酸酯和 β- 羟丁酸。生理状态下，转化过程中产生的氢离子由碳酸氢盐缓冲。DKA 生酮作用形成大量的氢离子，在某一节点碳酸氢盐缓冲系统失效，氢离子浓度急剧上升，导致血液 pH 下降和碳酸氢盐含量降低。血清葡萄糖和酮体水平升高引起渗透性利尿，从而导致电解质紊乱和脱水。

3. 血清乳酸水平与 DKA 的严重程度 体内无氧代谢主要在肌肉组织中通过乳酸脱氢酶的丙酮酸还原产生乳酸。生理状态下，血清乳酸水平保持在狭窄的范围内。通常，乳酸水平≥ 2.5mmol/L 即定义为乳酸酸中毒；重度乳酸酸中毒血清乳酸水平可高达 5mmol/L，阴离子间隙≥ 10mmol/L。乳酸升高可能是由产生增多、清除率降低或多种其他因素所致。研究表明，从病理生理学角度出发，乳酸水平可以有助于预测或监测疾病（如败血症、心血管急症、创伤和烧伤等）的严重程度。

DKA 患者血清乳酸水平也可升高达到 2mmol/L。血清乳酸水平可用于判断急诊室患者病情的严重程度。Cetin 等研究发现，血清乳酸水平与 DKA 严重程度呈正相关。由于对 DKA 的危重病例进行干预的时间很少，血清乳酸水平被视作急危重症严重程度的标志。研究发现，轻度、中度和重度 DKA 患者的血清乳酸水平中位数分别为 1.9mmol/L、2.8mmol/L 和 3.3mmol/L。

事实上，血清乳酸水平反映组织灌注不足和缺氧，从而提示疾病的严重程度。Howell 等指出，血清乳酸截点为 4mmol/L 的脓毒症患者死亡率为 28%。Shapiro 等研究表明，血清乳酸水平可以预测败血症患者的死亡率。Cox 等发现，68% 的 DKA 患者血清乳酸水平升高，40% 受试者的临界值超过 4mmol/L。因此，使用血清乳酸截断点可以帮助识别和监测 DKA 的严重程度及急诊室可能存在的脓毒症。

应当指出，血清乳酸水平不可单独用作判断 DKA 患者感染的特异性诊断工具，因为即使在没有感染的情况下，乳酸水平升高也可由 DKA 患者脱水、微循环障碍和严重应激引起。

4. *高渗状态* 人体内细胞生长所处液态环境的渗透压被严格限定在 285 ～ 300mOsm/kg。糖尿病患者血糖≥ 33.3mmol/L，若其有效血浆渗透压达到或超过 320mOsm/L，将陷于高血糖渗透性利尿和脱水恶性循环。在高渗应激下，细胞内液渗透压低于细胞外液渗透压，导致细胞内水分流失，细胞正常的信号转导受到影响。一旦高渗应激超过细胞适应阈值，将通过诱发 RIPK3 介导的程序性细胞坏死不可避免地导致细胞死亡。

临床上，渗透压增高程度和持续时间与患者病情严重程度和意识清醒水平相关。严重的高血糖和严重脱水如得不到及时纠正，会引起大脑急性认知功能障碍和严重低血容量症，导致意识混乱、意识丧失，甚至死亡。

5. *急性靶器官损伤* 急性高血糖状态可加重氧化应激和外周循环炎症反应，损伤机体内皮依赖性血管舒张功能，导致高凝状态、血液浓缩和重要脏器血供不足，促发心血管意外、急性肾损伤、脑水肿等急性靶器官损伤。

6. *诱发因素* 高血糖危象的常见诱因为感染，包括新型冠状病毒（COVID-19）感染、胰岛素治疗不当和治疗依从性差（表 1-11）。随着老龄化和伴随疾病的增加，包括急性胰腺炎、心肌梗死、脑血管意外等疾病和合并用药也逐渐成为常见诱因。在药物方面，除糖皮质激素、噻嗪类利尿剂和苯二氮䓬类药物外，钠 - 葡萄糖共转运蛋白 2（sodium-glucose cotransporter 2，SGLT2）抑制剂、免疫检查点（immune checkpoint，ICP）抑制剂也是 DKA 的常见诱因。此外，拟交感神经药物及第二代抗精神病药等也可诱发高血糖危象。

（三）低血糖认知受损

低血糖认知受损（impaired awareness of hypoglycemia，IAH）是对胰岛素诱导的反复低血糖（repeated insulin-induced hypoglycemia，RH）的全身适应性结果。RH 是糖尿病患者 IAH 的重要驱动因素，导致交感肾上腺反应的强度和阈值改变。反复低血糖会导致葡萄糖反调节缺陷，通过改变交感肾上腺（包括肾上腺素）的血糖阈值，导致低血糖相关的自主神经衰竭和低血糖无意识。IAH 非常普遍，约 25% 接受胰岛素治疗的糖尿病患者受其影响。

在 1 型和晚期 2 型糖尿病患者中，低血糖可由外源性或内源性胰岛素过量引起。医源性低血糖通常是绝对或相对胰岛素过量和葡萄糖反调节受损相互作用的结果，所产生的特征性神经源性和神经糖原减少的症状通常并非特异性且相对不敏感，因此经常被患者忽略。IAH 患者发生严重低血糖的风险增加 6 倍，导致急性和慢性后遗症。然而，低血糖症状是主观的，可以不同程度地存在或不存在，因此识别 IAH 患者可能很棘手。

表 1-11 DKA、HHS 和 euDKA 的诱发因素

因素	DKA	HHS	euDKA
主要因素	胰岛素剂量减少或反复遗漏 感染：最常见的是呼吸道感染和尿路感染	感染，特别是尿路感染和肺炎（占 30% ～ 60%）	使用 SGLT2 抑制剂血糖控制良好的患者可减少胰岛素剂量
	未遵从胰岛素治疗医嘱，血糖控制差，既往无发作	不坚持使用胰岛素或口服降糖药物	减少碳水化合物的摄入
	胃肠炎伴持续呕吐、脱水；酗酒、可卡因或药物滥用	糖尿病患者治疗期间酒精滥用和饮水限制	酒精、可卡因或药物滥用 手术前未能停止 SGLT2 抑制剂
	中年人 T1DM 或 T2DM 患者急性心肌梗死	急性心肌梗死，脑血管意外	中年人 T1DM 或 T2DM 患者急性心肌梗死
	饮食失调、精神障碍、父母虐待、青春期	抑郁症	饮食失调，精神障碍
次要因素	胰腺炎，老年 T1DM 或 T2DM，脑血管意外，妊娠	心脏或骨科手术后渗透负荷增加，妊娠	慢性酒精中毒，妊娠
	内分泌疾病：肢端肥大症、甲状腺功能亢进、库欣综合征	术后胰岛素启动延迟，全胃肠外营养	糖原贮积病
	药物：皮质类固醇、噻嗪类药物、喷他脒、拟交感神经药物、第二代抗精神病药物、可卡因、免疫抑制剂	药物：皮质类固醇、噻嗪类药物、β 受体阻滞剂、去羟肌苷、苯妥英钠、加替沙星、西咪替丁、非典型抗精神病药物（氯氮平、奥氮平）	
记住 7 个“I”，即很容易地记住其原因	1. Insulin（胰岛素）：缺乏 / 不足 2. Iatrogenic（医源性）：类固醇、噻嗪类药物、非典型抗精神病药物 3. Infection（感染）：最常见原因 4. Ischaemia（缺血）：内脏，下肢 5. Infarction（梗死）：急性冠脉综合征，卒中 6. Inflammation（炎症）：急性胰腺炎、胆囊炎 7. Intoxication（中毒）：酒精，可卡因		

1. 血糖阈值（glycemic thresholds） 血浆葡萄糖浓度降低通常会引起一系列特征性的反应。

（1）当葡萄糖浓度在生理范围内下降时，胰岛素分泌减少。血浆葡萄糖浓度范围 72 ～ 108mg/dl（4.0 ～ 6.0mmol/L）。胰岛素降低的平均静脉血糖阈值约为 81mg/dl（4.5mmol/L）。

（2）当葡萄糖浓度低于生理范围时，胰高血糖素和肾上腺素分泌增加，其他神经内分泌反应提高。血糖阈值为 65 ～ 70mg/dl（3.6 ～ 3.9mmol/L）。

（3）低血浆葡萄糖浓度下的神经源性和神经性低血糖症状，以及认知障碍：血糖阈值为 50 ～ 55mg/dl（2.8 ～ 3.0mmol/L）。

在健康个体中，对低血糖的正常反应是启动反调节反应（counter-regulatory response，CRR），包括释放或抑制相关激素和适当的行为反应（图 1-16）。当血糖低于 4.5mmol/L 时，通过外周机制介导和大脑辅助控制抑制内源性胰岛素分泌，以减少非神经元组织对葡萄糖的摄取。通常足以维持大多数人的血糖在正常范围内。然而，当血糖低于 3.8mmol/L 时，中枢神经系统中的葡萄糖感应网络启动激素 CRR，包括胰岛 α 细胞释放胰高血糖素和肾上腺嗜铬细胞释放肾上腺素，相伴随的是患者出现低血糖自主神经症状。自主神经症状主要由交感肾上腺系统活动引起，在血糖水平约 3.2mmol/L 时发生。当血糖水平约 2.7mmol/L，发生认知功能障碍和神经性低血糖症状之前，患者意识到并迅速做出行为反应（如摄入碳水化合物或寻求帮助）。在 IAH 患者中，CRR 普遍存在缺陷，交感神经的低血糖预警作用缺失，首先发生神经低血糖症状和损伤，使患者陷入危险境地。

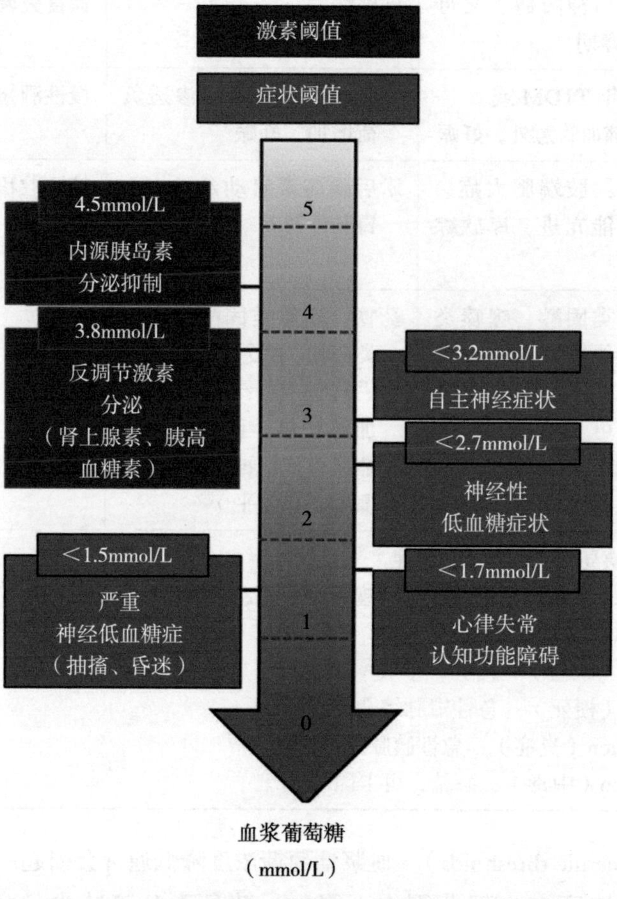

图 1-16　低血糖反调节反应阈值与激素 / 行为反应

2. 低血糖无意识（hypoglycemia unawareness）　糖尿病患者对低血糖的肾上腺素反应减弱

是自主神经、交感神经和肾上腺髓质反应减弱的标志，通常被认为是交感肾上腺反应减少的结果。由此导致的对低血糖水平的神经源性症状反应减少的临床综合征称为低血糖无意识。因对低血糖预警功能丧失，低血糖主要表现为神经源性症状；既损害了对低血糖的行为防御（如摄食），也与严重医源性低血糖的高频率发生有关。

3. 低血糖相关自主神经功能衰竭（hypoglycemia–associated autonomic failure，HAAF）　HAAF 的成因假定为近期因既往医源性低血糖导致葡萄糖反向调节缺陷（即在胰高血糖素反应缺失的情况下，肾上腺素对低血糖的反应降低）和低血糖无意识（减少自主交感神经和肾上腺髓质反应，由此对随后低血糖产生的神经源性症状反应），从而形成反复低血糖的恶性循环（图 1–17）。

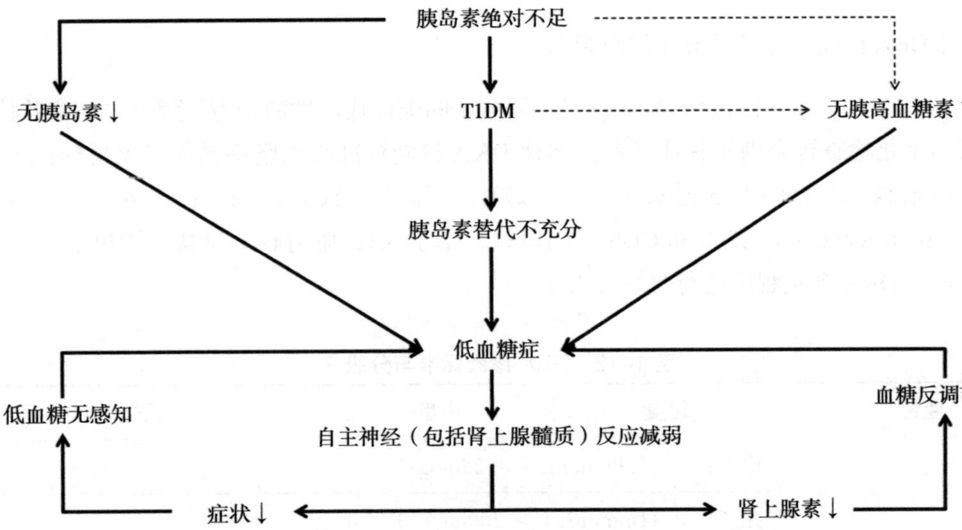

图 1–17　糖尿病性低血糖相关自主神经功能衰竭

二、高血糖危象诊断标准的变迁

临床实践中，高血糖危象仍存在一些诊断与管理陷阱。诊断方面的主要陷阱如下：未能计算所有高血糖患者的有效血清渗透压，错误地将感觉改变归因于不存在的高渗透压，未能解释可能与酮症酸中毒同时发生的酸血症的其他潜在病因，校正血清钠浓度为葡萄糖浓度，计算阴离子间隙，过度依赖尿液或血浆丙酮水平来确定 DKA 的严重程度或治疗效果，未能充分认识到 DKA 和 HHS 可能共存（即高渗性酮症酸中毒），由诊断过度或不足导致对护理水平的不正确分配，未能调查和确定触发因素，如错过胰岛素剂量、严重疾病、可卡因使用等；而管理方面还存在以下问题：不能经常监测电解质并对预期的变化进行主动治疗，对液体复苏和自由水分不足评估不充分，在低钾血症（$K^+ < 3.3mmol/L$）情况下启动胰岛素和（或）碳酸氢盐治疗，在解决代谢问题之前对碳水化合物食物的管理，以及在治疗过渡阶段，DKA 或 HHS 没有得到充分解决，皮下胰岛素剂量不足，皮下胰岛素与静脉胰岛素重叠不足，初始胰岛素方案没有考虑到预期的营养计划等。

因此，早期规范诊治高血糖危象对改善患者预后至关重要。2013 年发布的《中国高血糖危象诊断与治疗指南》与 2009 年美国糖尿病协会（American Diabetes Association，ADA）发布的《成人糖尿病高血糖危象管理专家共识》相似，并在 2020 年做了相应更新。此外，英国糖尿病协会联合住院治疗组（Joint British Diabetes Societies for Inpatient Care Group，JBDS-IP）分别在 2013 年和 2015 年制定了 DKA 和 HHS 独立诊治指南。迄今为止，关于 DKA 和 HHS 的诊断标准，各指南尚未达成一致。JBDS-IP 指南存在明显不一致，认为患者因生病或摄食减少而暂停或减少胰岛素剂量后血糖增加的幅度较小，血糖水平并不能反映 DKA 的严重程度，在有糖尿病病史基础上，建议 DKA 的血糖标准定义为葡萄糖≥ 11.1mmol/L；同时满足血酮体和（或）尿酮体阳性，血 pH ≤ 7.3 和（或）HCO_3^- ≤ 15mmol/L（建议采用静脉血气分析）者可诊断 DKA。

（一）DKA 诊断、分级标准比较与更新

DKA 典型三联征包括高血糖、酮血症和高阴离子间隙性代谢性酸中毒。系统病史、症状体征，以及临床和生化检查皆有助于临床诊断。构建 DKA 诊断标准必须坚持具备三项指标：① D，糖尿病或高血糖（diabetes/hyperglycemia）；② K，酮血症（ketonemia）；③ A，代谢性酸中毒（metabolic acidosis）。ADA 和 CDS 指南建议，基于 pH、血清碳酸氢盐、阴离子间隙和患者精神状态对 DKA 严重程度进行分级（表 1-12）。

表 1-12　DKA 诊断标准与分级

变量	轻度	中度	严重
血糖	成人：＞ 13.9mmol/L（＞ 250mg/dl）		
	儿童：＞ 11mmol/L（＞ 200mg/dl）		
生命体征（脉搏、收缩压、SpO_2）	脉搏：60 ～ 100 次 / 分；收缩压：＞ 100mmHg；SpO_2：＞ 95%		脉搏：＞ 100 次 / 分或＜ 60 次 / 分；收缩压：＜ 90mmHg；SpO_2：＜ 92%
阴离子间隙（mmol/L）	＞ 10	＞ 12	＞ 16
脱水	5%	＞ 5% ～ 7%	＞ 7% ～ 10% 及以上
静脉 pH[a]	成人：7.24 ～ 7.3	成人：7.00 ～ 7.24	成人：＜ 7.00
	儿童：7.2 ～ 7.29	儿童：7.10 ～ 7.19	儿童：＜ 7.10
血浆渗透压（mOsm/kg）	可变	可变	可变
精神状态	清醒	清醒或嗜睡	木僵或昏迷
静脉 HCO_3^-[b]（mmol/L）	成人：15 ～ 18	成人：10 ～ 15	成人：＜ 10
	儿童：＜ 15	儿童：＜ 10	儿童：＜ 5
血清或毛细血管 β- 羟丁酸[c]（mmol/L）	成人：≥ 3.8 ～ 6 儿童：≥ 3 ～ 6	成人：≥ 3.8 ～ 6 儿童：≥ 3 ～ 6	≥ 6（儿童和成人）

续表

变量	轻度	中度	严重
尿液乙酰乙酸（AcAc）检测[d]	＞++	＞++	＞++
格拉斯哥昏迷评分（GCS）	14 ～ 15	14 ～ 15	＜ 12

注：a. 静脉 pH：比动脉 pH 高 0.02 ～ 0.15。

b. 静脉 HCO_3^-：比动脉 HCO_3^- 低 1.88mmol/L。

c. β- 羟丁酸主要存在于血液中。

d. AcAc：乙酰乙酸（acetoacetate）主要存在于尿液中。

然而，国内外主要相关学会对 DKA 诊断标准存在一些差异，尤其是在酮血症 / 酮尿、血清 HCO_3^-、血 pH 和葡萄糖切点值 4 个关键参数上尚未统一（表 1–13）。ADA（2021 年）和 CDS（2020 年）相关指南中 DKA 的诊断必须同时满足以下 3 条标准：①血清葡萄糖浓度＞ 13.9mmol/L；②血酮体升高，血 β- 羟丁酸＞ 3mmol/L 和（或）尿酮体阳性（++ 以上）；③ pH ≤ 7.3 和（或）HCO_3^- ≤ 18mmol/L。英国糖尿病协会（JBDS）对重度 DKA 的分类标准亦存在不同。

表 1–13　各指南成人 DKA 诊断标准的差异

标准	ADA（2009）/CDS（2013 年）	JBDS（2013 年）	AACE/ACE（2016 年）
血浆葡萄糖	＞ 13.9mmol/L（250mg/dl）	＞ 11mmol/L（＞ 200mg/dl）或已知糖尿病	NA
pH	轻：7.25 ～ 7.30 中：7.00 ～ 7.24 重：＜ 7.00	轻 / 中：＜ 7.3 重：＜ 7.0	＜ 7.3
碳酸氢盐（mmol/L）	轻：15 ～ 18 中：10 ～ 14.9 重：＜ 10	轻 / 中：5 ～ 15 重：＜ 5	NA
阴离子间隙（AG）$Na^+-(Cl^-+HCO_3^-)$	轻：＞ 10 中：＞ 12 重：＞ 12	轻 / 中：＞ 10，但＜ 16 重：＞ 16	＞ 10
尿液乙酰乙酸（硝普盐反应）	阳性	阳性	阳性
血 β- 羟丁酸（mmol/L）	NA	轻 / 中：≥ 3 重：＞ 6	≥ 3.8

续表

标准	ADA(2009)/CDS(2013年)	JBDS（2013年）	AACE/ACE（2016年）
精神状态	轻：清醒 中：清醒或嗜睡 重：木僵或昏迷	NA	嗜睡，木僵或昏迷

注：ADA. 美国糖尿病协会（American Diabetes Association）；CD. 中华医学会糖尿病学分会（Chinese Diabetes Society）；JBDS. 英国糖尿病协会联合住院治疗组（Joint British Diabetes Societies for Inpatient Care Group）；AACE/ACE. 美国临床内分泌医师协会（American Association of Clinical Endocrinologists）和美国内分泌学会（American College of Endocrinology）；NA. 未列入指南。

因此，DKA 诊断标准需要修订或更新，其要点表现如下。

其一，血糖浓度切点。通常 2009 年 ADA《成人糖尿病高血糖危象管理专家共识》、2013 年《中国高血糖危象诊断与治疗指南》建议：诊断 DKA 的血糖浓度 ≥ 13.9mmol/L（250mg/dl）为切点。然而，临床上相当多的 DKA 患者血糖浓度并没有这么高。早在 1973 年，Munro 等报道，在 211 次 DKA 事件中，16（7.6%）例血糖浓度低于 11.1mmol/L（200mg/dl）。糖尿病孕妇、酗酒造成的糖异生受损，以及使用 SGLT2 抑制剂治疗的患者，都可出现血糖浓度 < 13.9mmol/L 的酮症。JBDS 指南建议在有糖尿病病史基础上 DKA 的血糖标准定义为葡萄糖 ≥ 11.1mmol/L，且并不一致。

其二，酮体浓度增加。临床上可通过直接测定血清 β- 羟丁酸或尿液硝普盐法评估酮体水平。尿液中的酮体主要是乙酰乙酸，硝普盐法是对乙酰乙酸的半定量估计，但无法检测出 β- 羟丁酸，因此常规尿液检测不能反映血清 β- 羟丁酸的浓度。在对 DKA 的治疗过程中，β- 羟丁酸会转换为乙酰乙酸，再通过肾脏排出，因此会导致病程看起来比实际情况更长。此外，近期如果有大量饮酒（酒精性酮症酸中毒）、恶心和呕吐，也有可能出现酮体浓度升高。

2016 年，ADA 指南将酮症的诊断标准更新为血清 β- 羟丁酸 > 3mmol/L 或尿酮体阳性（++ 以上），2019 年和 2021 年多次更新也一直沿用这一标准；2020 年 CDS 指南修订为血清 β- 羟丁酸 ≥ 3mmol/L 或尿酮体阳性（++ 以上）。ADA 立场声明：应给予尿液乙酰乙酸和血清 β- 羟丁酸测定同等的诊断价值，但直接测定血清 β- 羟丁酸应该是诊断 DKA 的更优选择，且可用于评估患者对治疗的反应性。BDS-IP 指南已推荐测定血酮体来评估患者对治疗的反应，并用于指导胰岛素输注速率。

其三，代谢性酸中毒。β- 羟丁酸和乙酰乙酸的累积可导致高阴离子间隙性代谢性酸中毒。然而，超过 1/3 的 DKA 患者是混合型酸中毒，或者在大量 / 快速输注生理盐水后出现一过性的阴离子间隙正常型酸中毒。

其四，DKA 程度分级。研究发现，渗透压的增加对于临床评估和患者预后有重要意义。血浆渗透压增加与嗜睡、昏迷、并发症（脑水肿）和死亡率存在相关性。有 20% ～ 30% 的患者同时存在酮症酸中毒和高渗透压。临床上应考虑将存在高渗透压（有效血浆渗透压 > 320mOsm/L）作为评估 DKA 严重程度的一个重要标准。《中国高血糖危象诊断与治疗指南》推荐：连续静脉胰岛素输注是大多数 DKA 患者的首选方案，而且大多数中度或重度 DKA 患者应进入重症监护室。在资源不足的地区或者患者需要自费时，将 DKA 分为轻、中、重度的分级标准就会存在一些争议。因为证据表明，无外周低灌注的轻 / 中度 DKA 患者，在普通病房中每 1 ～ 2 小时给予皮下或肌内注射胰岛素，是静脉输注胰岛素的可行替代方案。在血糖浓度下降速度、治疗持续时间、总胰岛素用量、住院时间、低血糖事件方面，皮下和肌内注射胰岛素并没有明显差异。对于重度和复杂的DKA、全身性水肿、严重低灌注和低血容量性休克的患者，应进行静脉输注胰岛素。因此，对于大多数轻度和不复杂的 DKA 患者，推荐应该更多考虑皮下或肌内注射胰岛素来替代静脉输注胰岛素。此外，减少住院时间的策略也应给予关注。研究显示，持续使用基础胰岛素可提高治疗效果，降低反跳性高血糖的发生。该方法可以缩短住院时间。

基于上述理由，2023 年第 59 届欧洲糖尿病研究协会（EASD）年会发布了对 2009 年 ADA《成人糖尿病高血糖危象管理专家共识》的更新文本，由 EASD、ADA、AACE、DTS、JBDS 联合批准。其中，对 DKA 的诊断标准与分级进行修订，并首次对每个级别提出了治疗建议（表 1–14）。高血糖临界值（D）由之前的≥ 13.9mmol/L 降至≥ 11.1mmol/L。如果有明确的糖尿病病史，则无须考虑血糖切点。事实上，约 10% 的 DKA 发生在正常血糖或接近正常血糖的情况下。评估患者酮血症（K）时，2009 年 ADA《成人糖尿病高血糖危象管理专家共识》强烈建议使用血清 β–羟丁酸≥ 3.0mmol/L 或尿酮≥ ++ 作为诊断标准。代谢性酸中毒（A）被定义为 pH ＜ 7.3 和（或）碳酸氢盐浓度＜ 18mmol/L，高于既往指南推荐的 15mmol/L；而阴离子间隙已从主要定义中删除，只在无法进行酮体检测时采用。

表 1–14　最新 DKA 诊断与分级标准

内容	轻度 DKA	中度 DKA	重度 DKA
D：糖尿病病史或血糖水平	≥ 11.1mmol/L（200mg/dl）		
K：酮血症	β– 羟丁酸≥ 3.0 ～ 6.0mmol/L	β– 羟丁酸≥ 3.0 ～ 6.0mmol/L	β– 羟丁酸＞ 6.0mmol/L
A：酸中毒	pH ＞ 7.25 ～ 7.30 或碳酸氢盐 15 ～ 18mmol/L	pH 7.0 ～ 7.25 或碳酸氢盐 10 ～ 15mmol/L	pH ＜ 7.0 或碳酸氢盐＜ 10mmol/L
精神状态	清醒	清醒 / 嗜睡	木僵 / 昏迷
护理级别建议	常规或观察护理单元	渐进式护理病房	重症监护室

（二）HHS 诊断标准比较与更新

在不同指南中，成人 HHS 诊断标准略有不同（表 1–15）。2009 年，ADA 关于糖尿病高血糖危象的立场声明提出 HHS 的诊断标准包括：血糖＞ 33.3mmol/L（600mg/dl），血浆有效渗透压＞ 320mOsm/kg，无明显酮症酸中毒（表 1–15）。与 JBDS 指南比较，ADA 和 CDS 的 HHS 指南中血糖水平、血浆渗透压（类型和大小）及酸碱度水平存在诸多差异。ADA 和 CDS

采用的是有效渗透压，而JBDS采用的是总渗透压。各指南推荐的渗透压计算公式也各不相同，ADA指南推荐公式：血浆有效渗透压（mmol/L）=2×［Na^+］+葡萄糖浓度；CDS指南推荐公式：血浆有效渗透压（mmol/L）=2×（［Na^+］+［K^+］）+葡萄糖浓度；JBDS指南推荐公式：血浆总渗透压（mmol/L）=2×［Na^+］+葡萄糖浓度+血尿素氮浓度。

表1–15　不同指南的成人HHS诊断标准

指标	ADA（2009）/CDS（2013年）	JBDS–IP（2015年）
血糖（mmol/L）	＞33.3	≥30.0
pH	＞7.3	＞7.3
HCO_3^-（mmol/L）	＞18[a]	＞15
阴离子间隙（mmol/L）	＜12	NA
尿酮体	阴性或弱阳性	NA
血酮体（mmol/L）	＜3	＜3
血浆总渗透压（mOsm/kg）	NA	≥320
血浆有效渗透压（mOsm/kg）	≥320	NA
精神状态	多变，多数患者木僵或昏迷	严重脱水和不适感

注：a. 2016年ADA指南将此更新为HCO_3^-浓度＞15mmol/L，2019年和2021年ADA更新版指南继续沿用这一指标；而CDS指南HCO_3^-浓度＞18mmol/L。NA. 未列入指南。

其中，诊断HHS的血糖临界值＞600mg/dl是基于观察研究，超此血糖水平常伴随着血浆渗透压＞350mOsm/kg。2001年前，HHS诊断常用血浆渗透压＞330mOsm/kg，后来被改为“有效渗透压”＞320mOsm/kg，因为渗透压增高与严重的认知状态变化相关。有效渗透压和总渗透压是高度相关的，且与临床结局（如深静脉血栓形成/静脉血栓栓塞、横纹肌溶解和死亡率）也有相似的关联性。

2023年《ADA专家共识：成人糖尿病高血糖危象管理》对HHS的诊断标准同样进行了修订。HHS≥33.3mmol/L的血糖临界值保持不变；考虑到脱水的影响，有效血浆渗透压切点从＞320mOsm/L降低到＞300mOsm/L，并采用了血浆渗透压＞320mOsm/L的替代标准。同时，无明显的酮症（血清酮体＜3.0mmol/L或尿酮＜++）且无酸中毒［pH≥7.3和（或）血清碳酸氢盐≥15mmol/L］。

（三）非典型发病问题

euDKA于1973年由Munro等首次报道，任何使用SGLT2抑制剂且有典型症状的糖尿病患者都应怀疑euDKA。对其诊断可以通过pH、HCO_3^-和酮症的经典临界值来诊断。许多研究表明，在T1DM和LADA病例中使用SGLT2抑制剂具有更高的euDKA发生率。在晚期T2DM中，最近鲜有euDKA病例报道。碳水化合物摄入减少、酒精中毒导致的糖原储备减少，T1DM患者使用 SGLT2 抑制剂，胰岛素减量和停用均可导致 euDKA 发生。

酮症倾向糖尿病（ketosis–prone diabetes，KPD）也被称为"Flatbush 糖尿病"，常见于某些族群，如非裔美国人、亚洲人和撒哈拉以南非洲人等，其基因型为特发性 T1DM，而临床表型为 T2DM。通常在中年肥胖男性中，新诊断的糖尿病出现 DKA；最初积极胰岛素治疗可获得急性期缓解；随后，单独饮食或联合口服降糖药物即可实现血糖达标。KPD 可基于自身抗体（A）和胰岛 β 细胞功能储备（β）的"Aβ"分类系统分为四个亚型。

（1）A+β–：存在自身抗体，但胰岛 β 细胞功能缺失。

（2）A+β+：存在自身抗体，但存在胰岛 β 细胞功能储备。

（3）A–β–：无自身抗体，胰岛 β 细胞功能缺失。

（4）A–β+：无自身抗体，但存在胰岛 β 细胞功能储备。

其中，A+β– 和 A–β– 患者在免疫学和遗传学上彼此不同，但皆具有 T1DM 临床特征，即胰岛 β 细胞功能非常低下。然而，A+β+ 和 A – β+ 患者在免疫学和遗传学上也彼此不同，但皆具有保留胰岛 β 细胞功能储备的 T2DM 临床特征。A–β+ 亚类最为多见，占 KPD 患者的 76%。

总而言之，多样的临床症状和混合酸碱平衡紊乱为高血糖危象的诊断和治疗带来挑战。尽管各指南推荐对其处理原则大体相近，但是由于诊断标准在各指南中存在差异，如果按照现行诊断标准，将有较大部分患者面临无法得到及时医疗支持的困境。例如，HHS 或混合 DKA/HHS 表型患者的管理策略尚不明确。英国糖尿病协会联合住院护理协会（JBDS）指南《成人糖尿病酮症酸中毒的管理》建议，只有在出现酮血症和高渗透压的情况下，才在初始液体复苏时开始使用胰岛素；对于 HHS，建议在血糖下降停止之前应避免使用胰岛素。此外，迄今为止仍缺乏根据国人体质特征、高血糖、高渗透和脱水耐受程度及相关临床结局等建立的统一的诊断切点，因此尚需更大规模的临床研究以提供循证医学证据。

（阎德文　李玉秀）

第 2 章 糖尿病酮症酸中毒

糖尿病酮症酸中毒（diabetic ketoacidosis，DKA）是糖尿病患者最常见且严重的急性并发症之一，是由于胰岛素分泌绝对或相对缺乏，同时伴有升糖激素（如胰高血糖素、生长激素、肾上腺素、糖皮质激素等）不适当增多，进而引起碳水化合物、脂肪和蛋白质等严重代谢紊乱的综合征，临床主要表现为高血糖、高血酮和代谢性酸中毒，以及不同程度的脱水和电解质紊乱。DKA 主要发生于 1 型糖尿病（diabetes mellitus type 1，T1DM），2 型糖尿病（diabetes mellitus type 2，T2DM）较少发生 DKA，但在受到某些诱因如急性感染、胰岛素治疗中断或饮食不当等刺激下导致胰岛素分泌相对不足亦可发生 DKA。

第一节　糖尿病酮症酸中毒临床表现和诊断

一、流行病学

世界范围报道的 DKA 发病情况存在差异。Farsani 等在 2017 年对来自欧洲、北美、中国、以色列等不同中心的 19 项研究进行系统综述，DKA 的整体发病率为（0 ～ 56）/1000 人年，其中以女性、非白种人多见；此外，相对于应用胰岛素泵治疗的患者，接受胰岛素皮下注射的患者更易发生 DKA。近年来，DKA 的发病率仍呈上升趋势，在成人中以 18 ～ 44 岁青年居多，且男性发病率逐渐超过女性。相对于成人，儿童、青少年发生 DKA 的风险更高。在欧美国家，新诊断儿童青少年 T1DM 患者 DKA 的整体发病率在 29.9%，不同中心发病率为 19.5% ～ 43.8%。高危因素包括年龄较小、诊断延迟、社会 / 经济地位较低，以及居住在 T1DM 患病率较低的国家或地区；我国多中心调查显示，新发 T1DM 的 DKA 发生率约为 50%，不同地区波动在 24.6% ～ 89.7%，其中延迟诊断是最主要的原因。此外，新发 T2DM 患者 DKA 发病率为 5% ～ 25%。

DKA 若得不到及时的诊断和处理，可严重危及糖尿病患者生命。据报道，在儿童和青少年 DKA 患者中，死亡率在 0.15% ～ 0.3%，脑水肿是导致死亡最主要的原因。此外，DKA 与儿童不良低血糖结局和慢性认知功能障碍（如智力下降、语言障碍和记忆力缺陷）密切相关。此外，在 60 岁以上和伴有基础疾病的老年糖尿病患者中也具有很高的病死率（超过 5%），特别是在极端年龄（如＞ 85 岁），其预后显著恶化。因此，早期识别、正确处理对改善患者预后极其重要。

二、诱因

任何加重胰岛素缺乏或作用障碍的因素均可导致 DKA 发生。在已诊断成人糖尿病中，DKA 的常见诱发因素包括急性感染（最常见，占 50% 以上）、胰岛素泵问题（如输注管移位或堵塞）、胰岛素治疗依从性差、应激状态（如急性心肌梗死、手术、分娩）、体内代谢负荷增加（如进食过多高脂高油食物、酗酒或短期内静脉输注过多葡萄糖等）、精神因素（如精神创伤、过度激动）等，应用糖皮质激素治疗、体内产生过多胰岛素抗体（如胰岛素自身免疫综合征）等也可诱发 DKA。不同地区 DKA 的诱因存在较大差异，其中欧美等发达国家最常见诱因包括胰岛素依从性差、感染及新诊断糖尿病；相比之下，感染、难以获得及时的护理是发展中国家最普遍的诱因（表 2–1）。也有 10% ～ 30% 的 DKA 患者发作前无明显诱因。此外，糖尿病控制不佳、既往 DKA 发作、家庭关系不和谐、就医机会有限、精神疾病史和处于青春期也是儿童和青少年 DKA 的危险因素。

表 2–1　国家 / 地区成人糖尿病酮症酸中毒常见诱因占比

国家 / 地区	起病出现	感染诱发	不规范应用胰岛素	其他*	未知
中国	NR	39.2%	24%	10.9%	25.8%
中国台湾	18.2%	31.7%	27.7%	6.2%	16.2%
韩国	NR	25.3%	32.7%	11.2%	30.8%
英国	6.1%	44.6%	19.7%	10.9%	18.7%
美国	17.2% ～ 32.8%	14% ～ 16%	41.0% ～ 59.6%	9.7% ～ 10.8%	3.0% ～ 4.2%
西班牙	12.8%	33.2%	30.7%	23.3%	NR
印度尼西亚	3.3%	58.3%	13.3%	17.1%	8%
澳大利亚	5.7%	28.6%	40%	25.7%	NR
巴西	12.2%	25%	39%	15%	8.8%
尼日利亚	NR	32.5%	27.5%	4.8%	34.6%

注：NR. 未报道。
* 其他诱因包括影响碳水化合物代谢的药物、胰岛素泵故障、酒精或药物滥用等。

三、发病机制

绝对或相对的胰岛素分泌不足和升糖激素（尤其是胰高血糖素）分泌增多是最主要的始动环节，其中胰岛素分泌不足是最关键的机制，在没有胰岛素缺乏的情况下，单独升糖激素水平的升高不足以引起 DKA。胰岛素绝对或相对分泌不足可导致：①葡萄糖利用减少，引起高血糖，导致渗透性利尿，最终引起脱水；②脂肪分解增加，游离脂肪酸增加，酮体生成增加；③蛋白质分解增加，糖异生增加，加重高血糖症状。胰高血糖素等升糖激素分泌增多也可以使脂肪分解增加，游离脂肪酸增加，酮体生成增加，另外，可使蛋白质分解增加，糖异生增加，加重高血糖症状。慢性高血糖和游离脂肪酸增多对胰岛β细胞产生糖毒性和脂毒性，进一步加重胰岛β细胞功能障碍，从而形成恶性循环，最终导致DKA的发生。

四、病理生理机制

糖尿病酮症酸中毒的发病机制比较复杂，重要特征是胰岛素相对或绝对缺乏的同时伴拮抗激素如胰高血糖素、肾上腺素、皮质醇和生长激素的循环水平升高。这种环境不仅促进肝葡萄糖产生增加、降低外周胰岛素敏感性，导致葡萄糖利用障碍，引起高血糖，并且会促进脂肪动员，持续激活原有的酮体生成通路，造成酮体在体内过度积聚。

（一）酮症及代谢性酸中毒

酮体是脂肪动员时脂肪酸氧化分解的正常代谢产物。严重的胰岛素缺乏及反调节激素的升高可增加脂肪组织中激素敏感性脂肪酶活性，该酶会促进内源性甘油三酯降解，生成甘油和高循环水平的游离脂肪酸（FFA）。这些FFA在肝脏线粒体中被氧化成酮体，这一过程由胰高血糖素介导。胰高血糖素浓度的增加降低了肝脏丙二酰辅酶A（脂肪酸从头合成的第一个限速酶）的水平。丙二酰辅酶A也是一种有效的脂肪酸氧化抑制剂，可抑制肉碱棕榈酰基转移酶Ⅰ（carnitine palmitoyltransferase Ⅰ，CPT-Ⅰ）。CPT-Ⅰ是脂肪酸氧化过程中的一种限速酶，可调节FFA进入线粒体进行β氧化，导致乙酰辅酶A的积累和酮体生成加速。丙酮、乙酰乙酸和β-羟丁酸是由肝脏产生的三个酮体。酮体主要经肾脏排泄，仅部分丙酮可随呼吸排出（DKA所呈现的经典“烂苹果”味），当酮体生成速度超过组织利用和肾脏清除速度时，就会导致血酮增加和酮尿，即酮症。乙酰乙酸盐和β-羟丁酸是强酸性的有机盐，二者水平的升高可导致血清碳酸氢盐浓度的下降，引起代谢性酸中毒发展。此外，肾脏排酮时会结合阳离子造成大量碱丢失及组织缺氧时无氧酵解生成乳酸，也会促进代谢性酸中毒。

（二）严重失水

严重代谢紊乱造成机体失水，主要与以下因素有关：①高血糖和高水平酮体使血浆渗透压升高，细胞外液高渗时，细胞内液向细胞外转移，细胞脱水伴有渗透性利尿；且渗透性利尿可导致低血容量和肾小球滤过率降低，进一步加重高血糖和高渗性状态。②蛋白质和脂肪分解产生大量的酸性代谢产物，从肾脏排出时也要带走大量水分。③糖尿病酮症酸中毒时常有体温增高，尤其是合并感染时，会加快水分的蒸发。④因酸中毒常有厌食、恶心、呕吐等胃肠道症状，造成体液丢失。

（三）电解质平衡紊乱

渗透性利尿、呕吐及摄入减少、细胞内外水分及电解质转移，以及血液浓缩等因素，均可造成电解质紊乱，其中以钾离子紊乱最常见。胰岛素可维系细胞内外的钾离子浓度，胰岛素缺乏时，会促进细胞内钾离子向细胞外转移，且酸中毒和组织分解加强，细胞内的钾亦会外移，但由于摄入不足、排出增多，也会出现显著的钾缺乏，故治疗前的钾浓度高低不定，但在补充容量、注射胰岛素及纠正酸中毒后，若不及时补钾，则会发生严重的低钾血症，可引起心律失常或心搏骤停。此外，DKA 时由于体液丢失、摄入不足、渗透性利尿，也会造成总体钠的减少，血钠往往偏低或正常。钙、镁、氯化物和磷酸根等离子的丢失也与上述原因有关，但多不严重。

（四）多器官功能损害

严重失水、血容量减少和酸中毒可引起周围组织缺氧和微循环障碍，最终可导致低血容量性休克和血压下降，并且诱发急性心血管事件如急性心肌梗死、心力衰竭及心律失常等。肾脏灌注的减少和缺氧将引起肾功能不全，出现少尿或无尿。分解代谢的增加、代谢性酸中毒和缺氧的损害常造成肝细胞功能障碍，转氨酶可轻度升高。高渗、严重失水、代谢性酸中毒和脑组织缺氧等综合因素作用可造成脑细胞损害，引起中枢神经功能障碍，出现不同程度的意识障碍，如嗜睡、反应迟钝甚至昏迷，严重时出现脑水肿。代谢性酸中毒刺激呼吸中枢，使呼吸变得深大，频率加快；严重的酸中毒可以引起呼吸中枢麻痹，出现严重肌无力，呼吸开始变得浅速。若合并肺部感染，将出现严重的低氧血症，诱发呼吸窘迫综合征，危及生命。

五、临床表现

DKA 临床表现复杂多样，可累及全身各系统，随病情发生和发展，临床表现不断变化。早期的 DKA 患者通常表现为多尿、口渴、多食等典型高血糖症状，以及明显乏力、体重减轻；值得注意的是，多食（过度饥饿）目前在儿童中已被报道，但在成人中较罕见。部分患者可出现轻度脱水，皮肤干燥但弹性尚可，意识清醒，对外界反应好，脉搏增快而有力，血压正常，尿量大于 100ml/h，出现尿酮体，血糖轻度增高（一般在 20mmol/L 以下），血渗透压正常或轻度增高（多在 300 ～ 320mmol/L），血尿素氮轻度升高，pH 尚正常，电解质基本在正常范围。此期若能及时识别及正确处理，病情易于快速被逆转和控制。

随着病情进一步加重，DKA 可出现多系统受累，常见的临床表现如下。

1. *胃肠道症状*　40% ～ 75% 的 DKA 患者可出现食欲缺乏、恶心、呕吐和腹痛等胃肠道症状，尤其是在儿童和严重代谢性酸中毒患者中。患者可有广泛性急性腹痛，伴腹肌紧张及肠鸣音减弱，易误诊为急腹症。由 DKA 引起的腹痛多在治疗 24 小时内缓解，若未缓解，应考虑其他导致腹痛的原因。目前胃肠道不适的机制未明，可能与脱水、胃排空延迟、低血钾所致胃肠道扩张或麻痹性肠梗阻、代谢性酸中毒等相关。

2. *Kussmaul 呼吸*　当 DKA 病情继续进展，机体为代偿代谢性酸中毒，可出现 Kussmaul 呼吸（多在 pH ＜ 7.2 时出现），表现为呼吸深大，呼吸频率增快且呼吸费力，以利排酸；部分患者因丙酮过度排出，可出现类似烂苹果的酮臭味；而当血 pH ＜ 7.0 时则可抑制呼吸中枢而出现呼吸麻痹。

3. *脱水和（或）休克*　中、重度 DKA 患者常有明显脱水症状和体征。高血糖可导致大量渗透性利尿，酸中毒时大量排出细胞外液中的钠离子使脱水呈进行性加重。当脱水量达体重的 5% 时，患者可有脱水征，如皮肤干燥、缺少弹性、眼球及两颊下陷、眼压低、舌干而红。如脱水量超过体重的 15%，则可有循环衰竭，常见体征包括心率加快、脉搏细弱、血压及体温下降等，严重者可危及生命。需要注意的是，低血压可能更易在成人中观察到，但很少出现在儿童中。事实上，既往研究已经证明了 DKA 儿童患高血压的频率很高，尽管有大量的容量消耗；因此，不应将血压作为儿童 DKA 严重程度的标志。

4. 意识障碍　临床表现个体差异较大。早期表现为精神不振、头晕头痛、头胀等脑缺氧、脑水肿表现；严重者可出现烦躁不安、嗜睡，逐渐进入昏睡，各种反射迟钝甚至消失，最终昏迷。当患者出现意识改变时，往往提示病情较危重，需立即处理，否则将延误治疗，可能危及生命。目前意识障碍的原因尚未阐明。严重脱水、血浆渗透压增高、脑细胞脱水及缺氧等均会对脑组织功能产生不良影响；有研究认为血中酮体尤其是乙酰乙酸浓度过高，可能与昏迷的产生关系密切。

此外，在 DKA 病情发展的过程中，常还伴有诱发疾病的表现，如发热、咳嗽或常见泌尿系统症状（尿频、尿痛等）等感染症状，这可能会被 DKA 本身的症状掩盖，应综合询问患者病史，做到及时诊治。

六、辅助检查

（一）血液

1. 血糖测定　多数 DKA 患者血糖明显增高，多在 13.9 ～ 33.3mmol/L，超过 33.3mmol/L 时多伴有高渗性高血糖状态（HHS）或肾功能障碍，有时可高达 55.5mmol/L。但血糖升高的程度与酮症酸中毒的严重程度有时并不完全一致。也有 3% ～ 8.7% 的患者血糖正常或轻度升高（多＜ 13.9mmol/L），被称为非高血糖性糖尿病酮症酸中毒（euDKA）。euDKA 被报道可以发生在长期饥饿、酗酒、接受胰岛素剂量不足、妊娠和使用 SGLT2 抑制剂的患者中。

2. 血酮体测定　正常血酮体浓度为 0.05 ～ 0.34mmol/L，糖尿病酮症时血酮体常＞ 1.5mmol/L，DKA 时血酮体多在 3mmol/L 以上，甚至可高达 5mmol/L。一般使用的硝基氢氰酸盐半定量法仅能测出乙酰乙酸，而不能测定 β- 羟丁酸含量。而事实上后者在血清中的浓度明显高于前者，因此有时测定结果为阴性而事实上酮症酸中毒仍然存在。近年采用定量方法测定 β- 羟丁酸含量，所需血液标本少而且检测更快速、准确。

3. 血电解质　血钠可正常或在正常低限，多数降至 135mmol/L 以下，少数可高于 145mmol/L。血清钾于病情初期正常或偏低，代谢性酸中毒、失水和少尿可使血钾升高。但随着补液治疗、胰岛素的使用和代谢性酸中毒的纠正，血钾会快速下降，可低于 3.0mmol/L。血氯多数正常，少数低于正常，肾功能不全时可升高。血清钙、磷和镁多数正常，随治疗的进行可降低。

4. 血气分析及 CO_2 结合力　代偿期血 pH 和 CO_2 结合力在正常范围，随着碱剩余负值的逐渐增大，失代偿时血 pH 和 CO_2 结合力开始下降，pH 一般小于 7.3，严重时可小于 7.0，CO_2 结合力多小于 15mmol/L，严重者小于 8mmol/L。DKA 偶见碱血症，多因严重呕吐、摄入利尿药或碱性物质补充过多所致。血 PO_2 可正常或偏低，合并呼吸功能衰竭时可降至 50mmHg 以下。因呼吸加深加快的代偿作用，PCO_2 常减低，纠正酸中毒后可恢复正常，若合并肺功能不全可高于正常。缓冲碱、标准碳酸氢盐和实际碳酸氢盐降低及阴离子间隙常增大（多大于 12mmol/L）。

5. 血常规检查　即使无明显感染，血白细胞总数也常高达（15.0 ～ 30.0）$\times 10^9$/L，中性粒细胞比例升高，感染时升高更明显。血细胞比容和血红蛋白因脱水及血液浓缩而偏高。

6. 其他血液检查　血尿素氮和肌酐呈轻至中度升高，与脱水导致血容量不足相关，随 DKA 治疗恢复而下降，但当肾脏本身有病变时可不下降或继续升高。谷丙转氨酶、谷草转氨酶和乳酸脱氢酶多数正常，少数轻度升高，一般在治疗后 2 ～ 3 天可恢复，若明显升高，提示肝脏受损。如有心肌酶的增高，应警惕心肌病变或心肌梗死的发生。血清淀粉酶常轻度升高，一般在治疗后 48 小时可恢复正常，如进行性增高，多提示有急性胰腺炎的发生。

（二）尿液

1. 尿糖、尿酮体　呈阳性或强阳性。肾功能损害严重时，尿酮体和尿糖可呈弱阳性或阴性，此时需结合血酮体和血糖共同判断。需注意，重度 DKA 机体缺氧时，较多的乙酰乙酸被还原为 β- 羟丁酸，此时尿酮反而呈阴性或弱阳性，DKA 病情减轻后 β- 羟丁酸转化为乙酰乙酸，使尿酮再呈阳性或强阳性，若单纯依靠尿酮，可能错误判断病情。此外，由于血浆或尿液中乙酰乙酸浓度仅占总酮浓度的 15% ～ 40%，仅使用尿酮检测乙酰乙酸也可能低估酮血症的严重程度。此外，目前尿酮检测主要通过硝普钠反应，应用含巯基药物（如卡托普利）或丙戊酸等药物可能造成假阳性结果，而当尿液呈强酸性（如摄入大量维生素 C）或应用过期或储存不当的试纸时又会产生假阴性结果。考虑到尿酮体检测的缺陷性，不建议用尿酮体诊断和监测 DKA 的病情。JBDS 建议从血液样本中直接测量血 β- 羟丁酸，以评估酮血症程度。

2. 尿比重和尿渗透压　尿比重多大于 1.020，尿渗透压高于 500mmol/L。

3. 尿常规　可有少量蛋白尿和管型尿，随 DKA 治疗可消失；如伴有肾功能不全，蛋白尿明显，合并泌尿系感染时常有红细胞、白细胞和脓细胞。

七、诊断

（一）诊断标准

DKA 的诊断并不困难，主要基于高血糖、酮症和代谢性酸中毒三联征。对于有诱发 DKA 的因素且出现昏迷、酸中毒、失水、休克的患者，要想到 DKA 的可能。若血糖＞ 13.9mmol/L、血酮体升高（血酮体＞ 3mmol/L）或尿酮和尿糖强阳性（++ 以上）伴血糖升高、血 pH 降低（＜ 7.3）、二氧化碳结合力降低（HCO_3^- ＜ 18mmol/L），无论有没有糖尿病病史，都可诊断为 DKA。血糖＞ 13.9mmol/L、血酮体＞ 1.5mmol/L、HCO_3^- ＞ 18mmol/L 和（或）pH ＞ 7.3 仅诊断为糖尿病酮症。

（二）严重程度

根据代谢性酸中毒和意识改变的程度，ADA 将 DKA 分为轻度、中度或重度（表 2–2）。但 DKA 对成人的全身影响取决于酸血症和循环容量消耗的严重程度，ADA 分类的缺点在于酸血症的程度可能与患者的意识水平不完全相关。相比之下，JBDS 在 2021 年综合多项指标后提出 DKA 严重程度的新评估标准：① 血酮＞ 6mmol/L。②碳酸氢盐水平＜ 5mmol/L。③静脉 / 动脉 pH 低于 7.0。④入院时低钾血症（＜ 3.5mmol/L）。⑤格拉斯哥昏迷评分＜ 12 分。格拉斯哥昏迷量表主要通过睁眼反应、语言反应及肢体运动 3 项指标对昏迷程度进行评估。总分 15 分，得分越高，表明患者的意识水平越高。⑥室内空气中外周毛细血管血氧饱和度低于 92%。⑦收缩压低于 90mmHg。⑧脉搏＞ 100 次 / 分或＜ 60 次 / 分。⑨阴离子间隙＞ 16mmol/L。若存在以上一种或多种情况，提示重度 DKA。在儿童中，DKA 导致死亡的主要原因是脑水肿或脑损伤。因此，对意识水平的评估尤为重要。

表 2–2　不同程度成人 DKA 诊断标准

项目	严重程度		
	轻度	中度	重度
血糖（mmol/L）	＞ 13.9	＞ 13.9	＞ 13.9
动脉血 pH	7.25 ～ 7.30	≥ 7.0 且＜ 7.25	＜ 7.0
血清 HCO_3^-（mmol/L）	15 ～ 18	10 ～ 15	＜ 10
尿酮体[a]	阳性	阳性	阳性
血酮体	升高	升高	升高
β– 羟丁酸（mmol/L）	＞ 3.0	＞ 3.0	＞ 3.0
阴离子间隙（mmol/L）[b]	＞ 10	＞ 12	＞ 12
意识状态	清醒	清醒，淡漠或嗜睡	木僵或昏迷

注：a. 尿酮体通过硝普钠反应方法检测。

b. 阴离子间隙 =［Na^+］–［Cl^-］+［HCO_3^-］（mmol/L）。

（三）鉴别诊断

DKA 患者还需与其他原因的酮症（如饥饿性酮症、酒精性酮症）、急腹症及其他糖尿病急性并发症相鉴别。

1. *其他原因的酮症*　饥饿性酮症患者起病前多有进食少史，虽有酮症酸中毒，但无糖尿病病史，血糖和尿糖往往正常。酒精性酮症通常有大量饮酒史，无糖尿病病史，血糖不高，尿糖阴性有助于鉴别。

2. *急腹症*　糖尿病酮症酸中毒时可出现剧烈的腹痛、恶心、呕吐和血尿淀粉酶轻度增高，应与常见的急腹症如急性胰腺炎、胆石症、胆囊炎、急性阑尾炎等相鉴别。对于 DKA 所致的腹痛、恶心等胃肠道表现，血常规、粪常规检查常无特殊发现，且在 DKA 纠正后会缓解。当 DKA 合并急性腹部疾病时，后者往往表现不典型，可通过实验室检查（如血常规、胰淀粉酶和脂肪酶等）和影像学检查（如腹部超声和腹部 CT）等加以鉴别。

3. *其他糖尿病并发症*　DKA 患者应与 HHS 及乳酸酸中毒等糖尿病急性并发症相鉴别；此外，DKA 也可引起昏迷，但仅占少数，此时应与上述两种疾病及低血糖昏迷进行鉴别（表 2–3）。

表 2-3　酮症酸中毒、低血糖昏迷、高渗性高血糖状态、乳酸酸中毒的鉴别

项目		酮症酸中毒	低血糖昏迷	高渗性高血糖状态	乳酸酸中毒
病史		多有糖尿病病史，通常发生于 1 型糖尿病患者，起病前有 DKA 诱因	对于有糖尿病者，存在胰岛素过量、进餐不及时或活动过度史；非糖尿病者也可发生，如存在胰岛素瘤	多见于老年 2 型糖尿病患者，部分可无糖尿病病史，起病前常有急性感染、呕吐、腹泻等诱发脱水表现	多见于服用苯乙双胍、肝肾功能不全、低血容量性休克、心力衰竭、饮酒者
起病时间		起病慢，1 ～ 4 天	急，以小时计	多隐匿，1 ～ 2 周	较急，1 ～ 24 小时
症状		有厌食、恶心、口渴、嗜睡等症状	有饥饿感、多汗、心悸、手抖等交感神经兴奋症状，严重者可出现意识障碍、胡言乱语等中枢神经受抑制的表现	起病初期多出现口干、烦渴、多饮等糖尿病症状，病情进展可出现定向障碍、幻觉、癫痫样抽搐、昏迷等表现	有厌食、恶心、昏睡及伴发病症状
体征		皮肤失水、干燥；呼吸深、快且费力，呼气可有“烂苹果”味；脉搏细速，血压下降；严重者神经反射迟钝	皮肤潮湿、多汗；呼吸正常，脉搏快速而有力，血压正常或稍高；神经反射增强，病理征可为阳性	皮肤失水、干燥，弹性差；呼吸正常或加快；脉搏细速；血压下降；神经反射增强，出现病理征阳性	皮肤失水、干燥、苍白或发绀；呼吸深、快；脉搏细速；血压下降；神经反射减弱
化验检查	尿糖	++++	阴性或 +	++++	阴性或 +
	血酮体	＞ 3.0mmol/L	正常	正常或轻度升高	正常或轻度升高
	尿酮体	阳性，+ ～ ++++	阴性	阴性或 +	阴性或 +
	血糖	升高，多在 16.7 ～ 33.3mmol/L	显著降低，＜ 2.5mmol/L	明显升高，＞ 33.3mmol/L	正常或增高
	pH	降低，＜ 7.3	正常	正常或降低	降低
	CO_2CP	降低	正常	正常或降低	降低
	HCO_3^-	降低，多＜ 15mmol/L	正常	正常或偏高	降低，常＜ 10mmol/L
	血渗透压	稍高，300 ～ 330mmol/L	正常	多＞ 350mmol/L	正常
	乳酸	稍升高	正常	正常	显著升高，＞ 5mmol/L
治疗		补液 + 小剂量胰岛素	给予葡萄糖	补液 + 小剂量胰岛素（较 DKA 小）	补碱治疗

注：CO_2CP. 二氧化碳结合力。

八、特殊情况的酮症酸中毒诊断

（一）儿童青少年酮症酸中毒

儿童青少年 DKA 的病理生理学机制与成人相似，但其产生代谢性酸中毒的风险更高，且因为儿童颅脑发育未完全成熟，发生脑水肿的风险更高，但具体机制不明。目前对于儿童青少年 DKA 的生化诊断标准如下：①高血糖（血糖 > 11mmol/L）；②静脉血 pH < 7.3 或血清碳酸氢盐< 15mmol/L；③酮血症或酮尿症，尽可能测血液 β- 羟丁酸，若浓度≥ 3mmol/L，则提示 DKA，尿酮体通常为中度至大量（多≥ ++）。DKA 的严重程度按酸中毒程度分类，在无法测量静脉血 pH 的情况下，血碳酸氢盐浓度可以代替静脉血 pH 来诊断 DKA，并对 DKA 进行严重程度分类。①轻度：静脉 pH < 7.3 或血清碳酸氢盐< 15mmol/L；②中度：pH < 7.2 或血清碳酸氢盐< 10mmol/L；③重度：pH < 7.1，血清碳酸氢盐< 5mmol/L。

（二）血糖正常性酮症酸中毒

euDKA 患者的表现与常规 DKA 相似，然而，由于 euDKA 患者的血糖水平相对较低，近 50% 的患者出现诊断延迟。对 euDKA 患者而言，常见的症状为恶心、呕吐、不适、疲劳及 Kussmaul 呼吸等，以呕吐最常见。对于任何使用 SGLT2 抑制剂或有 euDKA 危险因素的患者，如有酒精中毒、妊娠、慢性肝病、摄入减少、恶心、呕吐、腹痛、疲乏等表现，均应考虑 euDKA。实验室评估应包括电解质、葡萄糖、肾功能、肝酶、静脉血气和血清酮。若患者血糖正常或轻度升高（< 13.3mmol/L），但存在酸中毒（血 pH < 7.30，碳酸氢盐< 18mmol/L）、酮症（血酮升高、尿酮阳性，有条件者测血 β- 羟丁酸> 3mmol/L），即考虑 euDKA。

（三）慢性肾脏病酮症酸中毒

DKA 在慢性肾脏病（chronic kidney disease，CKD）患者中较少发生，特别是那些接受血液透析的患者。肾功能受损患者可能出现血糖控制改善，因为透析后肾糖异生作用减少、胰岛素清除下降且胰岛素敏感性改善。此外，CKD 患者多存在慢性代谢性酸中毒或混合酸碱紊乱，这使 DKA 的识别和管理成为一个真正的挑战。值得注意的是，在发生 DKA 的 CKD 患者中，血清碳酸氢盐可以是正常的，也可以是轻度降低的；对其而言，DKA 的主要标志是高阴离子间隙，通常超过 20mmol/L。此外，在 CKD 患者中，DKA 中常见的低血容量和电解质消耗通常会被减弱。在 CKD 患者中，由于水和电解质排泄缺陷，可导致低钠血症、高钾血症和高磷血症。

九、DKA 并发症

DKA 最常见的并发症包括低钾血症和低血糖，多发生于补液和胰岛素治疗后，发生时较温和，可以通过密切的生化监测进行治疗。除此之外，若不及时诊治，其还可引起脑损伤、高凝状态、急性肾损伤、真菌感染等少见并发症（表 2–4）。

（一）脑损伤

在 DKA 的严重并发症中，脑损伤是最常见的。虽然在成人中很罕见，但在儿童 DKA 中，严重脑损伤发生率为 0.3% ～ 0.9%，并与高死亡率（21% ～ 24%）和永久性神经系统发病率（20% ～ 26%）相关。脑损伤的危险因素包括严重的酸血症和严重的循环容量不足。年龄较小的儿童（＜ 5 岁）发生 DKA 相关脑损伤的风险增加，这说明该年龄组的 DKA 更严重，其中糖尿病的症状可能不那么明显，胰岛 β 细胞破坏往往具有侵袭性。此外，研究表明，与无 DKA 病史的 T1DM 儿童相比，有 DKA 病史的 T1DM 儿童在记忆、注意力和智力方面存在轻微缺陷。

表 2–4　糖尿病酮症酸中毒少见的并发症

并发症	发生频率	具体描述	危险因素
脑损伤	儿童：0.3% ～ 0.9%；成人罕见	脑血栓、脑水肿、脑梗死；可逆性后部白质脑病综合征也曾被报道	肾功能受损；低 pH 和 PCO_2；在 DKA 治疗期间监测血清钠没有升高；出现低钠和高钾
急性肾损伤	儿童：30% ～ 64%；成人：约 50%	1 期（主要是肾前性）最常见，2 期和 3 期多发生于儿童；肾衰竭较罕见，部分可发生横纹肌溶解相关肾衰竭（成人和儿童）	高尿酸血症（儿童）；高心率（儿童）；高校正钠浓度（儿童）；年龄较大；高血糖浓度（成人）；低血清蛋白浓度（成人）
血栓形成	儿童：以应用中心静脉导管多见，约占 50%[a]	儿童：与中心静脉导管无关的卒中和其他血栓事件报道较少，少数报道中有血栓形成 成人：可表现为致命性肺血栓栓塞性及其他区域的血栓形成	使用中心静脉导管；DKA 引起高凝状态
亚临床间质性肺水肿 症状性肺水肿	儿童多见[a] 儿童和成人均较少见	多为亚临床，但罕见的急性呼吸窘迫综合征也被报道；在成人和儿童中均报道过同时发生肺水肿和脑水肿	成人和儿童：低钾血症和低磷血症
胰酶升高 胰腺炎	儿童：20% ～ 30%；成人：16% ～ 29% 儿童：2%；成人：10% ～ 11%	急性胰腺炎，有时与高甘油三酯血症或酒精相关；无症状胰酶升高而无急性胰腺炎在儿童和成人中均很常见；胰腺炎在儿童中很少见	成人和儿童：高酸血症、肾功能受损和低磷血症
QTc 间期延长	儿童：约 47%[a]	较常见，但多无症状；Brugada 样心电图[b] 在多个病例（成人和儿童）中已被报道	成人和儿童：高阴离子间隙、低钾血症、低磷血症和高钾血症
轻微或无症状舒张功能障碍 症状性心肌病	儿童：约 47%[a] 成人和儿童均罕见	在儿童中可检测到心肌肌钙蛋白 I 和肌酸激酶同工酶升高，多无症状，可能与全身炎症反应有关，也可能与维生素 B_1 缺乏有关	高酸血症或存在全身炎症反应

续表

并发症	发生频率	具体描述	危险因素
横纹肌溶解	儿童：约 10%； 成人：约 16%	通常为亚临床；在 HHS 中更为常见，但在 DKA 中也有报道；部分病例报道与低磷血症有关；严重的横纹肌溶解主要发生在混合型 DKA 和 HHS 及严重的低磷血症患者中	低 pH、肾功能受损、高血糖和高血钠浓度、低磷血症和渗透压升高
无症状性低磷血症 严重或有症状的低磷血症	成人：约 90% 以上 [c] 成人和儿童均罕见	无症状性低磷血症常见；也有病例报告严重的低磷血症引起横纹肌溶解、肾衰竭、溶血性贫血、心律失常和呼吸衰竭	高酸血症
肠坏死或胃肠道出血	儿童较罕见；约 9% 以上的成人可发生消化道出血	肠坏死被认为与低灌注和微血管病有关；肠坏死在儿童和青少年中均有报道，但在成人中未发现；上消化道出血在成人中很常见，这可能与 DKA 期间的胃酸反流有关	肾功能受损和高血糖

注：a. 儿童已有报道，成人发病率不详。

b. Brugada 综合征：是一种遗传性心脏离子（主要是钠离子）通道疾病，其具有典型的心电图样特征，主要表现为 $V_1 \sim V_3$ 导联 ST 段凹面向上型抬高、出现 J 波及 T 波倒置，类似右束支传导阻滞。

c. 成人已有报道，儿童发病率不详。

（二）高凝状态和深静脉血栓风险增加

特别是当由于严重脱水而无法获得外周通路，而选择使用中心静脉导管获得静脉通路时，尤其是在儿童中更为常见。

（三）急性肾损伤

急性肾损伤（acute kidney injury，AKI）多发生于儿童。在一项研究中，64% 的 DKA 患儿被发现患有 AKI，其中约 50% 以上发展为 2 期或 3 期 AKI，提示肾小管损伤不是简单的由血容量减少造成的肾前性损伤，可能存在其他因素。该研究还表明容量耗竭和酸中毒的严重程度是 AKI 发生的重要危险因素。需要制订策略来改善 T1DM 儿童 AKI 的诊断、管理和随访。

（四）真菌感染

慢性血糖控制不良的 DKA 患者易患上鼻、脑或肺毛霉病，且通常是致命的。可能原因是酸化条件减少了铁与转铁蛋白的结合，创造了支持真菌生长的条件。

（五）其他罕见并发症

DKA 可发生心律失常，可能原因与电解质紊乱、肠坏死、肺水肿和纵隔气肿相关。在 DKA 中发生纵隔气肿的原因可能与长期呕吐和过度通气相关。多器官功能障碍综合征也是 DKA 引起多器官衰竭的一种罕见并发症，在儿童中被认为可能与血小板减少有关；成人相关报道较少，可能原因包括肝酶升高、胰酶升高和肾功能不全。周围神经病变已在儿童中报道，并可能伴有其他 DKA 并发症，包括脑损伤或弥散性血管内凝血。其他极罕见的神经并发症包括小脑共济失调、运动障碍（舞蹈动作和双手搓丸样震颤）和儿童偏瘫，仅在少数个案中报道。

（邢宝迪　李玉秀　李洪梅）

第二节　1 型糖尿病和糖尿病酮症酸中毒

糖尿病酮症酸中毒（diabetic ketoacidosis，DKA）是 1 型糖尿病（T1DM）最常见的急性严重代谢并发症，根本原因是胰岛素缺乏，常由饮食不当、胰岛素剂量改变、发生应激情况而诱发。其特征为高血糖、代谢性酸中毒和酮症，有时血糖水平正常或仅轻微升高，是 T1DM 起病时最常见的表现，很多 T1DM 患者最早就是因为发生 DKA 而就诊，进而被发现和诊断。高龄、有多种糖尿病并发症及合并症的 T1DM 患者常因发生 DKA 而危及生命。

随着胰岛素的应用和糖尿病综合管理的提高，T1DM 患者 DKA 的发病率和预后都已得到改善。然而，由于 T1DM 患者存在胰岛素绝对缺乏，常合并糖尿病肾病、周围神经病变、慢性肾功能不全等多种并发症，患者可反复多次发生 DKA，是临床经常面临的危重情况。有报道称 DKA 是 T1DM 儿童和青少年最常见的死亡原因，占 24 岁以下糖尿病患者死亡总数的 50%。和 2 型糖尿病不同，T1DM 患者 DKA 的临床表现如发热、恶心、呕吐、多尿、多饮和乏力更加明显，DKA 进展更快，纠正酮体消失所需时间更长，需要临床医师及时识别和积极治疗，以改善临床结局。

DKA 在 T1DM 患者中是可以预防的，通过糖尿病教育、生活方式调节、自我血糖监测、合理用药和避免诱发因素，可减少 T1DM 患者 DKA 的发生。而及时早期发现 DKA，积极补液、纠正诱因、应用胰岛素、维持水电解质平衡，可改善患者预后。与高血糖高渗状态多发生于 2 型糖尿病患者不同，DKA 最常发生于 T1DM 患者，且起病急，病程短，症状重，死亡率高，如 T1DM 患者血糖急性升高，或处于急性病期间，应警惕和预防 DKA 的发生。

一、流行病学

T1DM 占所有糖尿病病例的 5% ～ 10%，全球患病率目前估计为 15/100 000 人年。广东省 T1DM 患者 DKA 发病率达 26.4 次 /100 人年，这在已发表文献中最高。国外报道的 T1DM 患者 DKA 发病率波动在 1.5 次 /100 人年（瑞典）至 26.3 次 /100 人年（马来西亚）。总体来看，在

T1DM 发病率高的瑞典、澳大利亚、德国和美国等发达国家，DKA 发病率较低（多在 10.0 次 /100 人年以下）；而在 T1DM 发病率低的马来西亚、泰国、印度尼西亚、新加坡、中国香港和日本等国家和地区，DKA 发病率相对较高（均在 10. 0 次 /100 人年以上）。在性别差异方面，女性明显要比男性更易发生 DKA，有研究报道青春期女性 T1DM 患者为了控制体重，往往会有意减少摄食量和胰岛素注射，从而导致 DKA 发病率较高。

T1DM 初发患儿 DKA 发病率为 15% ～ 75%，5 岁以下较易发生，其导致死亡的原因 60% ～ 90% 为脑水肿。以美国人群为基础、多中心的青少年糖尿病研究提示，在 2002 ～ 2010 年，青少年 T1DM 患者（诊断年龄＜ 20 岁）中 DKA 患病率较高，约为 30%。2010 ～ 2016 年，青少年 T1DM 患者 DKA 患病率显著增加，从 2010 年的 35.3% 增加到 2016 年的 40.6%，DKA 的患病率每年增加约 2%。

T1DM 成人患者 DKA 患病率和并发症风险因素的研究不如青少年患者的研究充分。在对急诊科就诊和住院的监测表明，成年糖尿病患者的 DKA 发病率为 28 次 /1000 人年。美国 T1DM 交流诊所网络（The US Type 1 Diabetes Exchange Clinic Network）报告称，4.8% 的被访者（年龄 26 ～ 93 岁）在上一年曾因 DKA 而住院。在欧洲（主要是德国和奥地利）的登记处，T1DM 成人患者的 DKA 患病率为 2.5/100 人年。

二、高危因素

在 T1DM 儿童中，对于新诊断 T1DM 儿童患者，DKA 的发生与地域、社会经济状况、发病年龄（＜ 5 岁，尤其是＜ 2 岁）、未及时诊断或误诊有关。已确诊 TIDM 的儿童，DKA 发作大多数是胰岛素不适当减量或突然中断，以及胰岛素泵的使用过程中出现了意外，导致胰岛素未能输入。少数发作与感染有关，最常见的是胃肠道感染伴呕吐和脱水。其他因素还包括糖尿病控制不佳、既往 DKA、家庭或社会环境不稳定或有问题、青少年和青春期前后的女孩，以及获得医疗服务的机会有限。

在 T1DM 成人中，DKA 的诱发因素包括感染、并发疾病（如急性冠脉综合征、脑血管意外、胰腺炎、胃肠道疾病和肺栓塞）、应激（如妊娠、分娩、手术和外伤）、胰岛素泵故障（如输注导管移位或堵塞）、使用影响碳水化合物代谢的药物（糖皮质激素、拟交感神经药物）、部分治疗肿瘤药物（如免疫检查点抑制剂）、部分抗精神病药物、钠 – 葡萄糖共转运蛋白 2 抑制剂、酒精或药物滥用，以及胰岛素治疗依从性差等。反复发作 DKA 的危险因素包括社会经济地位低、女性（可能是由于故意漏打胰岛素、心理问题、饮食障碍和为了维持体型）、糖化血红蛋白高、既往 DKA 发作和精神心理健康问题史。

DKA 在一些 T1DM 患者中反复发生，因此应在预防策略中识别和处理风险因素。部分已知的风险因素，如低社会经济地位、低龄、女性和种族是不可改变的。而其他的与 DKA 风险增加有关的因素是潜在可改变的。这些因素包括既往有 DKA 发作、糖化血红蛋白高、自我管理能力低、感染、躯体合并症、酗酒、滥用药物，以及与医疗团队的互动较少。血糖控制不佳、HbA1c 升高会增加 DKA 风险，有调查显示 HbA1c 每增加 1.0%，T1DM 患者 DKA 发病风险增加 15.3%。T1DM 成人患者联合使用钠 – 葡萄糖共转运蛋白 2 抑制剂会增加 DKA 的绝对风险，每年增加约 4%。有报道认为，在 T1DM 的年轻患者中，心理问题伴进食障碍可能是 20% 复发性 DKA 的促发因素。对于可改变的危险因素，可以通过持续的专业医疗、强化糖尿病自我管理教育和监测，以及心理社会支持得以改善。

三、发生机制

T1DM 发生 DKA 是由于循环中有效胰岛素水平缺乏和反调节激素（胰高血糖素、儿茶酚胺、皮质醇和生长激素）水平升高导致高血糖、酮症和酸中毒。

正常进食时胰岛素为体内主要的血糖调节激素，参与摄取营养物质的代谢及储存。禁食时机体需要动员内源性能源物质进行能量代谢，导致激素水平发生改变，即胰岛素水平下降而胰高血糖素水平升高。胰岛素和胰高血糖素的变化使肝糖原成为禁食时葡萄糖的主要来源。同时，胰岛素水平下降导致储存的脂肪释放和分解增加，脂肪分解产生的甘油和肌肉蛋白质代谢产生的丙氨酸可作为肝脏糖异生的底物。而释放的游离脂肪酸一方面成为能量代谢底物，以保证脑代谢的需要；另一方面在胰高血糖素作用下在肝脏生成酮体，可作为大脑和肌肉组织的非葡萄糖能量底物来源。

T1DM 在胰岛素用量减少、感染、创伤等急性疾病状态下，胰岛素水平不足和胰高血糖素升高更为显著，这些激素水平的变化和随后的炎症反应构成了 DKA 病理生理学机制的基础，导致血糖升高和酮体产生。激素水平的变化导致葡萄糖产生和代谢的改变，以及脂肪分解和酮体产生的增加。并发疾病会导致皮质醇、生长激素和儿茶酚胺等应激激素水平明显升高，促进高血糖和酮症的发生，而感染导致的促炎状态会加速 DKA。皮质醇通过促进生糖底物向肝脏转运和转氨基作用来增加糖异生，其持续过度分泌还可降低胰岛素敏感性；生长激素除参与脂肪动员外，还增加胰岛素抵抗；而儿茶酚胺则通过促进脂肪分解代谢而提供酮体生成的底物，并促进肝糖原分解和糖异生。

在 DKA 中，胰岛素缺乏和反调节激素增加可导致分解代谢状态加速，肝脏和肾脏产生葡萄糖增加（通过糖原分解和糖异生），外周葡萄糖利用受损，糖异生增加、糖原分解加速和葡萄糖利用受损这三个过程会导致高血糖。胰岛素缺乏和反调节激素增加还会导致脂肪分解和酮体产生，脂肪组织释放游离脂肪酸到循环中，大量循环游离脂肪酸被肝脏转化为酮体（β- 羟丁酸、乙酰乙酸和丙酮），导致酮血症和代谢性酸中毒。β- 羟丁酸和乙酰乙酸是两种相对较强的酸，在生理 pH 下，这两种酸完全解离，多余的氢离子与碳酸氢盐结合，导致血清 HCO_3^- 浓度降低，酮酸积累导致高阴离子间隙性代谢性酸中毒。高血糖症还激活巨噬细胞产生促炎性细胞因子，激活肝脏产生 C 反应蛋白，进而损害胰岛 β 细胞功能，减少内皮一氧化氮，导致内皮功能障碍。高血糖及高酮血症导致渗透性利尿和电解质（钠、钾、磷、镁）损失，从而引起低血容量、低钾血症和肾小球滤过率降低，通常在呕吐伴重度酮症时加重。这些变化进一步刺激应激激素产生，从而诱导更严重的胰岛素抵抗、高血糖及高酮血症恶化。作为代谢性酸中毒的呼吸补偿结果，DKA 患者会采用深呼吸（通常带有“烂苹果”气味）作为排泄酸性二氧化碳的方式。脑水肿是脑组织中液体含量增加的结果，可能导致神经系统症状和体征（图 2-1）。

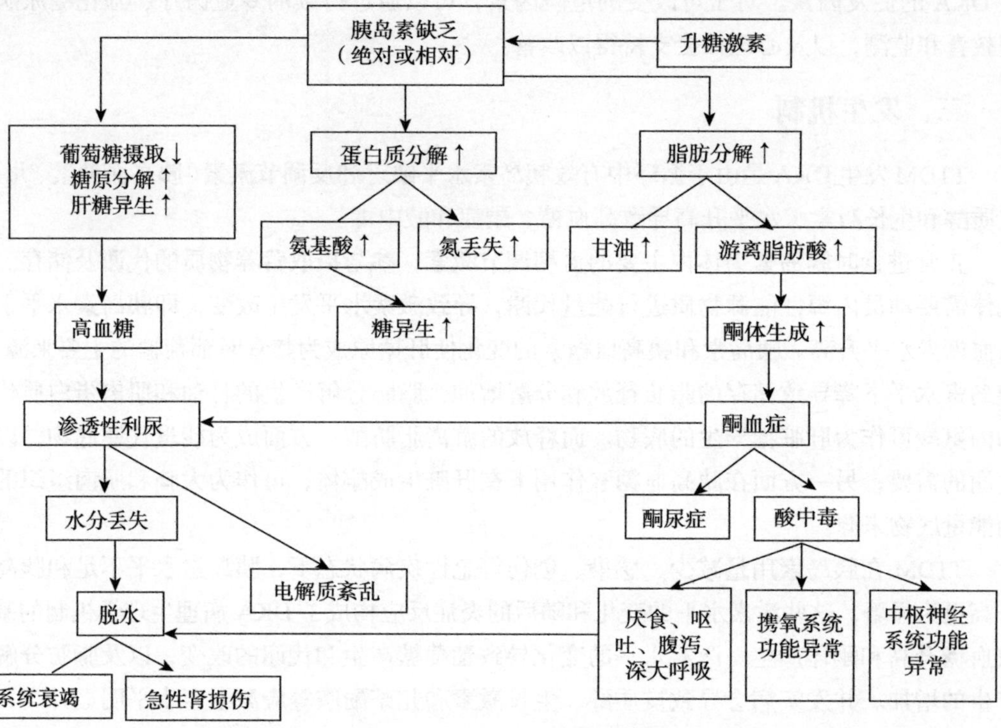

图 2-1 DKA 发病机制与病理生理变化

四、病理生理改变

（一）糖异生和高血糖

升糖激素过多而胰岛素严重不足导致糖异生（肝脏葡萄糖生成）显著增加，同时伴有外周组织葡萄糖摄取和利用受损，引起高血糖。酸中毒的存在增加了肾葡萄糖输出。低胰岛素浓度导致肌肉蛋白质分解代谢，释放出可进行糖异生和生酮的氨基酸。相对于胰岛素水平而言，升高的胰高血糖素、儿茶酚胺和皮质醇浓度刺激糖异生酶活性，以上这些均可加重高血糖症。

（二）高血酮和代谢性酸中毒

与严重胰岛素缺乏相关的反调节激素浓度的增加激活了脂肪组织中的激素敏感性脂肪酶。这种酶对内源性甘油三酯的脂解将大量的游离脂肪酸和甘油释放到循环系统中。这些游离脂肪酸在肝线粒体中被氧化成酮体，这一过程由高胰高血糖素浓度介导。胰高血糖素抑制 HMG-CoA 还原酶合成，胰岛素刺激该酶合成；因此，在禁食或胰岛素缺乏时，线粒体内的 HMG-CoA 被裂解形成乙酰乙酸，其可进一步自发降解形成丙酮或代谢成 β- 羟丁酸。丙酮、乙酰乙酸和 β- 羟丁酸构成了肝脏产生的 3 种酮体。呼气中的丙酮使 DKA 患者有典型的呼气“烂苹果”味道。乙酰乙酸和 β- 羟丁酸是酸性的酮酸，酮酸积累导致血清碳酸氢盐浓度降低，这些“强酸”滞留引起高阴离子间隙性代谢性酸中毒。当 pH 降至＜ 7.35 时，细胞内生物系统开始逐渐出现功能障碍，而 $pH < 6.8$ 时发生不可逆损害。如此低的酸碱度会导致神经功能障碍，直至昏迷，如果严重或持续时间过长，则会导致死亡。

（三）严重脱水

高血糖的严重程度，以及高浓度乙酰乙酸和 β- 羟丁酸，导致渗透性利尿、低血容量和动脉血容量收缩。渗透性利尿会导致肾小球滤过率降低，从而降低葡萄糖排泄能力，加重高血糖；低血容量导致反调节激素水平的进一步增加，也进一步加重高血糖；低循环量还导致全身灌注不足，外周组织缺氧，转而进行无氧呼吸，从而产生乳酸盐，导致乳酸水平升高；肾脏灌注不足会导致肾前性肾衰竭和不能充分排泄酸性物质（如硫酸盐、磷酸盐或尿酸盐），进一步加剧高阴离子间隙性代谢性酸中毒；蛋白质及脂肪的分解加速使酸性产物排出增多；渗透性利尿、恶心、呕吐、不能口服液体或意识水平较低也会加重脱水；高血糖症还可能会因口干摄入含糖饮料解渴而恶化，进一步加重脱水。严重脱水可导致循环衰竭和肾脏等器官灌注不足，产生急性肾损伤。

（四）电解质紊乱

大量渗透性利尿使体内丢失大量的电解质，造成缺钠、钾、氯、磷等，但因严重脱水导致血液浓缩，酸中毒使来自酮酸的胞外氢离子与胞内钾离子交换增加；细胞外高渗透压导致水从细胞内移动到细胞外，也导致细胞内钾的进一步损失，反而会出现电解质浓度假性正常甚至升高。然而，由于肾脏丢失钾，全身钾储备实际是被大量消耗的，估计缺口可达 3 ～ 5mmol/kg。若治疗过程中不及时补充，则会发生电解质浓度下降。

（五）携氧系统功能异常

虽然酸中毒致血红蛋白氧释放增多有利于组织供氧，但酸中毒使 2, 3- 二磷酸甘油酸（2, 3-DPG）减少，又减少氧释放，导致组织缺氧。另外，DKA 脱水致低循环血量，也导致全身灌注不足，造成外周组织缺氧。

（六）中枢神经系统功能异常

患者易出现意识障碍，主要与血浆渗透压增高有关。糖利用障碍，脑细胞依靠酮体氧化，导致供能不足；酸中毒导致脑细胞功能的抑制；有效循环血量不足导致脑灌注减少，高葡萄糖浓度和电解质在细胞内外间的快速转移，都会加重神经系统功能损害。

（七）炎症

高血糖会导致严重的炎症状态，促炎细胞因子（肿瘤坏死因子 -α 和白细胞介素 -1β、白细胞介素 -6 和白细胞介素 -8）、C 反应蛋白、脂质过氧化和活性氧的增加，以及氧化应激标志物的升高。胰岛素治疗和静脉补液后，促炎细胞因子在 24 小时内恢复正常值。

促炎细胞因子的增加可通过抑制胰岛素信号或增加脂解作用而导致白色脂肪组织功能障碍，从而进一步导致游离脂肪酸向肝脏的转运增加，在肝脏充当生酮底物。在糖尿病状态下严重高血糖的胰岛素信号受损可诱导肝脏产生C反应蛋白，而这一过程是活化巨噬细胞在分泌促炎细胞因子（如白细胞介素-6、白细胞介素-1β和肿瘤坏死因子）的情况下发生的。这些细胞因子反过来会抑制胰岛素分泌并降低胰岛素作用，进一步加重DKA。游离脂肪酸水平升高也诱导胰岛素抵抗，同时通过损害内皮细胞中一氧化氮产生而导致内皮功能障碍。炎症反应共同诱导氧化应激，随后活性氧产生导致毛细血管内皮破裂和细胞脂质、蛋白质、细胞膜及DNA损伤。

五、临床表现

DKA的发生通常相对快速，多数发生在24～48小时，显著高血糖的典型症状包括多尿、烦渴、多饮、视物模糊和体重减轻。酸中毒失代偿后，可出现疲乏、食欲缺乏、恶心呕吐、头痛、嗜睡、呼吸深快（Kussmaul呼吸）、呼气有烂苹果味（丙酮）、口唇樱红色；后期出现失水加重、尿量减少、皮肤黏膜干燥、脉快而弱、血压下降、四肢厥冷等表现；晚期意识障碍加重，可出现昏迷。超过60%的患者报告胃肠道症状，如恶心、呕吐和全腹痛。腹痛有时可类似急腹症，在儿童和严重代谢性酸中毒患者中尤其常见，通常在治疗后24小时内消失，如果持续不缓解，则提示应寻找其他原因。尽管感染是高血糖危象的常见促发因素，但由于外周循环差，体温可能会误导性地正常或偏低。患者还可能会出现其他感染症状，如发热、咳嗽或其他泌尿系统症状。在可能出现脑水肿的患者中，可能会发生头痛或精神错乱症状和精神状态改变，这些均是脑水肿的迹象，如果发现，需要立即处理。对于不明原因的酸中毒、意识障碍的患者，应该首先了解有无糖尿病的病史，并做血糖、血清酮体和电解质等检查，及时确定有无DKA。

（一）症状与体征

1. 症状

（1）中枢神经系统：烦渴、多饮、嗜睡、神志不清、昏迷。

（2）视力：视物模糊。

（3）呼吸系统：呼吸深快、困难（Kussmaul呼吸）、烂苹果气味（丙酮）。

（4）循环系统：心动过速。

（5）消化系统：恶心、呕吐、腹痛。

（6）泌尿系统：多尿、酮尿、糖尿。

（7）皮肤：毛细血管再充盈不良、皮肤肿胀和黏膜干燥。

2. 体征　高血糖和酮体引起的渗透性利尿导致循环容量降低，出现多尿、烦渴、多饮，继而引起嗜睡、神志不清、昏迷。代谢性酸中毒通过过度换气和深大呼吸（Kussmaul呼吸）刺激呼吸补偿，呼吸中可以闻到挥发性丙酮的烂苹果味。视物模糊、视觉敏锐度下降是由眼球或晶状体含水量的变化导致。DKA患者还会出现腹痛、恶心和呕吐，出现胃肠症状的原因可能与胃排空延迟、肠梗阻、电解质紊乱和代谢性酸中毒有关，这些症状在治疗中可缓解。

（二）实验室检查

1. 血糖测定　血糖升高，通常波动在11.1～44.4mmol/L（200～800mg/dl），但不是所有患者都有严重的高血糖。

2. 尿常规测定　尿糖和尿酮体阳性。

3. 血酮体测定　血酮体水平增高，总酮体水平平均为 10 ～ 20mmol/L。

4. 血气分析测定　由于酮体增高，出现高阴离子间隙性代谢性酸中毒，休克患者常伴乳酸酸中毒，严重呕吐者可并发代谢性碱中毒。

5. 电解质测定　严重高血糖引起尿糖增高，产生渗透性利尿，导致液体和电解质丢失。常见轻度低钠血症，血钾正常或升高，约 20% 的患者出现血钾降低，氯离子浓度一般正常或为正常低限。

DKA 的重要实验室检查特征是酮血症和酮尿症。DKA 患者最简单和最紧急需要完成的检查是指血血糖，并检测尿酮体和尿糖，这些可以在就诊前居家完成。就诊医院后的初始实验室评估应包括血糖、动脉血气、肾功能、血清电解质、酮体、血清渗透压、血常规和尿常规检测。如果临床上提示感染，可通过留取血液、尿液培养物及胸部放射检查筛查感染病灶。其他检查还包括心电图和糖化血红蛋白水平测定，后者用于评估近 2 ～ 3 个月的血糖状况。

酮血症（即血酮浓度）评估通常通过尿或血清中的硝普钠反应（可提供乙酰乙酸和丙酮的半定量测量）进行，或通过直接检测毛细血管血中的 β- 羟丁酸，使用快速检测或在医院实验室进行。硝普钠反应操作简单且具有高敏感性，但主要检测乙酰乙酸（以及丙酮），不能检测 β- 羟丁酸。而 β- 羟丁酸是 DKA 中主要的酮体，血浆或尿液乙酰乙酸盐浓度仅占总酮浓度的 15% ～ 40%，由于硝普钠反应不能检测 β- 羟丁酸，如果采用硝普钠反应来评估酮血症，会低估 DKA 的严重程度。如果可以，直接测定血清 β- 羟丁酸有助于确定诊断。此外，几种巯基药物（如卡托普利）或丙戊酸盐药物通常用于治疗伴发的高血压或癫痫等，会产生假阳性硝普钠尿检结果。使用过期或储存不当的试纸会产生假阴性结果，当尿液样本呈高酸性时也会出现这种情况，如在摄入大量维生素 C 后。此外，JBDS-IP 强烈反对使用尿酮试验，建议直接检测血中的 β- 羟丁酸，以评估门诊和院内患者的酮血症。我国相关指南推荐酮体的检测采用血酮，若不能检测血酮，尿酮检测可作为备用。血酮体≥ 3mmol/L 或尿酮体阳性（++ 以上）为 DKA 诊断的重要标准之一。

对 DKA 成人和儿童的研究报告指出，β- 羟丁酸与依据血清碳酸氢盐浓度测定的酸血症严重程度之间存在良好相关性。18.0mmol/L 和 15.0mmol/L 的碳酸氢盐浓度分别对应于 3.0mmol/L 和 4.4mmol/L 的 β- 羟丁酸浓度，提示当无法进行血酮试验时，可根据碳酸氢盐浓度进行推测。β- 羟丁酸测定也可以指导治疗反应。

（三）诊断标准

DKA 诊断基于高血糖症、酮症和代谢性酸中毒三者同时出现。多个国家相关糖尿病专业学会，如美国糖尿病协会（American Diabetes Association，ADA）、英国糖尿病协会联合住院治疗组（Joint British Diabetes Societies for Inpatient Care Group），以及国际儿童和青少年糖尿病协会（International Society of Pediatric and Adolescent Diabetes，ISPAD）等均认为 DKA 的主要诊断特征是循环总血酮浓度升高，但其他诊断标准，如血 pH、血清葡萄糖和碳酸氢盐浓度，则有所不同（表 2-5）。另外，有 10% 的 DKA 患者血糖浓度正常或仅轻度升高（＜ 13.9mmol/L，或＜ 250mg/dl），称为正常血糖 DKA。

表 2-5　DKA 诊断标准

严重程度	葡萄糖 mmol/L（mg/dl）	动脉或静脉血 pH	HCO_3^-（mmol/L）	尿或血清酮（硝普钠反应*）	β- 羟丁酸（mmol/L）	阴离子间隙（mmol/L）	精神状态	参考文献
ADA 成人标准								
轻度	＞13.9（25）	7.25～7.30	15～18	阳性	＞3.0	＞10	清醒	Kitabchi AE, Umpierrez GE, Miles JM, et al, 2009. Diabetes Care, 32: 1335–1343
中度	＞13.9（250）	7.24～7.0	10～15	阳性	＞3.0	＞12	清醒 / 困倦	
严重	＞13.9（250）	＜7.0	＜10	阳性	＞3.0	＞12	昏迷	
JBDS–IP								
NA	＞11.1（200）	＜7.30[a]	＜15	阳性	＞3.0	NA	NA	Savage MW, Dhatariya KK, Kilvert A, et al, 2011. Diabet Med, 28: 508–515
ISPAD								
轻度	＞11.1（200）	＜7.30[a]	＜15	阳性	＞3.0	NA	NA	Wolfsdloft JI, Glaser N, Agas M, et al, 2018. Pediatr Diabetes,19: s155–s177
中度	＞11.1（200）	＜7.2[a]	＜10	阳性	＞3.0	NA	NA	
严重	＞11.1（200）	＜7.1[a]	＜5	阳性	＞3.0	NA	NA	

注：ADA 标准推荐使用动脉或静脉 pH 进行诊断，评估是否需要碳酸氢盐治疗，以及指导治疗方案。需要注意 DKA 的严重程度是由酸中毒的程度和意识水平决定的，而不是由高血糖程度或血酮症决定。NA. 不适用。

a. 静脉 pH 可用于诊断 DKA。

1.《中国 1 型糖尿病诊治指南（2021 版）》中，DKA 诊断标准如下。

（1）DKA：高血糖（血糖＞ 11mmol/L），酮体阳性（血 β－羟丁酸≥ 3mmol/L 或尿酮≥ ++），静脉血 pH ＜ 7.3 或血清 HCO_3^- ＜ 15mmol/L。

（2）euDKA：血糖 ≤ 11mmol/L，酮体阳性（血 β- 羟丁酸≥ 3mmol/L 或尿酮 ≥ ++），静脉血 pH ＜ 7.3 或血清 HCO_3^- ＜ 15mmol/L。通常发生于以下人群：糖尿病患者使用 SGLT2 抑制剂、非糖尿病患者处于妊娠期、限制热量摄入、糖原贮积病、慢性肝病、酒精滥用、可卡因滥用等。

（3）糖尿病酮症：糖尿病患者出现高血糖，同时酮体超过检测参考范围上限值，但未达到 DKA 诊断标准。应积极寻找原因，并加强对因及对症治疗，避免进展至 DKA。

诊断 DKA 后，需要判断其酸中毒的严重程度（表 2–6）。

表 2–6　不同严重程度 DKA 的诊断标准和生化指标

DKA 严重程度	血糖（mmol/L）	酮体	血 pH	血 HCO_3^-（mmol/L）
轻度	＞ 11	阳性	＜ 7.3	＜ 15
中度	＞ 11	阳性	＜ 7.2	＜ 10
重度	＞ 11	阳性	＜ 7.1	＜ 5

注：酮体阳性为血 β- 羟丁酸≥ 3mmol/L 或尿酮≥ ++。

2. 2022 年，ISPAD 发布了新版《糖尿病酮症酸中毒（DKA）和高血糖高渗状态（HHS）管理指南》，诊断 DKA 的生化标准如下。

（1）高血糖症［血糖＞ 11mmol/L（≈ 200mg/dl）］。

（2）静脉 pH ＜ 7.3 或血清碳酸氢盐＜ 18mmol/L（后者为新纳入标准）。

（3）酮血症（血 β- 羟丁酸≥ 3mmol/L）或中度或大量酮尿。

3. 2023 年，《ADA 专家共识：成人糖尿病高血糖危象管理》对 DKA 的诊断标准进行了修订，部分原因是 SGLT2 抑制剂在临床中的广泛使用带来的正常血糖酮症酸中毒发生率和识别率的不断增加。

（1）高血糖：临界值由≥ 13.9mmol/L 降至≥ 11.1mmol/L。

（2）酮症：评估时强烈建议使用 β- 羟丁酸≥ 3.0mmol/L（通过即时检测或在实验室测量血清水平）或尿酮（≥ ++）作为诊断标准。

（3）代谢性酸中毒：定义为 pH ＜ 7.3 和（或）碳酸氢盐浓度＜ 18mmol/L，高于包括英国在内一些先前指南中的 15mmol/L。

（4）DKA 分级：与既往一样，按轻度、中度和重度对 DKA 进行分级，但首次对每个级别提出了护理建议。

六、治疗流程

DKA 属于医疗紧急情况，需要紧急识别和治疗，DKA 的评估与处理策略详见图 2–2。

临床表现
口干、多饮、多尿、夜尿增多、体重下降、乏力、恶心、意识模糊、前驱感染表现等

体格检查
呼吸，脱水程度评估，循环灌注，血压，酮体气味，神志，呕吐等

实验室检查
血糖＞11mmol/L，血酮体＞3.0 mmol/L，尿酮体＞++，血气 pH＜7.3、HCO_3^-＜15mmol/L，电解质，肾功能

DKA分类
轻度：pH＜7.3，HCO_3^-＜15mmol/L
中度：pH＜7.2，HCO_3^-＜10mmol/L
重度：pH＜7.1，HCO_3^-＜5mmol/L

脱水程度评估
3.0%：临床上刚可以分辨出
轻度脱水（5.0%）：皮肤黏膜干燥
中度脱水（7.5%）：除皮肤黏膜干燥外，还表现为眼睛凹陷，毛细血管充盈时间延长
重度脱水（10%）：循环灌注存在严重异常，脉搏细弱，休克

复苏
1.保持气道通畅，呼吸衰竭者予气管插管、机械通气呼吸
2.面罩100%氧气吸入
3.心电监护，若T波异常，需行心电图检查
4.迅速建立两条静脉输液通路：视休克轻重，给予生理盐水10～20ml/kg，在10～60分钟输入，必要时重复，最大量30ml/kg；一般酮症酸中毒于1～2小时输入
5.如果存在反复呕吐，需留置胃管并洗胃

液体疗法
补液量=维持量+累积损失量
累积损失量=脱水程度（%）×体重（kg）×1000ml，脱水程度计算不能＞10%，不要计算尿液中丢失水量
维持量的计算：总量可分每6小时1组给予

体重（kg）	输液速度（每小时ml/kg）
4～9	5.5
10～19	5.0
20～39	4.0
40～59	3.5
60～80	3.0

补液总时间一般为48小时，最初4～6小时液体需为生理盐水，后改为0.45%氯化钠溶液
补钾：无尿或血钾＞5.5mmol/L时停止补钾

血钾（mmol/L）	补充KCl量（mmol/L）	KCl终浓度（%）
＜3.5[a]	40～60	0.30～0.45
3.5～5.5	20～40	0.15～0.30
＞5.5	停止补钾	停止补钾

符合下列之一转入ICU
1.严重酸中毒：pH＜7.1伴显著呼气困难
2.重度脱水伴休克
3.神志不清，有吸入性肺炎危险
4.年龄低于2岁

胰岛素应用
1.血钾＞2.5mmol/L，补液开始1～2小时后胰岛素每小时0.05～0.10U/kg+生理盐水50ml（＜3岁者每小时0.05U/kg每次配药），微泵维持4～6小时
2.血糖降低速度以2～5mmol/L为宜，血糖降速＞5mmol/L或降至14～17mmol/L，改为0.45%氯化钠，在液体中加入葡萄糖使其浓度为5%，将血糖维持在8～12mmol/L，必要时补液葡萄糖浓度增加至10.0%～12.5%
3.经4～6小时血糖仍难控制或血pH无改善，应警惕败血症、胰岛素剂量错误或其他问题，需重新评估、治疗

生命体征监测评估
1.血压、心电监护T波变化，尽量不插导尿管，意识不清者可插导尿管
2.每小时计算液体出入量，如尿量持续过多，可适当增加补液
3.每小时测指血血糖；每1～2小时测指血血酮或尿酮
4.每小时观察神经系统情况
5.扩容开始后2小时复查血气、电解质，而后至少每4小时测量1次
6.如酸中毒不能纠正，可能是因为扩容不够、败血症或胰岛素作用异常，应检查输液通路、胰岛素剂量

DKA继发脑水肿的诊断与处理
高度怀疑标准：
1项诊断标准+2项主要标准或1项主要标准+2项次要标准
诊断标准：
①疼痛导致异常运动或语言反应；②去皮质强直或去大脑强直；③脑神经麻痹特别是第Ⅲ、Ⅳ、Ⅵ对脑神经；④神经源性呼吸异常（如打鼾、呼吸急促、潮式呼吸、呼吸暂停）
主要标准：
①与年龄不相称的大小便失禁；②意识改变；③不是由睡眠或复苏引起的心率持续下降超过20次/分
次要标准：
①呕吐；②头痛；③嗜睡（不容易唤醒）；④年龄＜5岁；⑤舒张压＞90mmHg
怀疑脑水肿时，立即采用如下处理：①甘露醇0.5～1.0g/kg静脉注射时间需超过10～15分钟或3%高渗盐水2.0～2.5ml/kg静脉注射时间需超过10～15分钟，如症状改善不明显，甘露醇可在30分钟后重复使用；②调整静脉输液速度以维持正常血压，但要避免水过多；③转入抢救室（必要时气管插管、过度通气）

皮下注射胰岛素的转换
能进食，血pH＞7.3，HCO_3^-＞15mmol/L可皮下注射胰岛素，首次皮下注射短效胰岛素0.25U/kg，1～2小时后或使用速效胰岛素30～60分钟后停止输液和静脉滴注胰岛素

图 2–2　DKA 的评估与处理策略

参考《中国 1 型糖尿病诊治指南（2021 版）》

a. 推荐开始补钾的浓度为 0.3%，严重缺钾时可同时口服补钾治疗

对这些患者的初始处理方法应包括快速且全面的病史和体格检查，特别关注以下几点：气道通畅情况、精神状态、水化状态、心血管和肾脏功能状态、潜在感染源，肺炎和尿路感染是诱发 DKA 的最常见感染。

DKA 治疗的目标包括恢复容量状态、纠正高血糖症和酮症酸中毒、纠正电解质异常、治疗诱发因素及预防 DKA 的并发症。有足够的静脉通路至关重要。胰岛素治疗，以及液体和电解质替代是 DKA 治疗的基石。DKA 的治疗原则是尽快补充晶体溶液以纠正脱水状态，小剂量胰岛素持续输注以降低血糖，纠正电解质紊乱及酸碱失衡，消除诱因，加强监测，防治并发症，降低死亡率。

监测患者对 DKA 治疗的反应，根据其反应对治疗进行适当调整也至关重要。监测应包括生命体征和准确记录液体出入量。如有条件，大多数患者应每小时监测一次葡萄糖水平，每 2 ～ 4 小时测量一次电解质（钠、钾、氯和碳酸氢盐）、尿素氮、肌酐和静脉酸碱度。磷、钙和镁的血浓度频率可较低（通常每 4 ～ 6 小时一次）。应每小时监测一次神经系统状态，可使用格拉斯哥昏迷评分或类似的评估，如 AVPU［警觉（alert）、声音（voice）、疼痛（pain）、无反应（unresponsive）］评分。对于 DKA 伴认知障碍儿童，可能需要更频繁监测（即每 30 分钟一次）。对于出现认知状态改变或严重代谢紊乱，以及初始治疗后未改善的患者，应及时转诊至医院 ICU（重症监护病房）。另外，轻度 DKA 患者，认知正常且能进食的，可以在急诊接受口服液体和皮下胰岛素治疗，如迅速纠正，可避免住院治疗。

（一）补液治疗

初始液体治疗针对血管内、间质和细胞内体积的扩张，所有这些在高血糖危象中均减少，且需要恢复肾灌注。在没有心脏受损的情况下，在第 1 小时以 15 ～ 20ml/kg 或 1 ～ 1.5L 的速率输注生理盐水（0.9% NaCl 溶液）。随后根据血流动力学、容量状态、血清电解质水平和尿量选择补液。通常，如果校正后的血清钠，公式为校正钠（mmol/L）= 实测钠（mmol/L）+2 × {［血糖（mmol/L）–5.6］/5.6} 正常或升高，则以 250 ～ 500ml/h 输注 0.45% NaCl 溶液是合适的；如果校正后的血清钠水平较低，应输注 0.9% NaCl 溶液。通过血流动力学监测（血压改善）、液体出入量、实验室和临床检查来判断补液治疗的效果。补液治疗应在前 24 小时内纠正估计的丢失量。对于肾脏或心脏受损的患者，在液体复苏期间必须监测血清渗透压并持续评估心脏、肾脏和精神状态，以避免补液过多、加重负荷。

在 DKA 治疗期间，高血糖的纠正速度快于酮症酸中毒。治疗至血糖＜ 13.9mmol/L（250mg/dl）和酮症酸中毒（pH ＞ 7.3 或碳酸氢盐＞ 18mmol/L）的平均治疗时间分别为 6 小时和 12 小时。当血糖水平降至 13.9mmol/L 以下时，应在静脉输液中加入 5% 葡萄糖，以便继续给予胰岛素，直至酮症得到控制，同时避免低血糖。对于血糖正常的 DKA，建议同时加入葡萄糖和生理盐水。

（二）胰岛素治疗

DKA 治疗的主要方法包括通过持续静脉输注或通过频繁皮下或肌内注射给予常规胰岛素。持续静脉输注低剂量常规胰岛素是优选的给药途径，因为其半衰期短且易于滴定，而皮下常规胰岛素的作用起效延迟且半衰期延长。如果没有补充剂量的胰岛素，可能不足以抑制肝酮体的产生。

已证明皮下速效胰岛素类似物（赖脯胰岛素和门冬胰岛素）治疗是静脉注射常规胰岛素治疗 DKA 的有效替代方法。在非 ICU 环境中，每隔 1 小时或 2 小时使用皮下速效胰岛素类似物治疗轻度和中度 DKA 患者已被证明与在 ICU 中使用静脉注射常规胰岛素治疗一样安全有效。但有严重 DKA、低血压、全身乏力或相关严重危重疾病的患者应在 ICU 接受静脉注射常规胰岛素的治疗。

当患者血钾＞ 2.5mmol/L 时，才能开始胰岛素治疗，以免发生心律失常、心搏骤停、呼吸肌麻痹及神经肌肉并发症。

补液开始至少 1 小时后再给予持续胰岛素静脉输注每小时 0.05 ～ 0.10U/kg（＜ 5 岁患儿剂量每小时 0.03U/kg，pH ＞ 7.1 ～ 7.2），不再主张起始静脉注射胰岛素，因其可能增加脑水肿风险。血糖下降速度一般为每小时 2 ～ 5mmol/L，血 β- 羟丁酸下降速度一般为每小时 0.5mmol/L。小剂量胰岛素静脉输注应持续至酮症酸中毒纠正（血 pH ＞ 7.3，血 HCO_3^- ＞ 15mmol/L，血 β- 羟丁酸＜ 1mmol/L 或阴离子间隙正常）。当血糖＜ 13.9mmol/L 时，可给予葡萄糖液体输注避免低血糖，维持血糖水平为 8 ～ 12mmol/L。当酮症酸中毒缓解可进食时，可考虑过渡到皮下注射胰岛素。应在停止滴注胰岛素前 1 ～ 2 小时皮下注射常规胰岛素或前 30 ～ 60 分钟皮下注射速效胰岛素类似物（最好在进餐前注射），防止高血糖反弹。

无输液条件时，轻到中度的 DKA 患者可采用皮下注射速效胰岛素类似物（赖脯胰岛素或门冬胰岛素）的方法。患者最初注射 0.3U/kg 的速效胰岛素类似物，1 小时后改为每小时 0.1U/kg 或每 2 ～ 3 小时 0.15 ～ 0.20U/kg，直到血糖＜ 13.9mmol/L 时，可将胰岛素剂量减半，直至 DKA 缓解。

（三）补钾治疗

多数 DKA 患者在发病时都有钾缺乏，需要补钾治疗。虽然机体是缺钾状态，但在就诊时，血清钾浓度通常正常或稍高。随着胰岛素起始治疗，酮体生成被抑制，酸中毒开始缓解，胰岛素促使钾回到细胞内，就会出现严重的低钾血症。即使积极补钾，低钾血症仍经常发生，且由于钾的潜在快速变化和可能发生心律失常的风险，在治疗的最初几小时内监测血钾是管理 DKA 的重要内容之一。

对于出现严重低血钾（＜ 2.5mmol/L）或症状性低钾血症（肌无力和心律失常）的患者，应在补液开始时进行补钾，并延迟胰岛素给药，直到钾浓度升至＞ 3.3mmol/L。英国 DKA 管理的一项调查显示，0.1U/（kg · h）静脉输注胰岛素速率与 55% 的成人出现低钾血症相关，建议在血糖水平下降后将胰岛素输注速率降至 0.05U/（kg · h）。

钾盐选择一直是有争议的话题。成人方案通常建议单独使用氯化钾，但儿科方案通常建议使用氯化钾和磷酸钾或乙酸钾的混合物来减少氯化物负荷，从而降低高氯性酸中毒的风险。

（四）碱性液体使用

静脉输注碳酸氢盐并不是成人或儿童 DKA 的常规治疗方法。目前没有临床证据表明 DKA

时补充碳酸氢钠有获益。碳酸氢盐治疗可能会加重低钾血症，改变钙离子浓度，增加血浆渗透压，减缓酮症纠正。另外，组织二氧化碳分压的增加还可加重中枢神经系统酸中毒和组织缺氧，并增加脑损伤风险。目前仅推荐在严重酸中毒（动脉血气 pH ＜ 6.9 或 7.0）合并心脏收缩力下降和危及生命的高钾血症时使用。用法通常为 5% 碳酸氢钠 1 ～ 2ml/kg，稀释后缓慢静脉输入（1 小时以上），必要时可以重复。

（五）并发症

低血糖和低钾血症是分别使用胰岛素和碳酸氢盐过度治疗 DKA 的两种常见并发症，但这些并发症在使用低剂量胰岛素治疗时发生率较低。必须频繁监测血糖（每 1 ～ 2 小时一次），以识别低血糖，因为治疗期间发生低血糖的许多 DKA 患者并未出现出汗、神经过敏、疲劳、饥饿和心动过速等交感神经兴奋表现。

脑水肿在成人患者中极为罕见，在儿童 DKA 中有 0.3% ～ 1.0% 发生脑水肿。脑水肿与 20% ～ 40% 的死亡有关，并占 DKA 儿童死亡总数的 57% ～ 87%。脑水肿的症状和体征多种多样，包括头痛发作、意识水平逐渐恶化、癫痫发作、括约肌失禁、瞳孔变化、视盘水肿、心动过缓、血压升高和呼吸停止。其相关机制已经提出了许多种，包括脑缺血 / 缺氧的作用、各种炎性介质的产生、脑血流量增加、细胞膜离子转运中断、细胞外液和细胞内液快速移位，导致渗透压改变。预防措施可能包括避免过度水化和血浆渗透压迅速降低，逐步降低血清葡萄糖，并将血清葡萄糖维持在 13.9 ～ 16.7mmol/L，直至患者血清渗透压恢复正常且精神状态得到改善。建议使用甘露醇输注和机械通气治疗脑水肿。

（六）缓解标准

静脉 pH ≥ 7.3 或碳酸氢盐＞ 18mmol/L，酮体＜ 0.6mmol/L，理想情况下葡萄糖＜ 11.1mmol/L。

七、预防策略

由于 T1DM 发生 DKA 的风险高于 T2DM，且患者中大部分为儿童或青少年，故加强对患者及家属的教育，提高对 DKA 诱因、发生风险及严重后果的认知，及时识别 DKA 的症状和体征，知晓 DKA 可能发生于任何血糖水平是预防 DKA 的有效措施。糖尿病自我管理教育是降低 DKA 风险的有效工具，通常需要额外的医疗和行为健康干预措施，包括居家酮体测试和心理社会支持。在急诊手术、任何极度的应激事件或可能导致 DKA 的情况（如疾病急性期）下，通过更好地获得医疗护理、适当的患者教育及与医疗服务提供者的有效沟通，可以预防多数 T1DM 患者发生 DKA，糖尿病患者及其家人应该接受如何在并发急性疾病时调整胰岛素剂量的教育，避免过于激进的停用或减少胰岛素剂量，避免过量的酒精摄入和采用极低碳水化合物 / 生酮饮食。另外，使用尿酮检测或联合家用血糖血酮仪可早期识别 DKA 发生，并可能预防 DKA 住院，当患者出现酮症症状和体征，如乏力、恶心和呕吐时，应及时进行酮体的自我监测，及早发现，以便及时处理和就诊。

（陈　敏　曾静波）

第三节　2 型糖尿病和糖尿病酮症酸中毒

糖尿病酮症酸中毒（diabetic ketoacidosis，DKA）是最常见的糖尿病急性并发症。DKA 通常是胰岛素绝对缺乏或相对缺乏伴升血糖激素升高引起的，导致高血糖、代谢性酸中毒和酮症三联症（酮体在血液中的浓度＞ 3.0mmol/L），常伴有不同程度的循环容量耗竭。DKA 在 2 型糖尿病（T2DM）患者主要发生于血糖控制不良、急性病或外科手术胰岛素分泌或作用受损的情况下。DKA 以前被认为是 T1DM 的一个主要临床特征，但儿童中有报告新诊断酮症易发型 T2DM。

一、流行病学

自 21 世纪初以来，全球 2 型糖尿病酮症的发病率明显增加，但成人患病率仍未知。流行病学数据表明，非洲人或西班牙裔非洲人似乎有更大的糖尿病酮症风险，可能与遗传因素相关，但这个假设还有待阐明。大多数 DKA 患者需要住院治疗，因此流行病学数据主要来自出院的 ICD 编码。英国因 T2DM 酮症酸中毒的住院率占 35%。我国缺乏全国性的高血糖危象的流行病学调查数据。四川大学华西医院内分泌科 1996 ～ 2005 年住院糖尿病患者因急性并发症入院的具体原因中，DKA 最常见，为 70.4%。

二、高危因素

导致 DKA 的因素包括感染、合并疾病（如急性冠脉综合征、心肌梗死、脑血管意外、胰腺炎、酗酒、肺栓塞和创伤）、胰岛素泵相关问题（输注导管移位或堵塞），以及胰岛素治疗依从性差等。

在中国，感染是 DKA 的主要原因，占 39.2%，另有 25.9% 原因未明。在英国，感染是 DKA 的主要原因，占 44.6%，其次是依从性差，占 19.7%。在美国，依从性差是 DKA 的主要原因，占 41.0% ～ 59.6%。

DKA 也容易发生在 SGLT2 抑制剂治疗中。随机对照试验研究结果表明，DKA 是 SGLT2 抑制剂治疗 T2DM 的罕见副作用，发病率为 0.16 ～ 0.76/1000 患者年。2015 年 5 月，美国食品药品监督管理局（FDA）发布了一份药品安全公告，警告卡格列净、达格列净和恩格列净可能导致 T2DM 患者因 DKA 而住院。最新的 Meta 分析显示：在 T2DM 患者中，与安慰剂相比，SGLT2 抑制剂与 DKA 风险增加无关，并且 SGLT2 抑制剂的 DKA 风险不存在剂量依赖性。如果存在感染、近期手术、严重疾病、胰岛素供应不足、低碳水化合物饮食、胰腺炎史和脱水等高危因素，使用 SGLT2 抑制剂则会增加 DKA 发生风险。

在美国和印度，年龄≤ 19 岁的 DKA 患者最终被诊断为 T2DM 的比例分别为 5.5% 和 6.6%，可能与遗传因素有关。常规 IA–2 自身抗体检测包括细胞内片段，但不包括细胞外结构域（IA–2EC）。研究显示 1% 的自身免疫性 T1DM 患者 IA–2EC 抗体呈阳性，4.7% 的 T2DM 患者呈阳性。T2DM 酮症易感患者与全长酪氨酸磷酸酶 IA–2 抗体或其胞外结构域有关。因此，有遗传易感性的 T2DM 患者患酮症的风险可能会更高。

复发性 DKA 的高危因素包括低社会经济水平地位、青春期、女性。可能与故意疏漏胰岛素注射、心理疾病、饮食失调、高糖化血红蛋白、既往发作 DKA 和有精神疾病病史有关。

三、病理生理机制

DKA 的发病机制主要为血中胰岛素作用减弱，同时多种反向调节激素水平升高（如胰高血糖素、儿茶酚胺、皮质激素、生长激素等）。DKA 患者因激素水平的变化导致肝肾葡萄糖生成增加、外周组织对葡萄糖的利用降低，继而导致高血糖，同时细胞外液渗透压发生了平行变化。

胰岛素缺乏可导致糖异生增加，肝葡萄糖生成和肾葡萄糖的产生增加，同时伴有外周组织葡萄糖摄取受损，导致高血糖。胰岛素缺乏导致糖异生前体底物（如乳酸、甘油）增加，生糖氨基酸（丙氨酸、甘氨酸和丝氨酸）增加。胰岛素浓度降低导致肌肉中蛋白质分解代谢增多，释放生糖氨基酸和生酮氨基酸（如酪氨酸、异亮氨酸和苯丙氨酸或纯生酮氨基酸（如赖氨酸和亮氨酸）。异亮氨酸、赖氨酸和色氨酸可形成乙酰辅酶 A；苯丙氨酸和酪氨酸可生成乙酰乙酸；亮氨酸可产生 HMG-CoA，其中的一部分会产生酮体。同时胰高血糖素、儿茶酚胺和皮质醇浓度升高，刺激糖异生酶特别是磷酸烯醇式丙酮酸羧激酶、果糖 -1, 6- 二磷酸酶和丙酮酸羧化酶的活性，使血糖升高，激活脂肪组织中的激素敏感性脂肪酶，释放大量的游离脂肪酸、甘油进入循环。

综上，DKA 时，由于胰岛素作用明显减弱和升糖激素作用增强，脂肪组织分解为游离脂肪酸而释入血液循环，并在肝脏氧化分解产生酮体，包括 β- 羟丁酸、乙酰乙酸和丙酮，从而造成酮血症及代谢性酸中毒。

许多研究表明，高血糖患者发生高血糖危象时常伴有一系列细胞因子（如肿瘤坏死因子、白细胞介素、C 反应蛋白、活性氧、脂质过氧化和纤溶酶原激活抑制剂 1）分泌的增加，当 DKA 纠正后，这些炎性介质逐步恢复正常。

四、诊断与治疗

2 型糖尿病 DKA 的体征和症状无特异性，主要包括典型的高血糖症状：烦渴、多饮、多尿、多食、体重减轻；胃肠道症状：如恶心、呕吐、腹痛。引起胃肠不适的原因可能与胃排空延迟、肠梗阻、电解质紊乱和代谢性酸中毒相关。

（一）症状与体征

1. 症状

（1）循环容量减少：高血糖和酮体引起的渗透性利尿会导致循环容量减少。

（2）精神症状：可表现为嗜睡、麻木，＜ 20% 表现为昏迷。

（3）深大呼吸：对于代谢性酸中毒，随着 pH 下降，呼吸代偿试图维持血浆 pH，导致 Kussmaul 呼吸。在患有 DKA 的个体中，呼吸由于呼出丙酮可能有经典的烂苹果味。

（4）视物模糊：由眼球或晶状体内含水量的变化而引起。

（5）胃肠道症状：DKA 患者常见症状为恶心、呕吐，大于 60% 的患者报告腹痛。对腹痛患者需认真分析，腹痛既可以是DKA的结果，也可以是DKA的诱因（尤其是年轻患者）。若脱水和代谢性酸中毒纠正后，腹痛仍不缓解，则需进一步检查。

2. 体征　皮肤弹性差、Kussmaul呼吸、心动过速、低血压、精神改变。

（二）实验室检查

1. 血酮　DKA最关键的诊断标准为血酮值。目前临床诊断DKA多采用尿酮体检测，其检测简便且灵敏度高，但其主要局限是留取样本时有困难，导致延误诊断，且特异性较差，假阳性率高，导致后续许多不必要的检查。尿酮体检测通常采用半定量的硝普钠法，但此法无法检测出酮体的主要组分，即β–羟丁酸。因此若条件允许，诊断DKA时应采用血酮检测，若无血酮检测方法可用时，尿酮检测可作为备用。此外，对于临床需急诊处理的DKA患者，推荐血酮床旁监测（如便携式血酮仪）作为治疗监测的手段。当血酮≥3mmol/L或尿酮体阳性（≥++），血糖＞11.1mmol/L或已知为糖尿病患者，血清HCO_3^-＞18mmol/L和（或）动脉血pH＞7.3时，可诊断为糖尿病酮症，而当HCO_3^-＜18mmol/L和（或）动脉血pH＜7.3时，即可诊断为DKA。如发生昏迷，可诊断为DKA伴昏迷。

2. 阴离子间隙　DKA是酮酸积聚导致阴离子间隙增加的代谢性酸中毒。阴离子间隙是指氯离子、HCO_3^-的浓度之和与钠离子浓度的差：［Na^+］–［Cl^-］+［HCO_3^-］。正常的阴离子间隙范围在7～9mmol/L，若＞10～12mmol/L，表明存在阴离子间隙增加性酸中毒。最新的2023年欧洲糖尿病研究协会年会发布了对2009年的《成人糖尿病高血糖危象管理专家共识》的更新版将阴离子间隙从主要定义中删除，但当无法进行酮体检测时仍可采用。DKA按照酸中毒的严重程度（血pH和血酮）及是否存在精神症状被分为轻度、中度、重度（表2–7）。

表2–7　糖尿病酮症酸中毒（DKA）的诊断标准

指标	轻度	中度	重度
血糖（mmol/L）	＞11.1	＞11.1	＞11.1
血酮（mmol/L）	≥3～6	≥3～6	＞6
动脉血pH	7.25～7.30	7.0～7.25	＜7.0
精神状态	清醒	清醒/嗜睡	木僵/昏迷
建议监护级别	普通病房	中级护理病房	重症监护室

3. 白细胞计数　大多数高血糖危象患者会发生白细胞计数增高，白细胞计数＞25.0×10^9/L则提示体内有感染，须进一步检查。

4. 血钠　血钠水平可低于正常。血钠下降通常是由于高血糖造成高渗透压，使细胞内水转移至细胞外稀释血钠。若高血糖患者血钠浓度增加，则提示严重水丢失。血清乳糜微粒会干扰血糖和血钠的测定结果，因此DKA时有可能出现假性正常血糖和假性低钠血症。

5. 血清渗透压　血清渗透压与神志改变的研究明确了渗透压与神智障碍存在正线性关系。

在有效渗透压不高（≤ 300mmol/L）的糖尿病患者中，出现木僵或昏迷状态要考虑到引起精神症状的其他原因。有效渗透压计算方法：2 × [Na^+]（mmol/L）+ 血糖（mmol/L）。尿素氮因其成分自由滤过，其积聚不会引起细胞内容积或渗透压的改变，因此可忽略不计。

6. 血钾　胰岛素缺乏及酸中毒致血钾向细胞内转移减少，导致高血钾。因此，若血钾浓度低于正常，则提示患者机体内的总钾含量已严重缺乏，对此类患者应进行严密的心电监护并积极补钾治疗，因为随着治疗的进行，血钾会进一步下降并可能导致心律失常。

7. 血清磷酸盐　DKA 患者血清磷酸盐水平通常升高，但这并不能反映机体的状态，因胰岛素缺乏、分解代谢增强等均可导致细胞内磷酸盐离子向细胞外转运。

8. 其他　21.0% ～ 79.0% 的 DKA 患者血淀粉酶水平升高。这可能是非胰源性的，还可能来自腮腺。血脂肪酶测定有助于胰腺炎的鉴别诊断，但 DKA 的脂肪酶也会升高。

（三）诊断

早期诊断是决定治疗成败的关键，临床上对原因不明的恶心、呕吐、酸中毒、失水、休克、昏迷的患者，尤其是呼吸有酮味（烂苹果味）、血压低而尿量多者，不论有无糖尿病病史，均应想到本病的可能。应立即检测末梢血糖、血酮、尿糖、尿酮，同时抽血查血糖、血酮（β- 羟丁酸）、尿素氮、肌酐、电解质、血气分析等，以确诊或排除 DKA。

（四）鉴别诊断

1. 糖尿病酮症　在 DKA 发展过程中，当患者的酸碱平衡处于代偿阶段时，可仅表现为酮症。诊断标准如下：血酮＞ 3mmol/L 或尿酮体阳性（≥ ++），血糖＞ 11.1mmol/L 或已知为糖尿病患者，血清 HCO_3^- ＞ 18mmol/L 和（或）动脉血 pH ＜ 7.3。

2. 其他类型糖尿病昏迷　低血糖昏迷、高血糖高渗状态、乳酸酸中毒。

3. 其他疾病所致昏迷　脑膜炎、尿毒症、脑血管意外等。部分患者以 DKA 为糖尿病首发表现，某些病例因其他疾病或诱因为主诉；有些患者 DKA 与尿毒症或脑卒中共存，使病情更为复杂，应注意辨别。

4. 高血糖高渗性综合征（HHS）　好发于有饮水障碍的老年患者，临床上可见多尿。显著特征为高血糖高渗透压，血糖＞ 33.3mmol/L，血 pH ＞ 7.3，血清 HCO_3^- ＞ 18mmol/L，无酮症酸中毒，进行性意识障碍（抽搐），血浆渗透压大于 300mmol/L。

（五）治疗流程

糖尿病酮症酸中毒是一种可带来严重后果的糖尿病急症，需要进行迅速而积极的治疗，早期诊断和治疗至关重要，可以明显改善患者的治疗效果。在发达国家，DKA 导致儿童死亡的风险小于 1%，而在发展中国家，据报道 DKA 死亡率高达 3% ～ 13%，在成人中，与 DKA 相关的死亡主要发生在老年患者（＞ 60 岁）或合并严重突发疾病的患者。

治疗原则：尽快补液以恢复血容量、纠正失水状态，降低血糖，纠正电解质及酸碱平衡失调，同时积极寻找和消除诱因，防治并发症，降低病死率。

主要治疗方法包括补液、胰岛素、补钾、补碱及磷酸盐治疗。

1. 补液治疗　推荐意见：

（1）第 1 小时输入生理盐水，速度为 15 ～ 20ml/（kg・h），（一般成人 1.0 ～ 1.5L），输液速度取决于脱水程度、电解质水平、尿量等。

（2）若纠正后的血钠正常或升高，则最初以 250 ～ 500ml/h 的速度补充 0.45% 的氯化钠溶液，同时输入生理盐水。若纠正后血钠低于正常，则仅输入生理盐水。

（3）要在第 1 个 24 小时内补足预先估计的液体丢失量，补液治疗是否奏效，要看血流动力学（如血压）、出入量、实验室指标及临床表现。

（4）对有心、肾功能不全者，在补液过程中要监测血浆渗透压，并经常对患者心脏、肾脏、神经系统状况进行评估，以防止补液过多。

（5）当 DKA 患者血糖≤ 11.1mmol/L 时，须补 5% 葡萄糖并继续胰岛素治疗，直至血酮、血糖均得到控制。

DKA 和 HHS 均伴严重失水，其中 HHS 失水更为严重，为迅速扩充血管内外容量和恢复肾脏有效灌注，必须开始补液，包括经口服或鼻饲补液。前瞻性研究表明，严重 DKA 患者通过单纯补液即可显著降低血糖，降低胰岛素拮抗激素水平及改善胰岛素抵抗，因此补足液体会给小剂量胰岛素治疗带来益处。一项前瞻性研究发现，应用低渗、等渗及高渗液体对严重 DKA 患者进行补液治疗的效果差异并不显著。此外，低渗液体会引起利尿，因此对于严重脱水患者，需采用等渗液体迅速补充血浆及细胞外液容量。

研究表明，对于病情严重的患者，胶体或晶体溶液治疗对于降低病死率无显著差异。最近一项 Meta 分析表明，与晶体溶液比较，并无证据显示采用胶体溶液会减少死亡风险。此外，胶体液的成本较高，限制了其应用。前瞻性随机对照研究表明，DKA 患者以 500ml/h 速度补液可有效达到治疗目标。另一项研究比较了 5% 和 10% 葡萄糖液输注对维持血糖水平的作用，结果显示 10% 葡萄糖液输注可显著降低血酮并提高血糖，但对血液 pH 及 HCO_3^- 无明显效应。建议初始补液速度：第 1 小时 1000 ～ 1500 ml（视脱水程度可酌情增加至 2000ml）；第 2 小时 1000ml；第 3 ～ 5 小时 500 ～ 1000ml/h；第 6 ～ 12 小时 250 ～ 500ml/h。

2. 胰岛素治疗　推荐意见：

（1）连续静脉输注胰岛素 0.1U/（kg・h），重度 DKA 患者则以 0.1U/kg 静脉输注后以 0.1U/（kg・h）输注。若第 1 小时内血糖下降不足 10%，则以 0.14U/kg 静脉输注后继续以先前速度输注。

（2）床旁监测患者血糖及血酮，当 DKA 患者血酮的降低速度＜ 0.5mmol/（L・h），则需增加胰岛素的剂量 1U/h，同时检查静脉胰岛素注射泵装置（DKA 治疗期间不建议经皮下胰岛素泵注射），确保装置正常运行。

（3）当 DKA 患者血糖达到 11.1mmol/L 时，可减少胰岛素输入量至 0.02 ～ 0.05U/（kg・h），此时静脉补液中应加入葡萄糖。此后需要调整胰岛素给药速度及葡萄糖浓度，以维持血糖处于 8.3 ～ 11.1mmol/L（DKA），DKA 患者血酮＜ 0.6mmol/L。

（4）治疗轻、中度 DKA 患者时，可采用皮下注射超短效胰岛素类似物或短效胰岛素的方法。

（5）当 DKA 缓解，患者可进食时，应开始常规皮下注射胰岛素方案。在停止静脉输入胰岛素前 1 ～ 2 小时进行胰岛素皮下注射。若患者无法进食，推荐持续静脉胰岛素注射及补液治疗。

治疗期间必须床旁监测患者血糖及血酮（无法监测血酮时，则监测尿酮），如 DKA 患者第 1 小时血糖下降不足 10.0% 或不足 2.8 ～ 4.2mmol/L 或血酮的下降速度＜ 0.5mmol/（L · h），则需增加胰岛素剂量 1U/h，同时检查静脉胰岛素注射泵装置，确保装置正常运行。当 DKA 患者血糖降到 11.1mmol/L 时，即应减慢胰岛素的滴注速度至 0.02 ～ 0.05U/（kg · h），同时应不断调整胰岛素用量及葡萄糖浓度，以使血糖维持在上述水平，直至 DKA 的高血糖危象解除。

DKA 缓解标准：静脉血 pH ≥ 7.3，血清 HCO_3^- ＞ 18mmol/L，血酮＜ 0.6mmol/L，理想情况下血糖＜ 11.0mmol/L。需持续进行胰岛素输注直至 DKA 缓解，不可完全依靠监测尿酮值来确定 DKA 的缓解，因尿酮在 DKA 缓解时仍可持续存在。HHS 缓解的标准还包括渗透压及精神神经状态恢复正常。DKA 缓解且患者可进食时，可改为胰岛素皮下注射。已确诊糖尿病的患者可给予 DKA 起病前的胰岛素治疗剂量，未用过胰岛素者，起始可给予 0.5 ～ 0.8U/（kg · d）胰岛素方案。

3. 补钾治疗　推荐意见：

（1）为防止发生低钾血症，在血钾＜ 5.2mmol/L 时，并有足够尿量（＞ 40ml/h）时，应开始补钾。一般在每升输入溶液中加氯化钾 1.5 ～ 3.0g，以保证血钾在正常水平。

（2）若发现血钾＜ 3.3mmol/L，应优先进行补钾治疗。

尽管机体的总钾量不足，但高血糖危象患者常发生轻至中度高钾血症。胰岛素的使用、酸中毒的纠正、补液扩容等治疗均可使血钾浓度下降。一项前瞻性研究纳入了 29 例 DKA 患者，结果显示 82.0% 的患者血钾正常或高血钾，而随着治疗的进行，63.0% 的患者发生了低血钾。极少数情况下，DKA 患者开始就表现为严重的低钾血症，此时，补液应和补钾治疗同时进行，以防止发生心律失常、心搏骤停及呼吸肌麻痹。高血糖危象患者的补钾措施见表 2–8。

表 2–8　高血糖危象患者的补钾措施

血清钾（mmol/L）	治疗措施
＞ 5.2	不需要额外补钾，1 小时内复查
4.0 ～ 5.2	静脉补液增加氯化钾 0.8g/（L · h）
3.3 ～ 4.0	静脉补液增加氯化钾 1.5g/（L · h）
＜ 3.3	优先补钾

4. 补碱治疗　推荐意见：

（1）鉴于严重的酸中毒可能引起的不良后果，建议 pH ＜ 7.0 的成年患者进行补碱治疗，方法为 $NaHCO_3$ 8.4g 及 KCl 0.8g 配于 400 ml 无菌用水（等渗等张液）中，以 200m/h 的速度滴注至少 2 小时，直至 pH ＞ 7.0。此后，应每 2 小时测定 1 次静脉血 pH，直至其维持在 7.0 以上。并且如果需要，治疗应该每 2 小时重复进行 1 次。

（2）pH ＞ 7.0 的患者无须进行碳酸氢盐治疗。DKA 患者在注射胰岛素治疗后会抑制脂肪分解，进而纠正酸中毒，无须额外补碱；也有意见认为严重的代谢性酸中毒将会伴随一系列严重并发症，如心肌受损、脑血管扩张、昏迷及严重的胃肠道并发症。对于 pH 为 6.9 ～ 7.1 的 DKA 患者，前瞻性随机研究未能证实碳酸氢盐治疗对病残率及病死率有显著影响，碳酸氢盐治疗对改善心脏和神经系统功能、降低血糖及缓解酮症酸中毒并无优势，相反还会发生如低钾血症、组织摄氧量减少和中枢神经系统酸中毒等不利影响。因此，临床上若患者无特别严重的酸碱代谢紊乱、不伴有休克或严重高钾血症，则不需要进行碳酸氢盐治疗；严重酸中毒的患者使用碳酸氢盐时应谨慎，治疗中加强随访复查，以防过量。

5. 磷酸盐治疗　推荐意见：

（1）大多数 DKA 患者无磷酸盐治疗的指征。为避免与低磷有关的心肌、骨骼肌麻痹及呼吸抑制，对肌无力、呼吸衰竭、心力衰竭、贫血及血浆磷酸盐浓度＜ 1.0mmol/L 的患者，可补充磷酸盐。方法为将磷酸钾 4.2 ～ 6.4g 加入输液中。

（2）鉴于 KCl 滴注过量可能会导致高氯性酸中毒，建议给予 KCl（占 2/3）加磷酸钾（占 1/3）的配比方案治疗。

（3）在磷酸盐治疗过程中须监测血钙。

在 DKA 和 HHS 患者中，尽管机体磷酸盐的总量平均减少 1mmol/kg，但血清磷酸盐的浓度正常或升高。前瞻性随机研究未能证明补充磷酸盐对 DKA 的临床结果有益处，且过量补充磷酸盐可引起严重的低钙血症。

6. 治疗监测及疗效评估　轻度和不复杂的 DKA 患者在非 ICU 的治疗效果与在 ICU 治疗相似。由于 HHS 在老年 2 型糖尿病患者中病死率高，且常伴随严重的并发症，因此老年患者需在 ICU 严密监测病情。建议进行连续的实验室监测：前 4 ～ 6 小时每小时查血糖及血酮，随后每 2 ～ 4 小时检测 1 次电解质和血气分析，每 4 小时检测 1 次尿素氮和肌酐水平，直至病情稳定。同时准确记录液体摄入量及输出量。对于无休克的 DKA 患者治疗，一般不需要重复检查动脉血气分析，而静脉血 pH 仅比动脉血 pH 低 0.02 ～ 0.03，可用静脉血 pH 评估治疗效果，可避免反复动脉穿刺带来的痛苦及潜在并发症。

推荐床旁监测血 β- 羟丁酸，无条件时用尿酮测定方法。便携式血酮仪使床旁监测血酮成为现实，是 DKA 治疗史上的一个重大进步。临床化学实验室常用的硝普盐法虽能监测乙酰乙酸及丙酮，但不能检出 DKA 中最常见的 β- 羟丁酸，这一方法有局限性。当酸中毒缓解，阴离子间隙恢复正常后，则可降低实验室检查频率。酸中毒持续存在且治疗无效可能是由败血症、并发症及胰岛素剂量不足引起的，此时须重新进行评估，及时干预。

血酮下降决定了 DKA 的缓解，因此，监测血酮值可评估治疗效果，若无法监测血酮，则采用尿酮监测。若血酮＜ 0.6mmol/L，静脉血 pH ＞ 7.3，同时患者可进食，则可转为皮下胰岛素治疗。

治疗监测指标及治疗有效性评估如下。

（1）若血酮≥ 3mmol/L，血糖＞ 27mmol/L 且下降速度＜ 3mmol/（L · h），则须每小时监测 1 次血酮及血糖。

（2）每小时监测 1 次血酮，如血酮下降速度≥ 0.5mmol/（L · h），应持续监测到酸中毒缓解后 2 天。若血酮下降速度＜ 0.5mmol/（L · h），应增加胰岛素的剂量（1U/h）直至血酮降至正常。

（3）若无法监测血酮，则监测静脉碳酸氢根浓度，血浆 HCO_3^- 上升速度应达到≥ 3mmol/（L · h），若上升速度小于上述目标值，应增加胰岛素的剂量（1U/h），直至其浓度上升速度达到目标值。

（4）当 DKA 患者的血糖≤ 11.1mmol/L 时，须补充 5% 的葡萄糖并调整胰岛素给药速度，以维持血糖值在 8.3 ～ 11.1mmol/L（DKA）。

（5）DKA 患者血酮＜ 0.6mmol/L。

（6）Na^+ 为 135 ～ 145mmol/L。

（7）血钾 3.5 ～ 4.5mmol/L。

（8）血浆渗透压下降的速度应≤ 3mmol/（L·h），目标值为 285 ～ 295mmol/L。

（9）每 4 小时监测 1 次磷酸盐、钙及镁，确保其在正常水平。

（10）肾功能目标值：血肌酐：55 ～ 120μmol/L。

大多数情况下，有酮症倾向的 T2DM 患者有肥胖和 T2DM 家族史，以及胰岛素抵抗的证据。因此，有酮症倾向的个体 2 型糖尿病患者通常可以重新使用口服降糖药物，不需要继续胰岛素治疗，不推荐开始及继续使用 SGLT2 抑制剂。

五、预防策略

2 型糖尿病 DKA 是可以预防的，糖尿病患者在病情突然加重时，要做到早期发现和处理。对于所有患者，在病情突然加重时，应采取以下措施。

（1）及时就诊，不可延误。

（2）强调胰岛素应用的重要性，未与医务人员沟通前绝不可停用胰岛素。

（3）评估血糖控制目标，合理使用短效或速效胰岛素。

（4）应用药物治疗发热或感染。

（5）有恶心呕吐者，在可进食时应用易消化的含碳水化合物和盐的食物。

（6）家庭成员的日常护理教育及记录，包括评估及记录体温、血糖、尿酮、血酮、胰岛素用量、口服药物及体重。及早预防老年人的脱水，详查早期或不能及时识别的 HHS。预防工作中最重要的是嘱咐患者不要自行中断胰岛素治疗，如病情突然加重，应及早就诊。病情加重期的处理要求患者和家属共同参与，在血糖＞ 16.7mmol/L 时，患者和家属必须能精确测定和记录血糖、尿和血酮体结果。应准确记录胰岛素的使用、体温、呼吸、脉搏和体重，同时应将这些结果及时告知医师。HHS 常由脱水所致，老年人由于渴感中枢减退和反应能力减弱，常不能识别和处理自己所发生的问题，因此医师和家属要起到监护作用，这样可减少 HHS 的发生，一旦发生也能及时治疗。

对监护者和患者的教育内容包括：认识糖尿病的症状与体征、了解促使糖尿病恶化的诱因、进行血糖血酮监测。院外测定血糖和血酮可早期识别酸中毒，有助于家庭指导胰岛素治疗和预防 DKA。若无法监测血酮，则采用尿酮监测。

感染是高血糖危象的常见诱因，若患者出现早期感染征象，如咳嗽、发热、恶心或外伤，应指导患者加强血糖监测。

还应对患者进行足部护理的相关教育，尤其是在合并周围感觉神经病变时，因为周围神经病变易致感染。日常教育还应包括告知患者避免长时间饥饿及绝不可中断胰岛素治疗。若患者无法自行应用胰岛素或服药，为了处理高血糖和感染，为他们服务的护理人员应接受相关教育。

高血糖危象常与胰岛素使用不当有关，在常规随访时对患者进行胰岛素治疗方面的教育有助于减少 DKA 发生。这些教育应在初诊糖尿病时就开始进行。因为社会经济、缺乏对胰岛素用量的认识及行为等因素，DKA 复发患者可能故意漏用胰岛素或胰岛素使用不当，正确掌握胰岛素剂量、注射技术及发病初期或住院管理前的糖尿病教育水平均有助于预防高血糖危象的复发。

（吴小娟　曾静波）

第四节　妊娠糖尿病和糖尿病酮症酸中毒

糖尿病酮症酸中毒（DKA）是糖尿病患者中一种急性危及生命的紧急情况，而妊娠并发 DKA 则会增加围生期发病率和死亡率。妊娠期 DKA 可以在较低的血糖水平下发生，是非高血糖性 DKA（euglycemic diabetic ketoacidosis，euDKA）的高危因素。

随着产前糖尿病筛查和早期产前护理的普及，妊娠期 DKA 的发病率和预后已经得到了改善。然而，妊娠期 DKA 往往发生在较低的血糖水平和更快的速度下，常导致诊断延迟，因此仍然是妊娠高血糖需要面临的重要临床问题之一。妊娠期 DKA 的症状与非孕妇相似，但在妊娠期内可能发展得更快，包括全身不适、恶心、呕吐、多尿、多饮和虚弱。

通过及时的糖尿病筛查和早期诱因识别，并开展及时有针对性的治疗，可以显著减少 DKA 的发病率和死亡率。治疗措施包括积极的体液补充、开始静脉胰岛素治疗、矫正酸中毒、纠正电解质紊乱和处理诱因，以及监测母胎对治疗的反应。当 DKA 在妊娠超过 24 周出现时，可能导致胎儿缺氧和酸中毒，需要持续监测胎儿状态。决定分娩时机具有挑战性，须基于妊娠周和母胎对治疗的反应。急性期常伴随着胎儿危急的情况，紧急分娩前往往需要先纠正母体的代谢异常。

一、流行病学

妊娠期 DKA 的真实发病率很难确定，流行病学数据主要基于病例报告、小规模的回顾性研究和综述文章。妊娠期酮症酸中毒的发生率较低（在妊娠糖尿病患者中为 0.5% ～ 3%），但并发症风险却很高。母体并发症包括急性肾损伤、成人呼吸窘迫综合征、心肌缺血和脑水肿，死亡率低于 1%。胎儿并发症包括心律失常、早产的高风险、缺氧、酸中毒和明显升高的死亡率（9% ～ 36%）。

二、高危因素

妊娠本身类似于一种机体的饥饿状态，表现为脂肪分解增强、游离脂肪酸和酮体生成增加，妊娠期易出现 DKA 的高危因素包括妊娠前糖尿病、感染、未诊断的糖尿病、血糖控制不佳、药物及糖尿病性胃轻瘫等。

1. 妊娠前糖尿病　孕妇如果已经患有糖尿病，则由于感染、不充足的胰岛素治疗、治疗不当、手术或创伤等其他压力因素，会更容易发生妊娠期糖尿病酮症酸中毒。此外，妊娠期间人绒毛膜促性腺激素（hCG）和孕酮水平的升高也可能导致妊娠期糖尿病酮症酸中毒的发生。

2. 进食障碍或不恰当的饮食模式　包括早孕反应造成的进食障碍、糖尿病性胃轻瘫或不恰当的饮食模式，均可导致身体分解脂肪以获取能量，从而产生酮体。一些研究表明，饮食中碳水化合物的摄入量过少可能与妊娠期酮体生成增多有关。妊娠早期妊娠反应所造成的持续恶心和呕吐可能导致脱水，特别是当合并进食减少时，可能进一步加重 DKA 的发生风险。美国糖尿病协会（ADA）推荐，妊娠期的最低碳水化合物摄入量为每日 175g。

3. 感染　某些妊娠期常见的感染，包括肾盂肾炎、呼吸道感染、绒毛膜羊膜炎、耳部感染、蜂窝织炎、牙根脓肿等可能会导致胰岛素抵抗，从而出现高血糖，甚至在某些情况下导致 DKA。此外，感染可能会对身体产生压力，从而增加应激激素的释放，这也可能会影响葡萄糖代谢。

4. 应激反应、饮酒　妊娠激素如 hCG、泌乳素、皮质醇等的增加均能拮抗胰岛素的作用，导致周围组织对胰岛素的敏感性下降，从而引起胰岛素抵抗。孕妇的体重增加和胰岛素分泌增加也可能促进胰岛素抵抗的发生。这些因素共同作用，导致异常的葡萄糖代谢。应激反应则会导致上述激素分泌的进一步增加，提高身体对胰岛素的需求，从而导致高血糖和酮体累积。酒精可抑制葡萄糖生成并增加脂肪酸氧化，酮体（如 β- 羟丁酸和乙酰乙酸）开始在血液中累积，导致血液酸化，此外酒精的利尿作用会导致脱水，进一步加重 DKA。

5. 胰岛素应用不规范　对于妊娠高血糖孕妇，胰岛素擅自减量、停用或延迟起始时机均可导致高血糖和 DKA 的风险增加。

6. 升糖药物　妊娠期常用的可能影响糖代谢的药物包括促胎肺成熟或治疗慢性疾病的类固醇激素，以及抑制子宫平滑肌收缩的 β 受体激动剂，均可能会升高血糖水平和增加酮体生成。慢性皮质类固醇治疗的糖尿病孕妇由于类固醇对血糖水平的影响及感染风险增加而更容易发生 DKA。皮质类固醇的给药可以导致血糖水平在第一次给药后 6 小时内急剧升高，并且在最后一次给药后持续影响约 3 天。

三、病理生理机制

（一）妊娠期高发 DKA 的机制

饥饿导致的营养不良或持续呕吐会导致碳水化合物摄入量减少，都与妊娠期的高酮症倾向有关。到了妊娠晚期，母体酮体水平会升高 33%，约 30% 的孕妇在空腹晨尿中可检测到酮体。孕激素则会减少胃肠道蠕动并增强碳水化合物吸收，从而促进血糖升高。糖尿病孕妇在孕 20 周后更容易发生快速进展的 DKA（通常在几小时内），而且血糖水平相对较低（通常≤ 300mg/dl）。此外，糖尿病孕妇对饥饿、感染和饮酒等外源性生酮因素更为敏感。

1. 妊娠期酮体的产生　当血糖水平降低或胰岛素缺乏时（如长时间禁食、严格低碳水化合物饮食或 1 型糖尿病未给予胰岛素治疗时），葡萄糖供应不能满足所有细胞，特别是大脑细胞的能量需求。在这种情况下，机体开始加速脂肪分解，产生游离脂肪酸。在肝脏中，游离脂肪酸进入 β 氧化途径，生成乙酰辅酶 A。乙酰辅酶 A 的过量生产超出了柠檬酸循环的处理能力，继而进入酮体生物合成途径，生成酮体的主要组分即乙酰乙酸和 β- 羟丁酸，都是酸性化合物。

当酮体的生产速度超过身体的利用和排放速度时，酮体在血液中开始积累。它们释放氢离子，从而导致血液 pH 下降，引发酸中毒。妊娠期容易发生酮症的病理生理机制（图 2-3）如下。

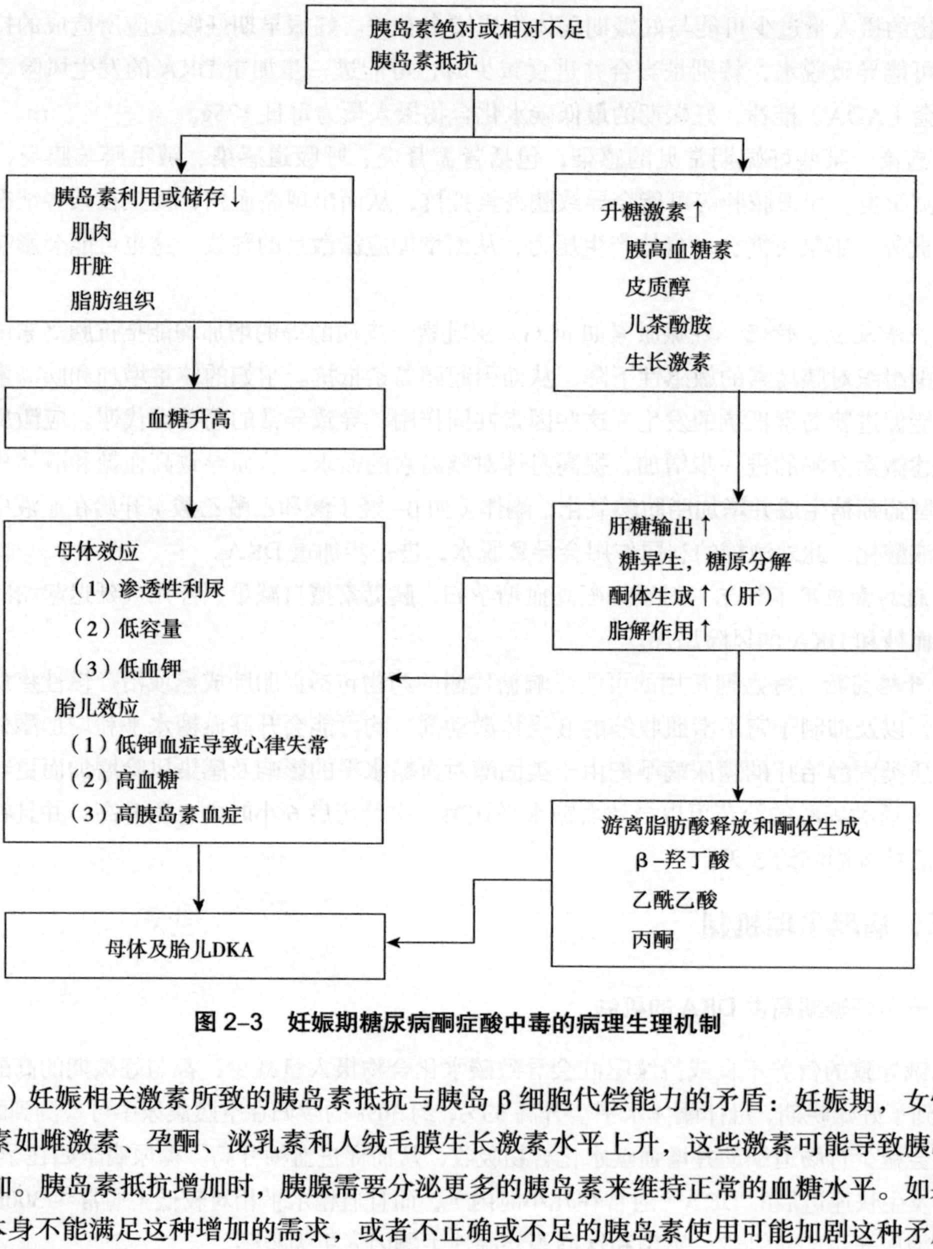

图 2-3　妊娠期糖尿病酮症酸中毒的病理生理机制

（1）妊娠相关激素所致的胰岛素抵抗与胰岛 β 细胞代偿能力的矛盾：妊娠期，女性体内的孕激素如雌激素、孕酮、泌乳素和人绒毛膜生长激素水平上升，这些激素可能导致胰岛素抵抗的增加。胰岛素抵抗增加时，胰腺需要分泌更多的胰岛素来维持正常的血糖水平。如果胰岛 β 细胞本身不能满足这种增加的需求，或者不正确或不足的胰岛素使用可能加剧这种矛盾，使酮体生成增加。

（2）饮食和能量需求：妊娠期的能量和营养需求增加。如果摄入的营养不足以满足这些需求，身体可能开始分解脂肪以供能，导致酮体的产生。

（3）并发疾病和应激反应：感染、疾病或其他身体应激因素可能导致胰岛素需求的急剧增加，增加了酮症的风险。

2. 妊娠期血糖正常的酮症酸中毒　非高血糖性糖尿病酮症酸中毒（euglycemic diabetic ketoacidosis，euDKA）是一种血糖水平正常或仅轻度升高时（血糖水平≤ 250mg/dl 时）伴有酮症酸中毒的糖尿病并发症。euDKA 在所有的 DKA 发作中仅占 0.8% ～ 1.1%，然而孕妇为易感人群。

妊娠期易出现 euDKA 的机制：相对较低的血糖水平与胎盘单位对葡萄糖摄取增加（葡萄糖的需求为每天约 150g）、糖原分解下降和肝糖输出降低有关。此外，由于妊娠期肾脏血流量和肾小球滤过率增加了 60%，葡萄糖从肾脏中排泄增加，也会进一步促进血糖水平偏低。同时，妊娠使母体加速饥饿，其特征是在禁食期间从利用肝糖原转向脂肪分解，并伴随低血糖、升高的血浆游离脂肪酸水平及增加的血尿酮体，仅在一次过夜禁食后也会出现。

Eshkoli T 等报道的 8 例妊娠期 DKA 中，4 例属于 euDKA，其中 3 例发作 DKA 时血糖均＜200mg/dl（最低血糖仅为 92mg/dl）。euDKA 的症状可能包括呕吐、腹痛、深快呼吸和意识改变，诊断方法与传统 DKA 相似，但要注意的是在血糖正常或轻度升高时仍要进行血液和（或）尿液的酮体检测，必要时需进行血气分析。

（二）DKA 对母体和胎儿的影响

DKA 发生在妊娠期，对母体和胎儿都可能带来严重后果，母体死亡率虽不高（一般＜ 1%），但胎儿或新生儿死亡率明显升高（9% ～ 36%）。母体并发症包括急性肾损伤、成人呼吸窘迫综合征、心肌缺血和脑水肿；胎儿并发症包括心律失常、早产、缺氧和酸中毒。

1. 对母体的影响　DKA 发生时，由于体内的糖不能被利用，身体开始分解脂肪，导致大量酮体的积累，进而发生血液酸化。此外，血糖显著上升，可导致尿频及丧失大量的体液和电解质，尤其是钾。同时，为了代偿酸中毒，呼吸会加快加深。如果不及时治疗，患者可能出现昏迷。

酮体和葡萄糖均可以轻易地穿过胎盘。渗透性利尿导致子宫胎盘血流减少，出现血容量不足和母体酸中毒，从而引起胎儿缺氧；母体酸中毒可能导致胎儿酸中毒和电解质紊乱；严重的母体低钾血症和胎儿高胰岛素血症可能导致胎儿低钾血症，从而诱发胎儿心肌抑制和致命性心律失常；DKA 引起的母体低磷血症可能降低 2, 3- 二磷酸甘油酸的水平，从而导致胎儿输送氧气的能力下降；母体高血糖引起的胎儿高胰岛素血症通过刺激氧化代谢途径又增加了胎儿对氧气的需求。

2. 对胎儿的影响

（1）先天畸形：1989 年的一项动物实验就发现 β- 羟丁酸与葡萄糖具有协同作用，影响胚胎生长并诱发胚胎畸形。2016 ～ 2018 年，有学者对胎儿畸形与母体酮体水平之间的相关性进行了研究，结果表明，母体酮体水平越高，胎儿先天畸形的风险越高。这两项研究中报道的胎儿畸形包括唇裂和腭裂、心血管系统畸形和神经系统畸形。

（2）中枢神经系统发育障碍：酮体可透过胎盘且在胎儿中枢神经系统（包括大脑）中发挥着不可或缺的生理作用。妊娠期暴露于高酮体环境可能会影响胎儿的神经发育，并且这种影响在分娩后仍然存在。Rizzo 等追踪了 196 个单胎的妊娠高血糖母亲的子代，分别在 2 岁和 6 ～ 9 岁时使用贝利婴幼儿发展量表和布鲁因克斯 – 奥瑟雷茨基（BOT）运动能力测试对后代进行评估。结果显示，后代在两项测试中的平均分数与母亲妊娠期和分娩期间的 β- 羟丁酸水平成反比。另一项关于糖尿病母亲后代神经心理发育的研究也发现妊娠中期母体的血液 β- 羟丁酸水平与儿童的智商呈负相关。

（3）巨大儿：高血糖和高胰岛素血症都会导致胎儿体内脂肪储存增加，从而导致胎儿体重增加，产生巨大儿。一项针对 1981 例患有妊娠糖尿病和相关巨大儿的孕妇的回顾性研究分析了妊娠糖尿病的风险因素，发现酮体和高密度脂蛋白胆固醇、甘油三酯是巨大儿发生的危险因素。目前尚不清楚酮体引起巨大儿的具体生理机制，可能间接与高血糖有关。

（4）围生期胎儿不良结局：2018 年的一项研究发现，酮血症使胎心异常、羊水污染和产后出血的发生率增加，酮症程度最重的孕妇的分娩时间明显延长。研究表明，在分娩期间葡萄糖缺乏会增加分娩时间。

四、诊断与治疗

（一）临床表现

妊娠期 DKA 的体征和症状并非特异，但在妊娠期比非妊娠状态下发展速度更快。DKA 也可能是妊娠期暴发性 1 型糖尿病的最初表现。若已知糖尿病患者出现难治性恶心和呕吐，需要进行实验室评估以排除 DKA。腹痛程度较重且可能会引起子宫收缩。酮酸积累也可引起中枢神经系统症状，包括嗜睡、定向力障碍、迟钝甚至由脑水肿引起的昏迷。

1. 症状与体征　大多数 DKA 病例发生在妊娠中期或妊娠晚期，但也见于妊娠早期，妊娠期发生的 DKA 典型的症状与体征有：呼吸急促，窦性心动过速，低血压或休克，神志改变、定向障碍或昏迷，Kussmaul 呼吸或呼气烂苹果味，胎儿心搏不稳定，多尿或烦渴，恶心或呕吐，腹痛或宫缩加剧，视物模糊，肌肉无力。

2. 实验室检查　当存在以上症状或体征时需进行进一步实验室检查，包括血糖、电解质、肝功能、肾功能、血气分析等。同时需要检测血尿酮体水平和血液酸碱平衡情况。如果血液酸碱平衡失调，血 pH 下降，血酮体水平升高，就可以诊断为 DKA。

（1）血浆葡萄糖水平（通常大于 250mg/dl，但也可能出现较低的葡萄糖水平即 euDKA）。

（2）血气分析：动脉 pH 低于 7.30、阴离子间隙大于 12mmol/L、碱剩余减少、低血清碳酸氢盐（通常低于 15mmol/L）。

（3）升高的血清 / 尿液酮体：尿液酮体测试基于亚硝基铁氰化钠反应的原理，但亚硝基铁氰化钠只与乙酰乙酸和丙酮发生反应，而人体中，乙酰乙酸与 β- 羟丁酸的比例约为 1 ∶ 10，这导致在尿液中测量的酮体数量并不代表真正的血浆酮体浓度。此外，尿液酮体的测量受尿量及膀胱内尿液平均浓度的影响。最后，由于血液中的 β- 羟丁酸和乙酰乙酸之间的氧化作用，酸中毒消失后尿液 pH 读数仍然可能上升。这使得尿液酮体测试存在一定的滞后性。如上所述，β- 羟丁酸才是酮体的主要形式，血清中的 β- 羟丁酸水平可以随病情程度加重而升高。轻度 DKA：β- 羟丁酸水平通常在 3 ～ 4mmol/L；中度 DKA：水平在 4 ～ 10mmol/L；重度 DKA：水平超过 10mmol/L。

（4）电解质紊乱

1）血钾：虽然钾丢失严重（一般在 300 ～ 600mmol），但血清钾可降低、正常甚至升高，因为酸中毒和胰岛素缺乏导致钾离子从细胞内液转移至细胞外液。就诊时仅在约 5% 的病例中观察到低钾血症，高钾血症可见于 1/3 的患者，但在治疗后则可以快速下降。因此，在治疗过程中需要严密监测血钾水平，否则会导致严重的低钾血症。

2）血磷：血糖控制不佳的患者通常存在负磷平衡，因为胰岛素缺乏和代谢性酸中毒均导致磷转移至细胞外，患者就诊时血清磷浓度通常正常甚至升高，治疗后则可能显著下降。

（5）肾功能：由于脱水和可能的肾衰竭，血清尿素氮和肌酐升高。

（二）妊娠期 DKA 的治疗

妊娠期 DKA 是一种可带来严重后果的妊娠期急症，因此需要进行迅速而积极的治疗。治疗应由具有相关领域专业知识的多学科小组提供，包括产科、内分泌科、麻醉科及有经验的护理团队等。总体来说，妊娠期 DKA 的治疗原则与非妊娠状态相同，包括积极的扩容补液、静脉内胰岛素治疗、矫正酸中毒和异常电解质、纠正潜在的诱因，并密切监测母体和胎儿对治疗的反应，具体流程参见图 2–4。

1. *扩容补液*　首先使用生理盐水进行初始的液体补充。早期建立静脉通道至关重要，推荐使用两个大口径导管或中心静脉导管置入。对于 DKA 患者，液体缺失按体重计算通常为 100ml/kg，按照一般孕妇的体重，这相当于 6 ～ 10L。积极的液体补充可以立即稀释血液和增加组织灌注，从而降低葡萄糖和钾的水平。在治疗的前 24 小时内补充 75% 的液体缺失是很重要的，补充总量应在 48 小时内完成。开始时，生理盐水以 1 ～ 2 L/h 的速度静脉补充 1 ～ 2 小时，此后放缓至 250 ～ 500ml/h 的速度直到血糖小于 250mg/dl。达到此目标后，开始注射含有 5% 葡萄糖的静脉溶液。接下来的液体补充速度选择取决于水合状态、血清电解质水平和血流动力学稳定性。如果发生高钠血症，建议切换到 0.45% 氯化钠溶液直到容量纠正，以补充因葡萄糖引起的渗透性利尿的自由水损失。在治疗前 4 小时内应进行密切的血流动力学监测；这包括计算每小时尿量和每 15 分钟监测 1 次生命体征，包括监测血氧饱和度，并根据需要给予吸氧。每 1 ～ 3 小时通过评估动脉血气分析、血清酮体、电解质、葡萄糖和阴离子间隙评估患者对治疗的反应。应同时进行诱因的排查和管理，并迅速纠正。

2. *胰岛素治疗*　纠正高血糖最好使用静脉短效胰岛素，建议先使用 8 ～ 10U 的负荷量给药，随后按 0.1U/（kg · h）的速度给药，直到血清碳酸氢盐和阴离子间隙正常，血酮正常。因为纠正酸中毒所需的时间比纠正高血糖长得多，所以在血糖正常化后，胰岛素应继续以 1 ～ 2U/h 的速度作为基础输注，直至首剂皮下规律使用胰岛素后方可停止。

3. *电解质管理和纠酸*　如前所述，DKA 患者血清钾水平可能表现出假性正常或升高，但总体失钾严重（总体钾缺陷通常为 5 ～ 10mmol/L）。而且随着酸中毒的纠正，钾从细胞外重新转移回细胞内，将加重低钾血症。因此即使初期患者血钾水平正常，也应在确认肾功能正常并有足够的尿量后尽快开始补钾。为了防止致命的心律失常，通过静脉补充氯化钾将血清钾水平保持在 4 ～ 5mmol/L 非常关键，并始终保持足够的尿量［＞ 0.5ml/（kg · h）］。通常情况下不需要进行磷补充，除非血磷水平降至 1mg/dl 以下、心功能障碍或者出现意识模糊的现象。磷酸盐可以与钾一起进行补充（每 10 ～ 20mmol/L 的氯化钾同时给予 10 ～ 20mmol/L 的磷酸氢二钾）。是否需要补充其他电解质，包括碳酸氢盐、镁和钙，存在争议。碳酸氢盐的过量使用可能引起碱中毒，会导致胎儿血红蛋白氧气输送受损。一些研究者建议在严重酸中毒（pH 小

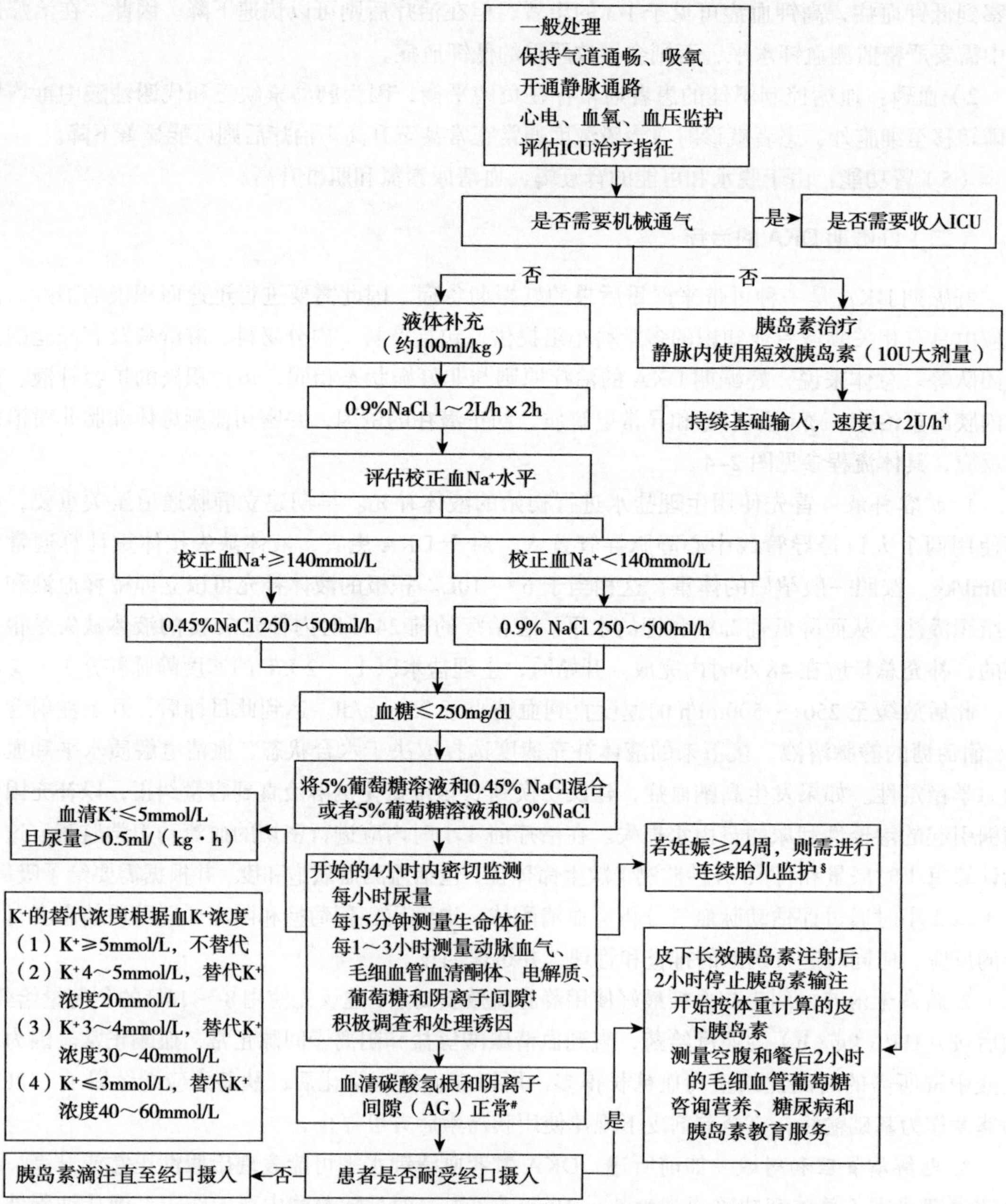

图 2-4 妊娠期 DKA 的治疗流程图

* 应使用两个大口径导管或中心静脉导管进行静脉通道插管。

† 如果血清葡萄糖水平在 1 小时内未下降 50 ～ 70mg/dl，应将胰岛素输注剂量加倍，直到达到该目标。

‡ 阴离子间隙 = [Na^+] − [Cl^-] + [HCO_3^-]，校正血清钠：实测血清 Na^+（mmol/L）+ [当前血糖（mmol/L）−5.6mmol/L] × 1.6mmol/L。

§ 在母体急性状况稳定之前，不应对胎儿采取任何干预措施。

\# 在严重酸中毒患者中使用碳酸氢盐尚存在争议（详见正文）。一些研究者建议仅在 pH 小于 7 时静脉注射 50mmol 碳酸氢盐。

于 7）或合并心功能障碍、败血症或休克的患者中使用碳酸氢盐；然而，需要进一步研究以评估该疗法的潜在风险和益处。

4. 监测胎儿状况　DKA 发生的代谢紊乱会导致胎儿低氧血症和酸中毒。在糖尿病酮症急性发作期间，胎儿心率监测通常显示出最小的或缺乏变异性、缺乏加速度、重复变异性和晚期减速等异常。胎儿生理特性评分也可能出现异常，多普勒检查可能显示出血流再分配的征象（如脐动脉脉搏指数增加、中脑动脉脉搏指数降低）。这些异常的频率和严重程度取决于 DKA 的严重程度和持续时间。在纠正 DKA 并稳定母体后，这些胎儿异常通常会改善；然而，胎儿心率恢复正常可能需要 4 ～ 8 小时。在 DKA 的情况下，继续妊娠还是选择分娩的决定可能会很具挑战性，必须基于胎龄、母体状态、胎儿状态和治疗反应做决定。在某些紧急情况下，人们可能会考虑通过紧急剖宫产来优先保护胎儿，但稳定母亲的状况其实更加重要，因为胎儿的健康直接取决于母亲的状况。DKA 本身并不是紧急分娩的指征，因为过早决定进行剖宫产可能会增加母体死亡率，也可能导致分娩低氧和酸中毒的早产儿。因此，首先稳定母体状况是至关重要的，因为这通常会改善胎儿状态，并有可能避免之前提到的并发症。如果胎儿状态没有改善，或者尽管采取了积极治疗，但母体状况仍然恶化，那么紧急分娩是必要的。如果母体状况稳定，胎儿异常得到改善，妊娠可以继续进行，大多数患者通常都会安全出院。

5. 其他考虑　一旦血流动力学状态和代谢异常得到处理，就需要立即评估并处理可能的诱因，如感染或使用 β 受体激动剂。感染是糖尿病酮症酸中毒的主要诱因，因此即使没有发热也应进行感染评估。感染的来源可能是尿道、上呼吸道或肺炎、胆囊、耳、牙脓肿、蜂窝织炎等感染或手术时的伤口感染。一旦确定，应使用适当的抗生素、手术来治疗感染源。此外，如果正在使用 β 受体激动剂，应停止使用。

6. 糖尿病管理和预后　一旦 DKA 得到控制，还需要对妊娠糖尿病本身进行恰当的管理，以预防再次发生 DKA 或其他并发症。经过积极治疗，妊娠期 DKA 的大多数患者都能恢复并无后遗症。延迟识别和不适当的治疗会导致母婴发病率升高。大多数并发症是由体液补充不足和过早停用胰岛素引起的。此外，未能迅速识别和纠正诱因（如感染、依从性差造成的胰岛素使用不足）与预后不良和更高的复发率有关。一种罕见但致命的并发症是脑水肿，过于积极的补液（特别是使用低渗液）是一个重要的促发因素。在治疗期间可使用更具生理学意义的平衡等渗晶体溶液（如 Plasma–Lyte），因其与血清氯浓度和中性 pH 相似，可能会减少这种并发症的发生率。在急性发作期间过度补充钾且没有足够的尿量输出，则可能会导致致命的心律失常。其他并发症还包括低血糖、急性呼吸窘迫综合征、肺水肿和支气管黏液堵塞。

五、预防策略

计划妊娠的糖尿病患者应该在妊娠前和妊娠期间了解糖尿病酮症的风险。此外，孕妇均应在妊娠 24 ～ 28 周进行妊娠糖尿病筛查，并在具有某些风险因素的孕妇中（肥胖、2 型糖尿病一级家族史、妊娠糖尿病病史、糖代谢障碍史或阳性）应该更早地进行筛查（如不超过妊娠 15 周）。对于所有妊娠高血糖患者，应指导她们了解饮食、锻炼和产前检查的重要性，了解 DKA 的症状和风险，以及何时寻求医疗帮助，具体措施如下。

1. 及时诊断和管理妊娠糖尿病　定期筛查孕妇的血糖，以及时发现和治疗妊娠糖尿病。为被诊断为妊娠糖尿病的孕妇提供个体化的治疗和监测建议。

2. 血糖监测　孕妇应定期监测血糖水平，特别是在餐前和餐后。根据血糖读数调整饮食、运动和（或）药物治疗。

3. 血酮监测　不同的指南对于妊娠期高血糖的酮症监测的关注点略有不同。其中，美国糖尿病协会（ADA）、美国妇产科医师学会（ACOG）和英国糖尿病协会（JBDS）的指南更关注接受胰岛素注射高血糖群体的DKA预防，而国际妇产科联盟（FIGO）和中华医学会糖尿病学分会（CDS）的指南更关注饮食控制与饥饿性酮症的发生关系，关注的妊娠群体更加广泛（表2-9）。

表2-9　各大指南对于妊娠糖尿病酮症的关注对象及建议

关注点	机构(指南颁布年份)	建议	关注对象
酮体的组成和预防DKA	ADA（2020）	妊娠是一个易生酮的状态，在血糖较低的情况下，1型糖尿病孕妇（以及少数2型糖尿病孕妇）比非妊娠期更容易发生DKA。建议1型糖尿病孕妇使用尿酮试纸监测酮体水平，并接受有关预防和监测DKA的教育	T1DM
	ACOG（2018）	为了预防DKA，前有糖尿病的妇女应在血糖达到200mg/dl时监测尿酮；该建议也适用于2型糖尿病	T2DM
	JBDS（2017）	妊娠期间使用胰岛素泵控制血糖的1型糖尿病孕妇，如果在分娩期间尿酮（++）或血酮值高于1.5mmol/L，应停止使用胰岛素泵并开始接受静脉注射胰岛素。妊娠期间使用二甲双胍或多次日常注射的孕妇应在分娩期间每4～6小时检查肾功能和电解质，以维持钾和碳酸氢根在安全范围。一旦怀疑DKA，则应检查血酮。DKA的早期阶段可能只有轻微的血糖升高或恶心和腹痛，因此建议在孕妇感到不适时测量尿/血酮以排除DKA	T1DM和接受胰岛素注射的孕妇
酮体和饥饿性酮体	FIGO（2015）	当孕妇的热量摄入＜1500kcal/d时，酮症的发生率会增加，而1600～1800kcal/d的热量控制不会导致酮体增加	所有孕妇
	CDS（2017）	妊娠期的饮食控制标准应确保孕妇及胎儿的能量供应并维持正常的血糖水平，同时不引起饥饿性酮症。建议孕妇进行血糖自我监测，包括检查空腹和餐后血糖水平，以及在餐后1～2小时检查血糖和尿酮。如果尿酮阳性，应检查血糖水平，如正常，则应考虑饥饿性酮症，并及时增加食物摄入量	所有孕妇

4. 饮食管理　与营养师合作，为患有 GDM 的孕妇制订合适的饮食计划。限制单糖摄入，增加复杂碳水化合物如膳食纤维摄入，保持均衡的蛋白质和脂肪摄入。

5. 适量运动　在医师的建议下进行适量的运动，可以帮助控制血糖。

6. 药物治疗　若饮食和运动措施不能维持理想的血糖水平，可能需要使用胰岛素或其他药物。听从医师的建议并定期复查，以调整药物剂量。

7. 避免感染　任何部位的感染均可能是 DKA 的触发因素，因此需要努力预防，并及时治疗任何感染。

8. 教育和自我管理　孕妇应了解 DKA 的症状和风险因素。学习如何在家中检测尿酮体，并知道何时寻求医疗帮助，根据医师的建议进行定期检查，确保妊娠糖尿病得到妥善管理，避免并发症。学会识别 DKA 的早期症状，如恶心、呕吐、腹痛、口渴、尿频、疲劳、呼吸困难、特殊气味等，并及时寻求医疗帮助。

（平　凡）

第五节　特殊类型糖尿病和糖尿病酮症酸中毒

一、特殊类型糖尿病的分类

特殊类型糖尿病所涵盖的疾病谱广泛，但在糖尿病中的占比在 10% 以下，根据《中国 2 型糖尿病防治指南（2020 年版）》，特殊类型糖尿病包括如下几类。

1. 胰岛 β 细胞功能单基因缺陷　青少年起病的成人型糖尿病（maturity-onset diabetes of the young，MODY）、*WFS1* 基因突变（Wolfram 综合征）、母系遗传糖尿病伴耳聋（maternally inherited diabetes and deafness，MIDD）等。

2. 胰岛素作用单基因缺陷　胰岛素受体基因突变、脂肪营养不良等。

3. 胰源性糖尿病　纤维钙化性胰腺病、胰腺炎、创伤 / 胰腺切除术、胰腺肿瘤、囊性纤维化、血色病等。

4. 内分泌疾病　库欣综合征、肢端肥大症、嗜铬细胞瘤、胰高血糖素瘤、甲状腺功能亢进症、生长抑素瘤等。

5. 药物或化学品所致糖尿病　糖皮质激素、某些抗肿瘤药、免疫检查点抑制剂、α 干扰素等。

6. 感染　先天性风疹、巨细胞病毒、腺病毒、流行性腮腺炎病毒等感染。

7. 罕见的免疫介导性糖尿病　僵人综合征、胰岛素自身免疫综合征、B 型胰岛素抵抗综合征等。

8. 其他与糖尿病相关的遗传综合征　Down 综合征、Friedreich 共济失调、Huntington 病、Klinefelter 综合征、Laurence–Moon–Beidel 综合征、强直性肌营养不良、卟啉病、Prader–Willi 综合征、Turner 综合征等。

二、特殊类型糖尿病酮症酸中毒的流行病学

由于特殊类型糖尿病罕见，目前关于特殊类型糖尿病患者 DKA 的流行病学数据多来源于病例报道和少数小规模回顾性队列研究，难以估计其真实发病率。2019 年发表的一项多中心回顾性研究纳入 103 名 DKA 患者，其中特殊类型糖尿病或分型不明糖尿病占 6.8%。总体而言，特殊类型糖尿病发生 DKA 的风险较低，胰岛 β 细胞功能下降是发生 DKA 的主要危险因素，常见诱因包括治疗中断、急性感染、饮食不当等。

（一）胰岛 β 细胞功能单基因缺陷相关糖尿病与 DKA

1975 年，Tattersall 和 Fajans 首次提出了 MODY 的临床诊断标准，包括① 25 岁时早发性糖尿病；②连续 3 代亲属患有糖尿病（常染色体显性遗传模式）；③非胰岛素依赖（诊断后 5 年不需要胰岛素）；④无肥胖；⑤无 DKA，DKA 在临床中也作为鉴别 1 型糖尿病和 MODY 的标准之一。可见，DKA 在 MODY 患者中罕见，因为 MODY 患者大多保留了一定的胰岛 β 细胞功能。一项瑞典的国家级队列研究纳入 3933 例 1 ～ 18 岁糖尿病患者，其中 MODY 的比例≥ 1.2%，MODY 患者中 DKA 的发生率为 0。然而，DKA 在个别 *PDX1*-（*MODY4*）、*NEUROD1*-（*MODY6*）、*HNF1A*-（*MODY3*）、*HNF1B*-（*MODY5*）、*ABCC8*-（*MODY12*）突变患者中也曾被报道，这提示我们有 DKA 病史亦不能完全除外 MODY。

2013 年报道了 2 例发生严重 DKA 的 MODY3 病例：一位 17 岁女性，BMI 20.1kg/m^2，在 4 岁时诊断糖尿病，起病 3 年后加用胰岛素治疗，但因依从性差，胰岛素使用不规律，血糖控制欠佳，患者在饮酒和熬夜后发生严重 DKA，因患者有糖尿病家族史、胰岛自身抗体阴性、C 反应蛋白低（0.2mg/L），疑诊 MODY，进一步行基因检测提示 *HNF1A* 基因 p.Arg272His 突变；另一位 24 岁男性，BMI 29.4 kg/m^2，13 岁时诊断糖尿病，起病时应用胰岛素控制血糖，因患者有糖尿病家族史、胰岛自身抗体阴性，行基因检测发现 *HNF1A* 基因 p.Ser142Phe 突变，随后加用格列齐特单药治疗 2 年后因血糖控制不佳更换为胰岛素，但患者依从性差，胰岛素使用不规律，23 岁时发生 DKA。既往临床中观察到 MODY3 患者即使用药依从性欠佳，也无 DKA 发作，但这 2 例病例提示我们在某些诱因下 MODY3 患者依然可能出现 DKA 发作，用药依从性差、胃肠道疾病所致腹泻和呕吐或酒精中毒可能是这两例患者发生 DKA 的诱因，这也提示我们对 MODY3 患者进行充分的患者教育、避免 DKA 发生的诱因是必要的。2017 年报道了 1 个 MODY 家系，先证者 21 岁时诊断糖尿病，空腹 C 肽 0.34nmol/L，胰岛自身抗体阴性，超敏 C 反应蛋白 0.09mg/L，使用格列吡嗪和二甲双胍血糖控制良好；其姐姐 18 岁时诊断糖尿病，起病 3 年内应用格列吡嗪血糖控制良好，随后自行停用格列吡嗪 3 个月，发生糖尿病酮症，无酸中毒，空腹 C 肽 0.2nmol/L，最初诊断为 1 型糖尿病，更换为来得时（甘精胰岛素注射液）皮下注射血糖控制良好；先证者的父亲 50 岁时诊断糖尿病，起病时使用二甲双胍控制血糖，起病 4 年后自行更换为格列吡嗪口服，此后 1 年间断出现低血糖反应。结合以上 3 人诊断糖尿病的年龄、起病时不依赖胰岛素、连续三代患糖尿病提示常染色体显性遗传模式，疑诊为 MODY，结合先证者父亲在使用磺酰脲类降糖药后出现低血糖反应，考虑 *HNF1A* 或 *HNF1B* 基因突变可能性大，进一步完善基因检测提示为 *HNF1A* 的 4 号外显子 c.779C ＞ T（p.T260M）发生杂合错义突变，此后 3 人均单纯使用磺酰

脲类降糖药（先证者：格列吡嗪；其姐姐：格列美脲；其父亲：格列吡嗪减量），血糖均控制良好。MODY3 的临床表型具有高度异质性，即使在有相同突变的同一个家系中的不同患者，也可有不同的临床表现，先证者及其父亲在病程中因规律使用磺酰脲类药物未出现 DKA，而其姐姐在停用格列吡嗪后出现 DKA，3 人均在初次诊断时未明确 MODY 诊断，由此可见，充分结合临床特点（起病年龄、胰岛素依赖程度、家族史等），如有相应提示，及时完善基因检测明确诊断 MODY 及其亚型，并及时调整为有效的治疗药物，对于 DKA 的预防至关重要。

2022 年报道了 3 个 MODY12 的家系：先证者 A 为 8 岁女童，BMI 14.0kg/m^2，空腹 C 肽 2.35ng/ml，胰岛素效果欠佳，基因检测提示 *ABCC8* 基因 c.3706 A ＞ G（p.I1236V）杂合错义突变，加用格列美脲 2mg/d 后血糖控制良好，逐渐减停胰岛素，但 2 周后出现酮症，遂再加用胰岛素，格列美脲加量至 4mg/d 并逐渐减停胰岛素，单药格列美脲 4mg/d 血糖控制良好。先证者 B 为 12 岁男童，BMI 26.9kg/m^2，空腹 C 肽 1.80ng/ml，起病 1 年后将胰岛素更换为利拉鲁肽，血糖控制良好，基因检测提示 *ABCC8* 基因 c.1555 C ＞ T（p.R519C）杂合错义突变，遂更换为格列美脲 2mg/d 口服，逐渐停用利拉鲁肽，但短期内出现酮症，恢复利拉鲁肽并予格列美脲加量至 4mg/d，血糖控制良好，此后逐渐减停利拉鲁肽，单药格列美脲 4mg/d 血糖控制良好。先证者 C 为 25 岁男性，BMI 27.8kg/m^2，空腹 C 肽 1.30ng/ml，以 DKA 起病，胰岛素治疗后 DKA 纠正，基因检测提示 *ABCC8* 基因 c.2885 C ＞ T（p.S962L）杂合错义突变，遂更换为格列美脲 4mg/d 口服，血糖控制良好。这 3 例患者磺酰脲类药物治疗均有效，其中两例患者在磺酰脲类药剂量不足的情况下出现了酮症，在磺酰脲类药物加量后未再出现酮症，也提示我们对于 MODY12 患者定期随访并调整磺酰脲类药物剂量非常重要。

2022 年报道了 3 例合并 DKA 的 MODY5 病例。病例一：21 岁女性，20 岁时诊断 2 型糖尿病，开始应用口服降糖药控制血糖，但 6 个月后自行停用降糖药，停药 2 个月后发生 DKA，空腹 C 肽 0.39ng/ml，即使经补液和胰岛素治疗后 DKA 纠正，患者仍合并顽固性恶心、呕吐、体重减轻，进一步检查发现顽固性低镁血症和低钾血症，遂行基因检测发现 17 号染色体上约有 1.85 Mb 的杂合片段缺失，*HNF1B* 的 1 ～ 9 号外显子杂合缺失，最终诊断 MODY5 合并 17q12 微缺失综合征。*HNF1B* 基因对胰腺发育有重要作用，因此 17q12 微缺失综合征常有胰腺受累，表现为胰腺萎缩和发育异常（52%）、胰腺内分泌功能异常即 MODY5 型糖尿病（63%）及胰腺外分泌功能异常（69%）。MODY5 型糖尿病的典型特征为 40 岁前起病，胰岛 β 细胞功能通常保留，起病初期一般不依赖胰岛素，但约 79% 的患者可能会在起病 10 年内进展为需要依赖胰岛素治疗。患者在 1 年内自行停用降糖药后出现 DKA，C 肽水平明显减低，考虑患者胰岛 β 细胞功能明显下降已进展至需要依赖胰岛素的阶段，但未及时加用胰岛素是 DKA 发生的主要原因。这提示我们虽然 MODY5 患者的胰岛 β 细胞功能在起病初期通常保留较好，但胰岛 β 细胞功能下降的速度可能存在高度异质性，应动态监测胰岛 β 细胞功能的变化，必要时及时加用胰岛素，并加强患者宣教，提高用药依从性，是预防 DKA 发生的必要手段。病例二：34 岁男性，体检发现高血糖未诊治，1 年后出现糖尿病酮症，24 小时尿 C 肽 9.8nmol/L，提示胰岛 β 细胞功能障碍，纠正糖尿病酮症后出现显著低钾血症和低镁血症，影像学检查发现双肾多发囊肿和肾盂扩张，无糖尿病家族史。结合临床特征，疑诊 MODY5，进一步完善基因检测提示 *HNF1B* 基因杂合全段缺失，MODY5 诊断明确，此后继续基础＋三餐胰岛素方案，血糖控制良好。病例三：26 岁女性，

BMI 15.5kg/m^2，以糖尿病酮症起病，无酸中毒，经胰岛素治疗后酮症纠正，空腹C肽0.31nmol/L，餐后2小时C肽0.26nmol/L，合并低钾血症和低镁血症、双肾多发囊肿，胰岛自身抗体阴性。结合临床特点，高度怀疑MODY5，基因检测提示*HNF1B*基因4号外显子c.826C＞T杂合点突变，MODY5诊断明确，此后长期使用皮下胰岛素泵治疗血糖控制良好。结合本例患者的C肽水平减低，尤其是刺激后C肽水平减低明显，提示胰岛β细胞储备功能明显下降，考虑患者出现糖尿病酮症的原因与胰岛素分泌不足相关。病例二和病例三提示我们MODY5也可以糖尿病酮症起病，起病初期也可能已存在胰岛β细胞储备功能的明显下降，如疑诊MODY5，应在起病时及时完善胰岛β细胞功能评估，包括空腹状态下的基线C肽水平和餐后刺激状态下的C肽水平，及时发现胰岛β细胞功能下降并加用胰岛素，对于预防DKA发生至关重要。

线粒体糖尿病是由线粒体DNA发生点突变或片段缺失所引起的糖尿病，呈母系遗传，以线粒体DNA 3243A＞G突变最常见（MIDD），临床表现具有高度异质性，病程中胰岛β细胞功能的变化速度个体差异大，随着病程进展，胰岛β细胞功能逐渐下降，最终依赖胰岛素控制血糖，但也有少数患者在起病时即依赖胰岛素，可以DKA起病。一项多中心前瞻性研究纳入77例MIDD患者，结果显示13例（17%）患者在起病时即依赖胰岛素（MIDD1），其中6例（8%）患者以DKA起病，约占MIDD1的50%；另外64例（83%）患者与2型糖尿病类似（MIDD2），其中31例患者需要胰岛素治疗。MIDD1与MIDD2相比，起病年龄更小、BMI更低、HbA1c水平更高、发生DKA的风险更高，这提示我们对MIDD患者在诊断初期应完善胰岛β细胞功能评估，如起病时胰岛β细胞功能差、依赖胰岛素治疗，需警惕DKA的发生。

Wolfram综合征是由编码Wolfram蛋白（一种定位于内质网的跨膜糖蛋白）的*WFS1*基因的双等位基因突变引起的临床综合征，*WFS1*基因功能的丧失通过介导内质网应激导致胰岛β细胞凋亡，导致胰岛β细胞功能进行性下降，从而引起青少年起病的胰岛素依赖的糖尿病，但与1型糖尿病相比，Wolfram综合征相关糖尿病患者的每日胰岛素需要量更低，残余C肽水平更高，起病8年后C肽水平仍可测出，DKA的发生风险比1型糖尿病更低。2011年发表的一项研究回顾性分析了50例Wolfram综合征相关糖尿病与24 164例1型糖尿病患者的临床特征，发现前者的DKA患病率（7%）显著低于后者（20%），这可能与Wolfram综合征相关糖尿病残存的C肽水平更高有关。

（二）胰岛素作用单基因缺陷相关糖尿病与DKA

胰岛素作用单基因缺陷相关糖尿病主要包括胰岛素受体或受体后通路基因突变、脂肪萎缩综合征。极度胰岛素抵抗是该类患者最突出的特点，循环中胰岛素水平常超过300μU/ml，可能对抑制酮体生成有一定作用，在严重高血糖的情况下，DKA的发生风险也较低。胰岛素受体或受体后通路基因突变相关糖尿病目前暂未发现DKA的报道。脂肪萎缩性糖尿病患者由于皮下脂肪萎缩，缺乏酮体生成的关键底物，所以可耐受饥饿和停用胰岛素，不易发生DKA，通常认为全身性脂肪萎缩性糖尿病不会发生DKA。目前仅有个别关于脂肪萎缩性糖尿病患者发生DKA的报道：一位16岁男性以DKA起病，体格检查发现面部早老，毛发稀疏柔软，脸颊凹陷，四肢、躯干和臀部皮下脂肪薄、肌肉萎缩、双膝挛缩，有严重高甘油三酯血症和脂肪肝，基因检测发现*LMNA*基因1号外显子c.29C＞T的杂合突变，诊断为全身性脂肪营养不良相关的类早老综合征，经家系验证证实为散发突变。一位 24 岁女性曾反复（共 9 次）因进食过多出现 DKA 发作，C 肽水平不低提示无绝对胰岛素缺乏，患者在高脂饮食后出现尿酮体阳性、高甘油三酯血症和腹痛，提示进食过多、严重胰岛素抵抗状态下胰岛素分泌相对不足、升糖激素分泌增加（应激状态下）可能共同参与 DKA 的发生。

（三）胰源性糖尿病与 DKA

胰源性糖尿病继发于胰腺外分泌疾病或手术导致的胰岛细胞破坏，该病在西方国家中占全部糖尿病的 5% ～ 10%，最常见的原因为慢性胰腺炎（75%），其他原因包括血色病、囊性纤维化或胰腺癌。此类患者的胰岛 β 细胞和 α 细胞均被破坏，胰岛素和胰高血糖素的分泌均显著下降，胰高血糖素的生酮作用是促进 DKA 发生的重要机制之一，因此胰源性糖尿病中 DKA 罕见，目前仅有极个别病例报道。病例一：50 岁男性，既往有慢性酒精性胰腺炎，因 DKA 入院，HbA1c 16%，胰岛自身抗体阴性，影像学提示胰腺弥漫钙化。病例二：55 岁女性既往间断腹痛 1 年未诊治，因 DKA 入院，HbA1c 16.4%，胰岛自身抗体阴性，影像学检查提示胰腺萎缩、胰管扩张伴钙化。以上两例病例均由慢性胰腺炎继发胰源性糖尿病，但病程中未定期进行糖耐量评估，导致长期严重高血糖未及时发现和干预，从而发生 DKA，这也提示我们对于胰腺外分泌疾病尤其是慢性胰腺炎患者，需在发现时即评估糖耐量状态和胰岛 β 细胞功能，并动态监测，以及时发现高血糖并及时加用胰岛素控制血糖，避免 DKA 的发生。这两例病例提示我们虽然胰源性糖尿病患者 α 细胞也被破坏，胰高血糖素分泌减少，在一定程度上减少了 DKA 发生的风险，但在长期未及时加用胰岛素治疗的情况下，依然可能发生 DKA。目前机制尚不明确，推测原因可能为在胰高血糖素缺乏的情况下，其他升糖激素包括儿茶酚胺、皮质醇、生长激素的生酮作用在一定程度上会增强（在急性应激状态下儿茶酚胺的作用最明显），加之胰岛素分泌不足，最终导致 DKA 的发生。

（四）内分泌疾病相关糖尿病与 DKA

肢端肥大症、嗜铬细胞瘤和副神经节瘤（pheochromocytoma and paraganglioma，PPGL）、库欣综合征等内分泌疾病可继发糖尿病，其主要机制为升糖激素分泌过多。虽然糖尿病在上述疾病中的比例并不低，但 DKA 罕见。儿茶酚胺、皮质醇、生长激素也有一定的生酮作用，但研究显示在没有胰岛素缺乏的情况下，只有上述升糖激素分泌过多无法导致 DKA。这些内分泌疾病继发的糖尿病通常胰岛 β 细胞功能无明显下降，C 肽水平不低，这可能是 DKA 在此类疾病中罕见的原因。

18% ～ 38% 的肢端肥大症患者可继发糖尿病，其中 20% 的患者初次确诊时已有糖尿病，继发糖尿病的危险因素包括血清生长激素水平高、年龄大、病程长、有糖尿病家族史、合并高血压，其主要机制为生长激素促进脂肪分解，葡萄糖向脂肪酸的氧化增加，从而引起胰岛素抵抗，大部分患者通过口服降糖药可控制血糖，约 25% 的患者需要胰岛素治疗，因胰岛素抵抗明显，通常胰岛素用量较大。DKA 在肢端肥大症中罕见，发生率约 1%。日本的一项单中心病例系列研究纳入 860 名肢端肥大症患者，发现 9 例患者在诊断肢端肥大症前发生 DKA（此前均未诊断糖尿病），包括 7 例男性和 2 例女性，平均年龄 38.8 岁，其中 6 例患者发生 DKA 的诱因为过量的甜饮料摄入，术前血清生长激素和IGF-1（类胰岛素样生长因子-1）平均值分别为155ng/ml和982ng/ml，全部患者均为侵袭性垂体腺瘤，肿瘤最大径的平均值为28.2mm，术后全部患者均脱离胰岛素（其中6例患者无须使用口服降糖药）且血糖控制良好。另有超过20例个案报道显示，肢端肥大症患者发生DKA的诱因包括手术、急性感染、停用奥曲肽、大剂量糖皮质激素应用、使用SGLT2抑制剂（引起euDKA），近50%患者在发现肢端肥大症前出现DKA，纠正DKA过程中胰岛素用量较大，可超过200U/d，经蝶垂体手术切除肿瘤后，如肢端肥大症病情改善，通常高血糖也能迅速改善，通常可停用胰岛素，单纯口服降糖药治疗血糖可控制达标。虽然DKA是肢端肥大症的罕见并发症，但研究证实生长激素有促脂肪分解和生酮作用，且起效迅速，且在急性胰岛素缺乏时这种作用可进一步增强，此外，胰岛素抵抗导致严重慢性高血糖，在糖毒性的作用下，胰岛β细胞出现部分性可逆性功能障碍，导致胰岛素分泌相对不足，脂肪分解增加，游离脂肪酸升高，继而导致脂毒性，恶性循环最终可导致DKA的发生。因此，也有肢端肥大症患者出现DKA的少数病例报道。其中一例患者在加用恩格列净10mg/d 2天内迅速出现euDKA（同步随机血糖14mmol/L），主要原因为过量生长激素和SGLT2抑制剂促进游离脂肪酸和酮体生成的双重作用，过量的生长激素诱导脂肪分解使游离脂肪酸增加，加用恩格列净后胰高血糖素/胰岛素比值升高、肾酮体清除减少，进一步促进肝脏生酮，从而导致euDKA发生，糖毒性和脂毒性引起胰岛β细胞功能障碍，导致胰岛素缺乏，加速了euDKA的发生，这提示我们肢端肥大症患者使用SGLT2抑制剂时需谨慎，警惕诱发DKA。

23.4%～48%的PPGL患者可继发糖尿病，胰岛素分泌减少是其重要发病机制，尤其是分泌肾上腺素的肿瘤，因为过多的肾上腺素可通过作用于α_2受体抑制胰岛素和胰高血糖素样肽-1分泌。无论肿瘤分泌肾上腺素还是去甲肾上腺素，均可引起胰岛素抵抗。80%的PPGL患者可在手术切除肿瘤后达到糖尿病缓解。DKA是PPGL的罕见并发症，至今仅有不到10例病例报道。这些患者多数无明显诱因突发DKA，入院后通过检查诊断嗜铬细胞瘤，术后糖尿病可缓解，无须使用降糖药物血糖可长期控制达标。PPGL患者出现DKA可能是因为持续过多的儿茶酚胺抑制胰岛素分泌和减少外周葡萄糖摄取，长期高儿茶酚胺血症使机体处于高代谢状态，促进脂肪酸代谢和酮体生成。

胰高血糖素瘤极为罕见，大多数患者会出现糖尿病，虽然胰高血糖素可促进酮体生成，但此类患者胰岛素分泌功能仍有保留，所以DKA是胰高血糖素瘤的罕见并发症，目前的病例报道不超过10例，其机制亦不清楚。1995年报道了一例胰高血糖素瘤的46岁女性，诊断8个月后出现DKA，经过补液和胰岛素治疗后DKA纠正，经过奥曲肽治疗和化疗后未再出现DKA发作。2005年报道了一例44岁女性，最初诊断为2型糖尿病，1年后出现皮肤坏死松解游走性红斑，发现恶性囊性胰高血糖素瘤伴多发肝转移，行手术，术后3年奥曲肽治疗，肝转移灶稳定，但3年后出现DKA，诱因不详。2017年报道了一例53岁女性，因食欲缺乏、消瘦、全身皮疹就诊，化验发现血酮体水平显著升高，经补液和胰岛素治疗后酮症纠正。

（五）罕见的免疫介导性糖尿病与DKA

该类糖尿病主要继发于僵人综合征、B型胰岛素抵抗综合征。僵人综合征是一种罕见的自身免疫性神经系统疾病，脑脊液和循环中存在高滴度的谷氨酸脱羧酶抗体，可通过自身免疫介

导的胰岛 β 细胞损伤导致胰岛素绝对缺乏，约 45% 的僵人综合征患者患有 1 型糖尿病，DKA 发生风险较高，但因该病罕见，仅有少数个案报道，因此真实 DKA 的发生率并不明确。一篇病例报告报道了一位 43 岁的男性成人晚发自身免疫性糖尿病（LADA）患者，起病 1 年因口服降糖药无法控制血糖更换为胰岛素皮下注射，在注射胰岛素 2 个月后出现僵人综合征，因肢体僵硬和活动障碍，患者拒绝继续使用胰岛素，并出现 DKA，在停用胰岛素更换为口服降糖药期间，血糖控制欠佳，反复出现 DKA。另一项病例报告报道了一名 50 岁的女性僵人综合征合并小脑共济失调患者，使用静脉人免疫球蛋白、生物制剂等免疫抑制药物效果欠佳，加用了大剂量糖皮质激素（泼尼松龙 80mg/d，用药前未评估糖耐量状态，否认用药前有糖尿病相关症状）后迅速发生 DKA，由此才发现患者合并 1 型糖尿病。对于僵人综合征患者，需在起病时评估糖耐量状态、胰岛 β 细胞功能和 1 型糖尿病自身抗体谱，以寻找有无合并自身免疫性糖尿病证据，如出现糖尿病，及时加用药物控制血糖，其 DKA 倾向可能与 1 型糖尿病或 LADA 相似，因胰岛 β 细胞功能衰竭，需依赖胰岛素控制血糖，停用胰岛素将会反复发作 DKA，密切监测胰岛 β 细胞功能变化，如出现胰岛 β 细胞功能明显受损，应及时加用胰岛素控制血糖，以避免 DKA 发生。

B 型胰岛素抵抗是一种由特异性的胰岛素受体抗体引起严重胰岛素抵抗和显著高血糖的临床综合征，常继发于系统性红斑狼疮等结缔组织病。严重高血糖通常使用超大剂量胰岛素亦无法控制。北京协和医院总结了曾收治的 8 例 B 型胰岛素抵抗综合征患者，虽 7 例患者的 HbA1c 均超过 10%，空腹血糖超过 18mmol/L，但酮症倾向较轻，仅有 3 例患者尿酮体≥ 3.9mmol/L，但均无酸中毒，且在应用大剂量糖皮质激素治疗过程中高血糖并未加重，也未出现 DKA，经过大剂量糖皮质激素、免疫抑制剂、生物制剂等强效的免疫抑制治疗后，随着基础的自身免疫疾病病情的改善，通常胰岛素抵抗明显减轻、高血糖明显改善，部分患者可长期停用胰岛素并保持血糖控制达标。可见 B 型胰岛素抵抗的患者虽存在顽固的严重高血糖，但酮症倾向较轻，DKA 发生风险较低，可能的原因是患者仍保留较好的胰岛 β 细胞功能、循环中存在大量胰岛素，可在一定程度上抑制酮体产生。

三、特殊类型糖尿病患者酮症酸中毒的处理

目前关于特殊类型糖尿病 DKA 的循证证据多限于病例报道，相关指南或共识中对 DKA 的处理流程未针对特殊类型糖尿病进行特殊推荐，通常采取常规的 DKA 处理流程。部分特殊类型糖尿病继发于其他疾病，积极治疗原发病对 DKA 的纠正和预防非常重要。

（刘艺文　平　凡）

第六节　非高血糖性糖尿病酮症酸中毒

一、SGLT2 抑制剂和非高血糖性糖尿病酮症酸中毒

钠－葡萄糖共转运蛋白 2（sodium-glucose transporter 2，SGLT2）抑制剂是一种新型口服

降糖药物，主要作用于肾脏近端小管的 SGLT2。抑制 SGLT2 可以阻断肾脏对葡萄糖的重吸收，使尿液中葡萄糖的排泄增加，从而达到降低血糖水平的目的，且这种降糖作用不依赖于胰岛素分泌。此类药物除有效降低血糖外，尚有显著的降糖以外的效应，如减重、降压、减轻尿蛋白和降尿酸、心血管获益等。欧洲心脏病学会将部分 SGLT2 抑制剂推荐为降低 T2DM 心血管事件的药物，其对心力衰竭和动脉粥样硬化的预后有改善，同时也可降低伴有蛋白尿的慢性肾脏病患者转变为终末期肾病的风险。因而 SGLT2 抑制剂受到临床广泛关注，已被国内外指南推荐为 2 型糖尿病的一线降糖药物，可以单独或联合其他药物发挥作用。目前在我国上市的 SGLT2 抑制剂有卡格列净、恩格列净、达格列净等。随着 SGLT2 抑制剂越来越多地用于临床，一些学科的专家也迫不及待地扩展其应用范围，而由此带来的风险也在加剧。近年来，多项研究和病例报道显示 SGLT2 抑制剂可引起 euDKA，也是目前最受关注的 euDKA 诱因。其发病机制主要为抑制胰岛素分泌并促进胰高血糖素分泌，减少血容量，促使代谢由碳水化合物转向脂肪等，造成体内生酮作用增加、并降低肾脏对酮体的清除力等，从而导致酮体蓄积。此外，由于尿糖排泄增加、肾糖异生减少等因素，体内血糖水平并不升高，表现为 euDKA，往往被忽视或漏诊，因此对 SGLT2 抑制剂的治疗安全性需提高警惕。

（一）流行病学

2015 年 5 月，美国 FDA 报告了 73 例服用 SGLT2 抑制剂后出现 DKA 的患者，其中一些患者因血糖升高不明显（即 euDKA）而延误诊断。2015 年 12 月，FDA 将 DKA 列为 SGLT2 抑制剂的不良反应。欧洲药品管理局于 2016 年就 SGLT2 抑制剂引起 DKA 的风险发出警示。加拿大的一项大型多中心队列药物效应观察研究对 370 454 例使用 SGLT2 抑制剂的 T2DM 患者进行随访，其中 521 例患者发生 DKA，患病率约为 0.14%。Ata 等对 9940 例使用 SGLT2 抑制剂的 T2DM 患者进行分析，euDKA 和 DKA 的患病率分别为 0.25% 和 0.18%，且病程时间长、胰岛功能差、并发症多的糖尿病患者更易出现 euDKA。1 型糖尿病患者发生糖尿病酮症酸中毒的相对风险较高，SGLT2 抑制剂的观察性研究表明 1 型糖尿病的发生率为 7.3%。在开始治疗的最初几个月，风险更高，在合并糖尿病慢性并发症的患者中，酮症发生率会更高。在观察性研究和药物警戒报告中，76.8% ～ 85.2% 的酮症酸中毒事件发生在开始使用 SGLT2 抑制剂的 180 天内。部分病例的血糖水平轻度升高，使 DKA 的诊断复杂化，可能出现延迟诊断 DKA。通过对 SGLT2 抑制剂与 DKA 的关联研究发现 SGLT2 诱导 DKA 的平均血糖为（14.7 ± 7.8）mmol/L。

在一项综述中，作者分析了 46 例使用 SGLT2 抑制剂时出现 DKA 的患者，其中有 24 名是 2 型糖尿病，2 名患者是胰腺疾病所致糖尿病，15 名为 1 型糖尿病，5 名为 LADA。在这 46 名患者中 32 名（70%）是 euDKA，这些出现 DKA 的患者多数都存在以下情况：胰岛素不恰当的减量、接受胃肠减重手术或其他手术、过量的酒精摄入、过量的运动或节食。

（二）发生机制

血糖的控制有赖于胰岛素和拮抗胰岛素激素（如胰高血糖素、生长激素、糖皮质激素、儿茶酚胺）的平衡，这些拮抗激素能够促进肝脏产生葡萄糖，降低外周组织胰岛素的敏感性，进而升高血糖。当胰岛素出现绝对或相对缺乏（拮抗激素在外周血液循环中升高）时，就会导致血糖升高。而当糖尿病患者暴露于 DKA 的诱发因素，且处于空腹状态或正在接受胰岛素治疗时，患者的肝脏将会处于一个糖原消耗的状态，不足以产生维持机体代谢的葡萄糖。此时，脂肪酸将进行氧化产生能量供机体使用，此过程中将会产生酮体。

SGLT2 抑制剂的作用机制在于抑制葡萄糖在肾脏近曲小管的重吸收，增加尿液中葡萄糖排出。尿葡萄糖的损失造成体内碳水化合物丢失和液体流失的状态，增加胰高血糖素 / 胰岛素的比例，导致严重脱水和酮症。当血糖下降时，体内的胰岛素水平同样也随之下降，导致拮抗胰岛素的胰高血糖素水平升高，以上过程将会增加肝脏中的脂质 β 氧化，促进酮体生成。此外，胰岛素能够刺激乙酰辅酶 A 羧化酶，产生丙二酰辅酶 A，丙二酰辅酶 A 是一种强效的肉碱棕榈酰转移酶 – Ⅰ（CPT– Ⅰ）抑制剂，抑制 CPT–I 表达会进一步促进脂肪酸的 β 氧化，进一步促进酮体生成，导致 euDKA 的发生（图 2–5）。

有新的研究也发现 SGLT2 抑制剂不仅仅通过降低血糖升高体内酮体的水平，也会直接作用于胰岛 α 细胞，促进胰高血糖素的分泌，进而使胰岛素和胰高血糖素的比例下降。此外，SGLT2 抑制剂还会抑制肾脏对 β– 羟丁酸和乙酰乙酸盐的清除，增加机体酮体生成、促进糖异生和糖原分解。SGLT2 抑制剂也会增加酮的重吸收。因此，服用 SGLT2 抑制剂的患者暴露于妊娠、酒精、手术、感染或饥饿等触发因素时更容易出现酮症酸中毒。

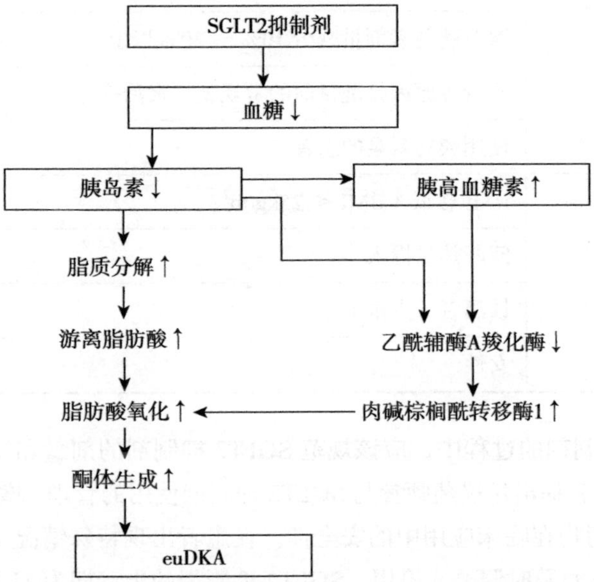

图 2–5　SGLT2 抑制剂导致 euDKA 的机制示意图

（三）危险因素及预防

并非所有使用 SGLT2 抑制剂治疗的患者都会发生 euDKA，既往有报道称，对于亚洲国家的 2 型糖尿病患者而言，许多患者较为消瘦，特别是那些病程较长的患者，胰岛 β 细胞功能相对较差，这类人群在使用 SGLT2 抑制剂治疗的过程中应该警惕 euDKA 的出现。而在其他的研究中，学者们认为发生 euDKA 的危险因素主要有 LADA、手术、低碳水化合物饮食、胰岛素使用中断或剂量减少，以及出现某些急性并发症（表 2–10）。

表 2–10　SGLT2 抑制剂治疗相关的 euDKA 危险因素

euDKA 风险级别	危险因素
中危 / 高危	基础胰岛素剂量减少 10% ～ 20% 以上
	胰岛素泵或者胰岛素输注失败
	减少 / 间断碳水化合物摄入
	酗酒
	使用违法药物
	容量减少 / 脱水
	罹患任何类型的急性疾病（由病毒或细菌引起）
	呕吐
低危 / 中危	剧烈运动或长期运动
	餐时胰岛素剂量减少 10% ～ 20% 以上
	旅行等原因打乱目前的常规胰岛素治疗方案
	使用胰岛素泵的患者
极低危 / 低危	BMI 较低（BMI ＜ 25kg/m^2）
	间断热量摄入
	饮酒者（少量）
	女性

在使用 SGLT2 抑制剂的过程中，应该规范 SGLT2 抑制剂的剂量和用法，使用前需充分告知患者其风险，也有学者提出建议药师参与 SGLT2 抑制剂使用的管理，增强对临床医师的培训，这些都有助于提升该药物在临床应用中的安全性。在患者出现特殊情况（如急性疾病、手术、脱水、过量酒精摄入）时及时调整或停用。SGLT2 抑制剂的半衰期为 11 ～ 13 小时。SGLT2 抑制剂停药后，药效仍可以持续数天。因此，这类药物应该在较大的择期手术前停用近 3 天，或者在急性疾病发生期间直接停药。1 型糖尿病患者在出现尿酮阳性或血酮升高时应立即停用 SGLT2 抑制剂。对于那些在围手术期、无法进食、体重减轻较为明显或是每天摄入碳水化合物极少的患者，建议停用 SGLT2 抑制剂。

在一些特殊情况下，为了使 SGLT2 抑制剂相关的酮症酸中毒风险降到最低，AACE/ACE 立场声明建议如下。

（1）在择期手术、计划侵入性操作或预期有严重身体应激事件（如马拉松）之前至少 24

小时考虑停用 SGLT2 抑制剂。

（2）避免停用胰岛素或过度降低剂量。

（3）对于急诊外科手术或任何强烈的应激事件，应立即停用该药物，并应提供适当的临床治疗。

（4）在使用 SGLT2 抑制剂期间，不推荐常规检测尿酮体，建议测定血 β－羟丁酸及动脉血气以明确诊断。

（5）使用 SGLT2 抑制剂的患者应避免过量酒精摄入和低碳水化合物 / 生酮饮食。

（6）对 SGLT2 抑制剂使用者加强教育，使其熟悉 DKA 的相关症状，如口渴、恶心、呕吐、腹痛、呼吸深快、迷糊、异常的乏力或嗜睡等，嘱患者在出现上述任何症状时立即就医。

（四）临床表现

临床表现有疲乏、食欲缺乏、恶心呕吐、多尿、口干、头痛、嗜睡、呼吸深快，呼气中有烂苹果味，严重时有不同程度意识障碍或昏迷。但 SGLT2 抑制剂引起的酸中毒往往症状不典型，血糖水平低于糖尿病酮症酸中毒的一般预期值（常低于 250mg/dl，即 13.9mmol/L）。FDA 于 2015 年 12 月 4 日公布的数据显示，2013 年 3 月至 2015 年 5 月有 73 例糖尿病患者因服用 SGLT2 抑制剂而发生 DKA，其中有明确血糖数据的 40 例患者血糖为 90 ～ 1366mg/dl（中位数 211mg/dl，即 11.7mmol/L）。大多数血糖水平低于 11.1mmol/L。

（五）诊断

如果仅靠临床表现，很容易出现漏诊和误诊。接受 SGLT2 抑制剂治疗的患者可能会表现为仅仅是轻度血糖升高甚至血糖在正常范围，而没有多尿和多饮这样的高血糖表现，有时可能仅仅表现为身体不适感、食欲缺乏、心动过速或呼吸急促，伴有或不伴有发热。

因此，无论血糖水平如何，对有代谢性酸中毒体征和症状的患者均应进行酮症酸中毒相关的检验。若符合以下结果，表明患者合并酮症酸血症。

（1）血液（β- 羟丁酸 ≥ 3mmol/L）或尿液（++ 或更高）中的酮体增加。需要注意的是，血酮检测的是 β- 羟丁酸，它是酮症时最主要的代谢物质，而尿酮检测的是乙酰乙酸，尿酮检测具有滞后性，在患者病情好转时反而会进一步升高。因此当临床怀疑患者发生 euDKA 时，检测血酮比尿检更可取，因为其可更准确地检测酮症的出现和消失。

（2）酸中毒——血清碳酸氢盐＜ 15mmol/L 和（或）血液 pH ＜ 7.3。如果血酮检测无法实现，推荐使用血清阴离子间隙升高作为指标（血清钠浓度减去血清氯和碳酸氢盐浓度之和），阴离子间隙＞ 10mmol/L 可能有助于排除代谢性酸中毒的其他原因。

一旦诊断酮症酸中毒，应排除其他可能导致酮症酸血症的疾病，通常以低血糖酮症酸中毒的形式出现。

（六）鉴别诊断

SGLT2 抑制剂导致的 euDKA 应注意与以下疾病相鉴别。

1. 酒精性酮症酸中毒（alcoholic ketoacidosis，AKA）　通常发生在那些长期摄入酒精的患者，他们依赖酒精摄取少量碳水化合物，当由于恶心、呕吐或腹痛等症状而无法再饮酒时，便可能出现 AKA。胃肠道症状可能是这类患者的首诊原因。除了典型的饮酒史和临床表现之外，诊断主要是依靠监测到阴离子间隙升高的代谢性酸中毒和过量的酮体产生。然而与 DKA 不同，AKA 的特点是产生的 β- 羟丁酸比乙酰乙酸盐高，这是由于在疾病过程中 NADH/NAD（还原型烟酰胺腺嘌呤二核苷酸 / 烟酰胺腺嘌呤二核苷酶）比值升高。但由于 β- 羟丁酸在常规尿检中无法获得，即使尿酮呈阴性，也不能排除 AKA。

2. 饥饿引起的酮症酸中毒　可以通过既往病史与 euDKA 区分开，这类患者血清碳酸氢盐浓度通常不会低于 18mmol/L。但饥饿和 euDKA 可以同时存在，这可能是由于 euDKA 时患者胃肠道反应导致食欲缺乏。

（七）治疗

euDKA 合并血糖正常或仅出现轻度血糖升高，因此很容易漏诊、误诊，最终导致危及生命的情况。euDKA 的诊断是一种排除性诊断，需要排除其他形式的酸中毒，如其他可能导致阴离子间隙升高的酸中毒，如乳酸酸中毒，摄入增加的毒性血清醇（甲醇、乙二醇等）、药物毒性及肾衰竭，还要注意排除饥饿引起的酮症。临床医师应该尽早识别那些对 euDKA 敏感的患者可能存在的诱发因素。一旦确诊，应立即停用 SGLT2 抑制剂。SGLT2 抑制剂相关 euDKA 的处理原则和常见的糖尿病酮症酸中毒类似。首先就是积极补液，纠正电解质紊乱；其次是胰岛素的静脉使用，注意由于此时患者的血糖可能在正常范围或仅稍高于正常，建议应该同时静脉补充葡萄糖直至血中阴离子间隙和碳酸氢盐水平恢复正常。可静脉使用葡萄糖注射液。停用 SGLT2 抑制剂之后，SGLT2 抑制剂介导所增加的尿葡萄糖损失可能会持续几天，在补液治疗期间应尤其注意积极补充碳水化合物。

美国糖尿病协会（ADA）建议在最初的 1 ～ 2 小时使用 1 ～ 1.5L/h 的生理盐水或其他等渗溶液。液体输注结束后进行胰岛素的持续输注，输注速度根据血清钾而定，若血钾水平高于 3.3mmol/L，则从 0.05 ～ 0.1U/（kg · h）的速率起始，同时注意监测血钾。与 DKA 治疗相反，由于 euDKA 患者的血糖低于 13.9mmol/L，应从治疗的初期即补充足够的葡萄糖，在初期就应将胰岛素加入 5% 的葡萄糖中，以避免低血糖并加快酮症的清除。根据情况也可使用 10% 的葡萄糖。治疗的同时应该仔细监测血钾，根据情况进行静脉补钾。与 DKA 类似，血糖水平应每小时检测一次，电解质应至少每 4 小时检测一次。服用 SGLT2 抑制剂的患者应在诊断得到确认后立即停止服用这些药物，直至疾病恢复。不推荐使用碳酸氢钠输注，甚至在 pH 低于 6.9 的酸中毒中，碳酸氢钠的使用也是有争议的。

（八）预后

大多数 euDKA 患者在及时识别和治疗后恢复良好。如果出现延误诊断或治疗不充分，特别是在没有葡萄糖 / 胰岛素输注的情况下，可能导致持续的酸中毒、呕吐和患者住院时间延长。幼儿和孕妇的预后更差。严重呼吸衰竭、低血容量性休克、昏迷和死亡病例较为罕见。孕妇的死亡率高于一般人群。

二、酒精和非高血糖性糖尿病酮症酸中毒

酒精性酮症酸中毒（alcoholic ketoacidosis，AKA）是指患者在大量饮酒后发生厌食、严重呕吐或其他伴发病，从而引起脱水、呼吸困难、酮症酸中毒，属于代谢系统急症，早期识别酒精酮症酸中毒是非常必要的。

（一）流行病学

AKA 由美国 Dilon 等于 1940 年首次提出，此后相关报道陆续出现。有学者认为 AKA 属于 euDKA 的一个亚型，因为它们都可以表现为体内胰高血糖素与胰岛素的比值升高，但 AKA 常发生在非糖尿病患者中。酒精中毒患者中约有 10% 表现为 AKA，多见于肝病和酗酒者，为慢性酒精中毒死亡的主要原因之一。若一些甲醇中毒患者（2% ～ 20%）血和尿中酮类物质增加，也会发展成 AKA。

（二）发病机制

AKA 通常发生在有酗酒史的中度或重度酒精依赖患者中，常发生于停止饮酒的 1 ～ 2 日后。此时，血液中的乙醇水平可能较低或无法检出。

AKA 与 DKA 有不同的发病机制。AKA 的发病机制主要如下：过量酒精可引起胃炎、肝功能损害和胰腺炎，导致胰高血糖素和儿茶酚胺分泌增加，胰岛素分泌减少，脂肪代谢增加，脂肪酸 β 氧化增加，酮体生成增多。此外，酒精在肝脏可直接变成酮体，增加酮体蓄积。

饮酒期间可以发生轻至中度酮症酸中毒，但严重酮症酸中毒通常仅发生于停止饮酒后。在饮酒期间，酒精代谢生成的乙酸和乙酰辅酶 A 会抑制外周脂解，从而限制脂肪酸被输送至肝脏。停止饮酒后，血中酒精水平开始下降，儿茶酚胺类和皮质醇等激素水平升高会放大禁食引起的激素反应（胰岛素 / 胰高血糖素比值下降），从而导致脂解显著增加。

乙醇对机体而言是一种毒素，其中大部分在肝脏中被氧化为乙醛。其氧化途径有 3 种：胞质醇脱氢酶途径、微粒体乙醇氧化系统和过氧化物酶体过氧化氢酶途径。醇脱氢酶反应是主要的氧化途径，涉及将 NAD 还原为 NADH（图 2-6）。乙醛在肝线粒体中进一步氧化为乙酸，然后形成乙酰辅酶 A。在这一过程中，线粒体 NAD 被还原为 NADH。在肝组织暴露于酒精的环境中时，线粒体中的 NADH 逐渐积累，增加 NADH/NAD 比率，干扰线粒体代谢活性。这种升高的 NADH/NAD 比率被认为是酮症酸中毒和乳酸酸中毒发展的关键。

长期滥用酒精会使人体蛋白质和碳水化合物在体内的储存量明显减少。尽管人体仍然可以从乙醇中获得一些热量摄入，但其他饮食来源的摄入可能会长期减少，导致相对饥饿状态和肝糖原储备耗尽。乙醇的代谢提高了 NADH/NAD 比率，通过乳酸、甘油和氨基酸的代谢损害了肝脏糖异生。在急性酒精中毒中，这可能导致低血糖症。

酒精引起的严重呕吐或其并发症可能导致细胞外液量减少，从而导致低血压和交感神经反应。低血糖和儿茶酚胺的释放都会导致许多激素效应，如胰岛素分泌减少，而皮质醇、肾上腺素和胰高血糖素水平都升高，同时生长激素的释放增加。此外，饥饿会增加皮质醇和生长激素的水平。这些变化促进储存在脂肪组织中的甘油三酯释放游离脂肪酸。乙醇也可能直接刺激脂肪分解，进一步增加肝脏的脂肪酸供应。

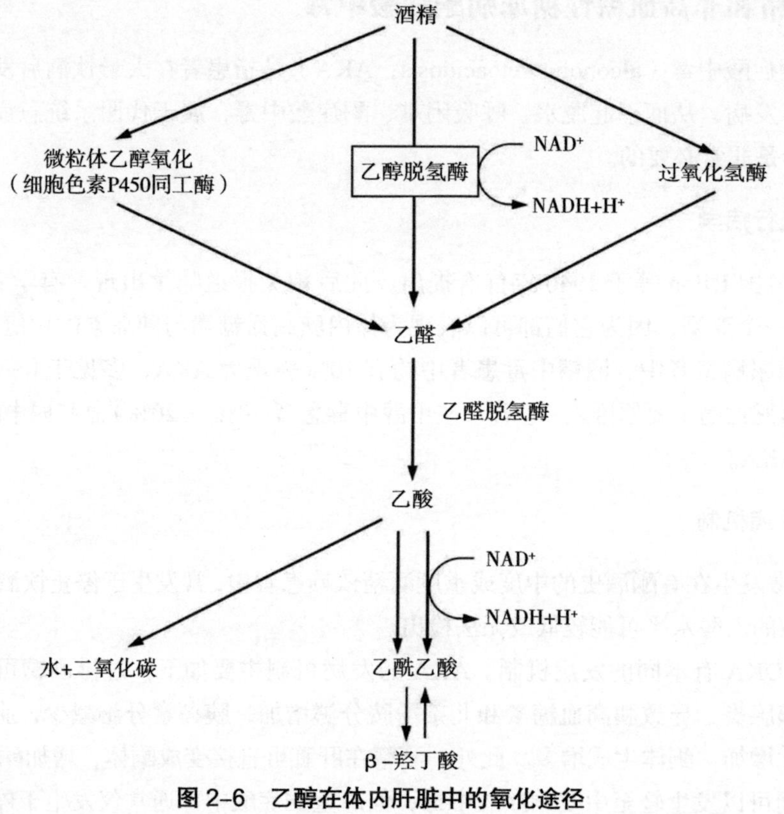

图 2-6 乙醇在体内肝脏中的氧化途径

胰高血糖素水平的升高和丰富的游离脂肪酸促进脂肪酸氧化为乙酰辅酶 A，其中一些转化为酮体。乙酰辅酶 A 的两个分子结合在一起形成乙酰乙酸盐和氢离子。在高 NADH/NAD 比率下，乙酰乙酸盐主要被还原形成 β- 羟丁酸，β- 羟丁酸可以脱羧为丙酮。丙酮及其代谢产物在 AKA 中升高，增加了患者的渗透压间隙。AKA 患者的 β- 羟丁酸与乙酰乙酸盐的比率显著高于 β- 羟丁酸呈现相同水平的 DKA 患者（19 ： 1 vs 11 ： 1）。

也有研究者认为酒精引起的线粒体损伤可能是 AKA 的原因。他们发现酒精会在几天内使人类肝脏线粒体发生结构变化。此外，还有研究发现线粒体功能异常可能才是罪魁祸首，因为即使是严重的 AKA 也会随着治疗而迅速改善。因此，他们认为停用乙醇并不是改善症状的关键。

（三）临床表现

AKA 可表现为恶心、呕吐、腹痛、头晕、心悸、气促、发热、黄疸、黑粪、腹泻和晕厥等症状。其中以腹痛、恶心、呕吐和精神状态改变者最为常见，发生率为 25% ～ 37%。个别患者出现酒精戒断症状。精神状态改变者多无明确神经系统定位，少数可引起胼胝体变性、坏死。体格检查可表现为昏迷、心动过速、呼吸急促、皮肤黄染、低血压、腹部压痛、肝大和失明。

酸中毒易伴发急性胃炎、上消化道出血、急性酒精性肝炎、急性肠炎、肺炎、急性胰腺炎、脓毒症和急性呼吸窘迫综合征等疾病。医师易误诊为糖尿病酮症酸中毒、急性胰腺炎、上消化道出血、急性胃肠炎、肺炎、病毒性肝炎等，误诊率在 50% 以上。部分患者的临床表现与糖尿病酮症酸中毒的临床表现完全相同。

（四）实验室检查

典型表现是复杂的酸碱平衡紊乱，包括阴离子间隙增高性代谢性酸中毒、由呕吐引起的代谢性碱中毒，以及由腹痛和震颤性谵妄引起的过度通气造成的呼吸性碱中毒等。阴离子间隙的明显增加是这种紊乱的典型标志。血 pH 多降低，在同等程度的酸碱紊乱相互抵消情况下正常。由于发生 AKA 时乙醇一般已代谢完全，血清渗透压多正常，但在血清乙醇、酮类物质（如丙三醇、丙酮、丙酮醇、丙二醇）升高后可增加。

血糖浓度往往是区分 DKA 和 AKA 的关键诊断特征。AKA 时，随机血糖多为正常或降低，当营养不良、肝糖原储备减少、糖异生减少时则会导致低血糖。而当胰岛素分泌受抑制、肝糖原分解过多、脱水、组织利用葡萄糖减少时，可能导致高血糖，这种高血糖的发生率约为 10% 。血红蛋白浓度、尿素氮升高，多由脱水所致；血肌酐升高，多是由乙酰乙酸干扰肌酐的测定所导致的假性升高。血乳酸多轻度或中度升高（2～4mmol/L），可能是乳酸盐利用减少所致，合并出血性胰腺炎、癫痫样发作、肺炎、缺氧、胃肠道出血或缺乏维生素 B_1 的情况下可发生乳酸酸中毒。入院时血乙醇浓度一般正常，少数患者可明显升高。肝功能常有损害，如胆红素轻度升高、转氨酶升高，多在几周内恢复正常。多伴有高尿酸血症，多由脱水，以及 β- 羟丁酸、乙酰乙酸竞争性减少了肾小管对尿酸盐的分泌所致。

在一项 DKA 与 AKA 患者的对比研究中（DKA 患者 12 例，AKA 患者 8 例），学者们发现与 AKA 患者相比，DKA 患者的血糖浓度更高，β- 羟丁酸与乙酰乙酸的比率和乳酸与丙酮酸的比率更低（表 2-11）。而在两种疾病中，胰岛素或拮抗胰岛素的相关激素水平没有显著差异。两种酮酸中毒状态均出现升高的胰高血糖素、皮质醇、儿茶酚胺和生长激素（表 2-12）。

表 2-11　DKA 和 AKA 患者各项生化指标的比较

项目	DKA	AKA
患者人数	12	8
血糖（mg/dl）	32 ± 4（118 ± 67）	6.6 ± 1（118 ± 11）*
碳酸氢盐（mmol/L）	11 ± 1	11 ± 0.2
pH	7.18 ± 0.01	7.28 ± 0.03**
阴离子间隙（mmol/L）	30 ± 2	31 ± 3
血钠（mmol/L）	134 ± 2	139 ± 1**
血钾（mmol/L）	5.3 ± 0.2	4.4 ± 0.3
血渗透压（mmol/kg）	303 ± 7	285 ± 3*

续表

项目	DKA	AKA
β- 羟丁酸（mmol/L）	7.7 ± 0.8	6.5 ± 1
乙酰乙酸（mmol/L）	2.6 ± 0.2	1.1 ± 0.3*
β- 羟丁酸 / 乙酰乙酸	3 ： 1	7 ： 1
乳酸（mmol/L）	1.6 ± 0.2	3 ± 0.7**
丙酮（mmol/L）	0.14 ± 0.1	0.19 ± 0.01
乳酸 / 丙酮酸（mmol/L）	11 ： 1	19 ： 1
游离脂肪酸（μmol/L）	0.6 ± 0.1	0.4 ± 0.1

注：*$P < 1$。
**$P < 0.05$。

表 2–12　DKA 和 AKA 入院时及治疗后的激素指标变化

内容		入院时	治疗后 4 小时	治疗后 8 小时	治疗后 12 小时	治疗后 16 小时	治疗后 24 小时
DKA	胰岛素（μU/ml）	7.8 ± 2	92 ± 34	152 ± 83	86 ± 26	103 ± 40	58 ± 14
	胰高血糖素（pg/ml）	204 ± 15	162 ± 15	166 ± 2	147 ± 17	122 ± 13	126 ± 15
	皮质醇（μg/dl）	56 ± 12	42 ± 7	41 ± 8	29 ± 8	26 ± 6	25 ± 5
	生长激素（ng/ml）	1.7 ± 1	2.3 ± 1	1.9 ± 1	1.2 ± 0.4	0.9 ± 0.4	0.7 ± 0.2
	去甲肾上腺素（pg/ml）	533 ± 202	202 ± 52	207 ± 101	207 ± 101	49 ± 17	56 ± 24
	肾上腺素（pg/ml）	489 ± 220	538 ± 209	434 ± 207	434 ± 207	278 ± 153	68 ± 22
AKA	胰岛素（μU/ml）	10 ± 3	11 ± 3	9 ± 2	9 ± 2	19 ± 3	13 ± 4
	胰高血糖素（pg/ml）	188 ± 18	178 ± 16	163 ± 6	163 ± 6	139 ± 11	154 ± 9
	皮质醇（μg/dl）	39 ± 9	28 ± 8	20 ± 8	20 ± 8	19 ± 3	13 ± 4
	生长激素（ng/ml）	0.7 ± 0.3	0.5 ± 0.3	0.3 ± 0.1	0.3 ± 0.1	0.3 ± 0.1	0.1 ± 0.1
	去甲肾上腺素（pg/ml）	424 ± 165	329 ± 119	169 ± 35	169 ± 35	145 ± 45	62 ± 2
	肾上腺素（pg/ml）	237 ± 50	209 ± 53	207 ± 57	207 ± 57	131 ± 41	83 ± 28

（五）AKA 的诊断

1. 病史和临床表现

（1）长期酗酒史，以及近期酒精摄入量增加。

（2）出现剧烈恶心、呕吐、腹痛等消化道症状。

（3）精神状态改变，通常是警觉和清醒的（酒精戒断的谵妄患者除外）。

（4）呼吸深快。

2. 体格检查

（1）心动过速、低血压和呼吸频率增加。

（2）腹部压痛，无其他特殊腹部表现。

（3）尽管有明显的代谢性酸中毒，但意识水平往往好于 DKA 患者。

3. 辅助检查

（1）血清碳酸氢盐 < 15mmol/L，血液 pH < 7.3，升高的阴离子间隙性代谢性酸中毒［> 10mmol/L；计算方法：血清阴离子间隙 =［Na^+］-（［Cl^-］+［HCO_3^-］）。

（2）血糖正常或低血糖。

（3）尿素和肌酐正常或中度升高，血乳酸轻到中度升高（2 ～ 4mmol/L）。

（4）乳酸水平不足以解释酸中毒的程度。

（5）血液酒精含量低或缺乏。

（6）酮症酸中毒测试中通常存在尿酮，但不存在并不排除 AKA。

体格检查时患者意识状态清晰、全身性腹部压痛（无腹膜体征）和呼吸急促。可能伴有脱水或早期急性酒精戒断症状。生化检测提示血中酒精含量低甚至测不到、血糖正常、代谢性酸中毒和尿酮体阳性。若患者出现显著的意识改变，则应考虑其他诊断，如低血糖、癫痫发作、败血症、维生素 B_1 缺乏或头部损伤。动脉血气和生物化学研究显示阴离子间隙性升高，但没有乳酸或糖尿病酮症酸中毒的证据。

（六）鉴别诊断

需与 AKA 鉴别的疾病包括其他原因引起的阴离子间隙增大的代谢性酸中毒，可以依据临床和实验室检查结果排除。

1. 与糖尿病酮症酸中毒和乳酸酸中毒鉴别　嗜酒的患者可以产生糖尿病酮症酸中毒，一些患者可以同时存在糖尿病酮症酸中毒与 AKA。AKA 患者发病与饮酒有明确的因果关系，大部分患者没有糖尿病病史，恢复后大多糖耐量正常，没有糖尿病的证据。少数 AKA 患者只有弱阳性或阴性的硝普钠反应，而 β- 羟丁酸增高，即所谓 β- 羟丁酸酸中毒，患者的乙酰乙酸几乎不升高。β- 羟丁酸 / 乙酰乙酸、乳酸 / 丙酮酸比值增高，有利于得到 AKA 的诊断。因此，如有可能，应迅速测定血乳酸盐和 β- 羟丁酸以明确诊断。

2. 与严重中毒鉴别　甲醇或乙二醇的毒性是一个重要的鉴别诊断。这两种物质的有毒代谢产物都会导致严重的代谢性酸中毒、阴离子间隙大、渗透压间隙大，但两者都不会导致酮症。此外，还有重要的临床差异。两者都会引起腹痛，并伴有明显的中枢神经系统抑郁，但甲醇毒性会导致视力受损，而乙二醇毒性会导致结晶、少尿和肾衰竭。水杨酸中毒表现为呼吸性碱中毒、血 pH 增高、PCO_2 显著降低。少数嗜酒者可能饮入乙丙基乙醇，它能代谢为丙酮，使硝普钠反应呈强阳性，但不形成乙酰乙酸。

（七）治疗

AKA 治疗的目的主要是纠正脱水、电解质紊乱及酸碱平衡紊乱，治疗合并症。治疗包括：①充足的液体复苏；②使用硫胺素（维生素 B_1）；③使用胰岛素和碳酸氢盐；④纠正电解质紊乱；⑤多学科协作。

常用治疗方案如下。

（1）扩容：应尽快输入葡萄糖和盐，及时补液扩容，防止低血糖，改善肾功能，促进 β-羟丁酸和乙酰乙酸排泄。对于纠正脱水，补充葡萄糖比生理盐水更好，推荐静脉用 5% 葡萄糖静脉补液。给予葡萄糖可以刺激胰岛素分泌，抑制酮体生成。单独补盐易出现高氯血症，但高氯性酸中毒不常见。

（2）补钾：AKA 时的饥饿、尿钾排泄增多等因素通常都会导致钾缺乏，血钾可能在首诊时含量较低，或在补液后迅速下降，肾功能正常的患者应补充氯化钾。

（3）补充维生素 B_1：由于有些患者有维生素 B_1 的缺乏和维生素 B_1 缺乏继发的乳酸酸中毒，可出现韦尼克脑病，因此补充维生素 B_1 是必需的。推荐静脉给予维生素 B_1 50 ～ 100mg，以预防韦尼克脑病的发生。

（4）应用碳酸氢钠：多数患者不需使用碳酸氢钠，对 pH 降至 7.0 ～ 7.1 以下的患者，可给予 5% 碳酸氢钠 100 ～ 250ml 静脉滴注。

（5）应用胰岛素：单纯 AKA 不需要也不应该用胰岛素治疗。对于原有糖尿病或 AKA 治疗期间出现严重高血糖的患者，可使用胰岛素。

（6）应用磷与镁治疗：AKA 患者有肯定的磷缺失，但用磷治疗可引起低钙抽搐，通常不应用磷来治疗。通常也不需要镁来治疗，只有证实有低镁的患者才可用硫酸镁 2g 加入 50ml 生理盐水缓慢静脉注射治疗。

（7）防止或控制谵妄：可应用地西泮 5 ～ 10mg 肌内注射或静脉注射。

（8）血液透析治疗：血液净化疗法能迅速清除毒物及代谢产物，更有效地维持机体内环境的稳定，合并乳酸酸中毒、癫痫持续状态、消化道出血、严重心律失常、急性肾衰竭，多器官功能衰竭者可行血液透析治疗。

（9）其他：患者临床状况好转后，应该进行酒精戒断治疗。

（八）预后

未经处理的 AKA 可致猝死，韩国的一项研究显示未经处理的 AKA 死亡率可达 34.5%。一旦诊断为 AKA，需要尽快进行治疗，防治并发症，降低致死率。给予治疗后，AKA 平均恢复时间约为 6 小时，明显短于 DKA 患者。只有轻微的并发症时预后良好，有严重并发症者经过治疗后病死率不足 2%，即 AKA 可以在及时治疗的情况下得到一个比较良好的预后。

三、其他诱因与非高血糖性糖尿病酮症酸中毒

euDKA 的诱因众多，除 SGLT2 抑制剂、酒精外，关于 euDKA 的病例报道中其他诱因还有以下几个方面。

（一）手术

手术本身是诱发糖尿病患者 DKA 的危险因素。一项为期 10 年的研究中，学者们对减重手术后 90 天内 DKA 的发病率进行了调查，结果发现有 12 名患者被确诊为 DKA，按糖尿病亚型划分的减肥手术后 DKA 的发病率，T1DM 患者为 25%，T2DM 仅为 0.2%，差异超过 100 倍，但其中没有一例为 euDKA。在近年的研究中，越来越多的报道发现减重手术后的患者也会出现 euDKA。

euDKA 是术前禁食与手术生理打击相互促进的结果，术前为了更安全地进行麻醉，通常会嘱患者禁饮食水。如果未给予糖尿病患者恰当的肠外能量支持，会使患者处于饥饿伴脱水状态，从而诱发 euDKA。术后应激性的胰高血糖素、生长激素及皮质醇等升高导致胰岛素和拮抗激素之间的不平衡状态，从而促进脂肪酸氧化产生大量酮体。SGLT2 抑制剂对 euDKA 有潜在的诱发作用，服用该药物的患者发生生理应激或接受手术会大大增加患 euDKA 的风险。Pace DJ 等报道了 1 例 66 岁 2 型糖尿病女性患者，接受了远端胰腺切除术和脾脏切除术，并于术前 24 小时服用 SGLT2 抑制剂；1 例 75 岁 2 型糖尿病男性患者因梗阻性黄疸行保留幽门的胰十二指肠切除术，术前 24 小时服用达格列净。术后，两例患者均诊断为 euDKA。接受过减重手术的 T1DM 患者，术后发生 DKA 的概率大于 20%，尤其易发生 euDKA。在减重手术后，严重恶心、呕吐及胰岛素剂量的减少可导致长期减少食物摄入量，可加重 euDKA。在手术应激下，大量脂肪组织中的甘油三酯降解，从而提供足够的游离脂肪酸底物来产生酮体，皮质醇、胰高血糖素、生长激素和儿茶酚胺等升血糖激素分泌增加，胰岛素抵抗增强，导致酮体生成进一步增多。同时，手术前后需要禁食或者肠道准备，葡萄糖的摄入不足，也进一步导致了 euDKA 的发生增加。最新研究报道，服用 SGLT2 抑制剂的糖尿病患者在急诊手术开始时进行胰岛素和葡萄糖输注可以预防围手术期 euDKA 的发生。

目前，AACE 和 ACE 的建议是，在择期手术前 24 小时停用 SGLT2 抑制剂。相比之下，FDA 建议在手术前 3 天内停用 SGLT2 抑制剂。还有学者们建议，在接受减肥手术前 1 ～ 2 周停用 SGLT2 抑制剂，并进行饮食调整。因为在减重手术前一般会建议患者进行低热量饮食，以减少脂肪肝造成的继发性肝脏增大，有助于外科医师在可视化手术过程中看清相关的解剖结构，减少术后并发症，但这样的饮食也会增加患者术后酮体生成的概率，需要权衡。具体指导建议尚未写入相关指南。

（二）COVID-19

病例报告描述新诊断的 T1DM 患者在 COVID-19 感染发病时表现为酮症酸中毒，新诊断为 T1DM 但无酮症酸中毒的患者，在从 COVID-19 感染明显恢复数周后可发生酮症酸中毒。一个病例系列研究入选的 29 例未诊断过糖尿病但在 COVID-19 感染治疗期间出现高血糖的患

者中，部分患者在入院时 HbA1c 水平正常。英国伦敦西北部的专科医院所报道的出现严重酮症酸中毒的患者多于预期，这表明新发 T1DM 患者的数量可能增加。来自德国的一项基于人群的研究发现，在表现为新发 T1DM 的儿童和青少年中，糖尿病酮症酸中毒和严重酮症酸中毒的增加有统计学意义。

COVID-19 感染可能与 euDKA 的发展密切相关。研究表明 COVID-19 通过在人胰岛 β 细胞上表达的血管紧张素转化酶 2（ACE2）受体进入并感染胰腺细胞，触发的免疫反应引起细胞因子和趋化因子过量产生，直接导致细胞死亡。急性感染可能导致胰岛素产生下降。部分患者可诱发急性糖尿病（图 2-7）。

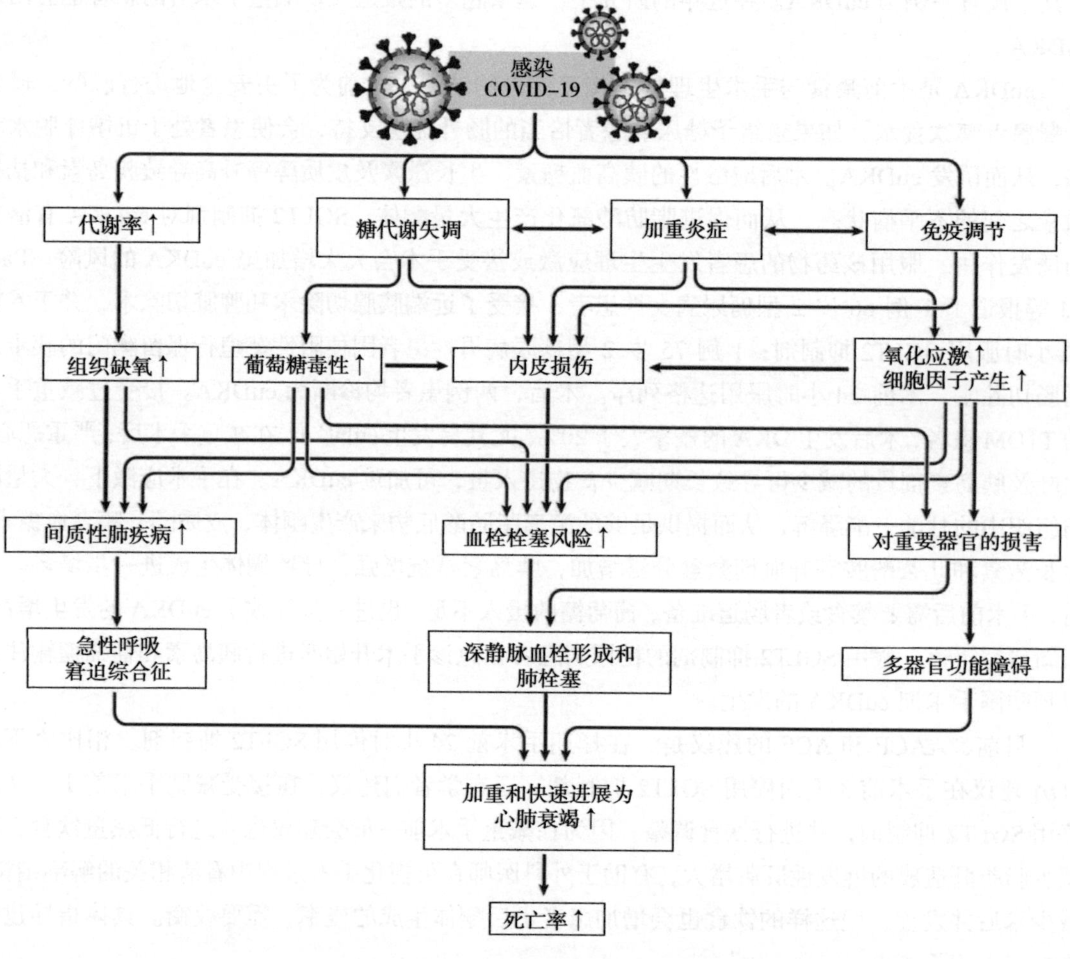

图 2-7　糖尿病患者 COVID-19 感染后潜在加重的临床过程

在急性疾病期间停用 SGLT2 抑制剂可以降低或预防相关 euDKA 的风险。有研究者报道一名 59 岁女性，有 2 型糖尿病病史，服用恩格列净、西格列汀和二甲双胍控制血糖，由于呼吸急促、低热、疲劳 9 天入院。入院 2 天前，于急诊科就诊，查血糖升高（11mmol/L），血气分析 CO_2 分压为 22mmHg（正常 35 ～ 45mmHg），胸部 X 线检查发现双肺浸润性炎症。她被诊断为社区获得性肺炎，并服用多西环素出院。在出院后 48 小时内，患者出现呼吸急促和心动过速，体格检查，血气分析中，乳酸盐为 0.9mmol/L，葡萄糖为 8.5mmol/L，证实碳酸氢钠＜10mOsm/L，血清渗透压为 346mOsm/kg，阴离子间隙升高为 30mmol/L，β- 羟丁酸为 95mmol/L。患者的尿液分析显示有葡萄糖（+++）和酮体（++）。COVID-19 检测呈阳性，并因 euDKA 入院。患者开始接受胰岛素滴注和静脉输液治疗，并在接下来的 2 天内病情得到缓解。

研究者认为这是在 SGLT2 抑制剂使用的基础上合并 COVID-19 感染导致的 euDKA。如前所述，COVID-19 可以通过人类胰岛 β 细胞上表达的 ACE2 受体进入并感染胰岛 β 细胞。一旦进入细胞，引发免疫反应，导致细胞因子和趋化因子的产生，会直接导致胰岛 β 细胞死亡。在 SARS 冠状病毒中也观察到了类似的现象，并在一部分患者中引发急性糖尿病。急性感染 COVID-19 可能导致胰岛素产量进一步下降，从而诱发 euDKA。DKA 的低 pH 也有利于 SARS-CoV-2 的进入和复制，且 DKA 的发展也会使 COVID-19 感染的病程恶化（图 2-8）。

此外，同时使用某些药物可能会影响拮抗胰岛素的激素，并导致血糖水平的改变，包括糖皮质激素、β 受体阻滞剂、噻嗪类利尿剂、非典型抗精神病药物、蛋白酶抑制剂如利托那韦等。使用 SGLT2 抑制剂治疗的糖尿病患者合并某些疾病如慢性肝病（肝糖原储存功能受损）、牙痛、弥漫性麻痹性肠梗阻和尿路感染时，均可能出现 euDKA。

在 COVID-19 感染期间，应更严格地遵循糖尿病管理的临床指南，应格外警惕其对处方药（包括胰岛素注射）的依从性及其血糖水平，应比以往更频繁地进行血糖监测。COVID-19 感染已被证明对糖尿病的治疗有巨大影响，因为会加重炎症并改变免疫系统反应，从而导致血糖控制困难。与非糖尿病患者相比，糖尿病患者更可能诱发心肺衰竭。所有这些机制现在被认为是导致糖尿病伴 COVID-19 感染患者预后不良的原因。在 COVID-19 感染期间，严格的血糖控制对糖尿病患者至关重要。对于 COVID-19 感染高危人群，降糖药物的使用应作相应调整。

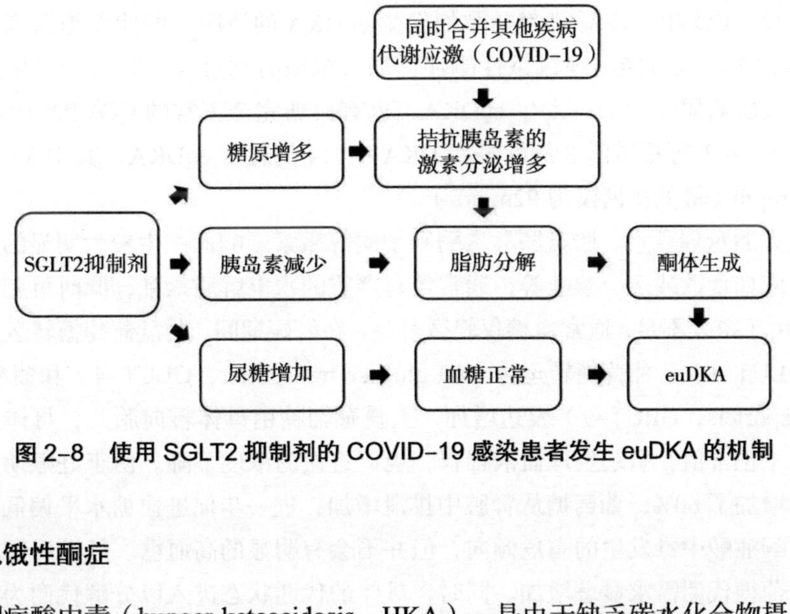

图 2-8　使用 SGLT2 抑制剂的 COVID-19 感染患者发生 euDKA 的机制

（三）饥饿性酮症

饥饿性酮症酸中毒（hunger ketoacidosis，HKA），是由于缺乏碳水化合物摄入而发生的，通常会持续数天。在禁食开始的 10 ～ 14 小时血糖由糖原分解所维持，随后糖异生成为葡萄糖的主要来源，脂肪氧化分解加速导致酮症酸中毒。禁食 24 小时后肝糖原基本耗尽，机体从以葡萄糖供能为主转变成以脂肪供能为主，同时骨骼肌蛋白质分解加强。长期饥饿是指不进食 3 天以上（通常在饥饿 4 ～ 7 天以上），蛋白质分解减少，脂肪动员加强，产生大量酮体。

饥饿性酮症不同于 DKA；在健康个体或不伴糖尿病的肥胖个体中，几天绝对饥饿（很少或没有热量摄入）后，β- 羟丁酸浓度可达到 5 ～ 6mmol/L；也有报道在饥饿 10 天后达到 4 ～ 5mmol/L。相对而言，在健康、非饥饿个体中，β- 羟丁酸浓度应小于 0.3mmol/L。个体能够通过增加脑和肌肉的酮清除，以及增加肾脏酸排泄来补偿适应长期禁食。这种情况虽然可能持续，但由于肾脏的代偿能力，电解质失衡（如碳酸氢盐浓度降低）仍不太可能发生。然而，如果电解质摄入也受到限制，则会出现电解质失衡。因此，作为肾脏代偿结果，血清碳酸氢盐浓度＜ 18.0mmol/L 时不太可能出现饥饿诱导的酮症。

生酮饮食是常见的饥饿性酮症诱因，其是指严格的低碳水化合物高脂肪饮食，包括低碳水化合物、高脂肪或中等蛋白质，可以使机体脂肪分解增加，促进酮体生成，增加能量来源。当糖尿病患者使用 SGLT2 抑制剂的同时进行生酮饮食时，更有可能诱发酮症酸中毒。生酮饮食的碳水化合物摄入不足，导致葡萄糖的供能不足以满足机体的能量需求，因此机体分解脂肪以获取足够的能量，这些供能物质随后在肝脏中转化为脂肪酸和酮体。SGLT2 抑制剂抑制肾脏的 SGLT2，尿液中葡萄糖和能量的损失被认为会产生一定程度的“饥饿”，从而刺激胰高血糖素的分泌，抑制内源性胰岛素，并导致酮体的生成增多；身体进入饥饿状态时，同时抑制肝脏产生葡萄糖，导致血糖进一步持续下降，引起 euDKA。

（四）妊娠

妊娠期 DKA 中 euDKA 的比例为 0.8% ～ 1.1%，并且会导致胎儿的高病死率。妊娠、饥饿、低热量饮食、COVID–19 感染都是孕妇发生 euDKA 的诱因。即使无糖尿病，孕妇如果长时间处于饥饿状态，也可能出现饥饿性酮症，如果饥饿时间过长，则可能发生酸中毒。感染 COVID–19 的妊娠糖尿病孕妇可发生 euDKA，也有血糖完全正常的 COVID–19 感染孕妇发生了 euDKA。Eshkoli T 等报道的 8 例妊娠期 DKA 中，4 例属于 euDKA，其中 3 例发作 DKA 时血糖均＜ 200mg/dl（最低血糖仅为 92mg/dl）。

妊娠期受人胎盘催乳素、胎盘胰岛素酶和孕酮等激素影响而产生较为明显的胰岛素抵抗，伴随着妊娠反应如食欲缺乏、孕吐等，通常伴有严重的水电解质紊乱，同时可刺激母体分泌胰高血糖素，但由于摄入不足，通常血糖仅轻微升高。在妊娠期间，胎盘葡萄糖转运体 –1（glucose transporter，GLUT–1）、葡萄糖转运体 –4（glucose transporter，GLUT–4）和葡萄糖转运体 –9（glucose transporters，GLUT–9）表达增加，大量葡萄糖由母体转向胎儿，母体血糖下降。母体血浆容量高于正常值，引起生理血液稀释，也促进血糖浓度下降。由于妊娠期肾脏血流量和肾小球滤过率增加了 60%，葡萄糖从肾脏中排泄增加，进一步促进血糖水平偏低。上述机制导致妊娠期间有酮症酸中毒发生的高危倾向，但并不会有明显的高血糖。妊娠后期，由于胎儿生长加快，其葡萄糖代谢需求显著增加。同时，母体的代谢状态进入以分解代谢为主的阶段，脂肪分解供能所占比例大大增加，将大部分葡萄糖通过胎盘输送给胎儿，母体端血糖供应下降。

糖尿病患者中，胰岛素的分泌缺陷会影响肝脏、肌肉和脂肪的糖调节能力，这些组织或器官都是葡萄糖代谢不可缺少的组织，最终导致体内血糖调节失衡。血浆中游离脂肪酸和酮类物质水平上升，血浆 pH 和碳酸氢盐水平下降，从而引起 euDKA。

当血糖正常时，通常认为酮症酸中毒病情较轻，往往不能及时识别 euDKA 的代谢紊乱状态，使患者错失治疗良机，因此在妊娠期间及时地识别和处理这类疾病至关重要。比治疗 euDKA 更重要的是预防，建议计划妊娠或已经妊娠的妊娠前糖尿病和妊娠糖尿病患者在感到不适的时候应及时测定血糖和酮体。euDKA 为产科危重急症，一旦确诊，必须立即治疗。发生 euDKA 并不是终止妊娠的指征。孕妇能量需求大，纠正 DKA 的同时补充能量非常重要，清醒者应鼓励进食，餐前皮下注射速效胰岛素。神志丧失或无法进食者，静脉输注葡萄糖补充能量，不建议应用脂肪乳供能。治疗过程中需密切监测患者生命体征、24 小时出入量、血糖、电解质、血气分析、血尿酮体，关注 euDKA 相关并发症如急性脑损伤、肾损伤、横纹肌溶解、心肌病变、血栓、肺水肿、心律失常、肠坏死或消化道出血等的判断。随时监测胎儿心率、心律、胎动等并判断继续妊娠的可能性与终止妊娠的必要性。孕妇 euDKA 缓解后，还要力求尽快使血糖达到妊娠期目标。

（五）胰腺炎

既往有报道发现有患者在急性胰腺炎治愈出院 7 天后出现延迟性 euDKA，这可能是由急性胰腺炎的持续高代谢状态所致。研究表明，在急性胰腺炎期间，为限制胰腺炎的进展，肝脏的生酮能力被激活。尽管与 DKA 不同，但这两种情况都能使体内酮体水平升高。急性胰腺炎可诱导高分解代谢状态，大量消耗蛋白质和糖原。尽管患者的急性胰腺炎得到治疗，但高代谢状态仍将持续一段时间。急性胰腺炎的长期影响是深远的，外加患者同时在接受达格列净治疗，体内积累的酮体最终导致 euDKA。

（六）可卡因成瘾

有报道发现可卡因是 DKA 的危险因素，可能的原因如下：可卡因能够促进肾上腺释放皮质醇、肾上腺素和去甲肾上腺素。这些拮抗胰岛素的激素的分泌会增加糖尿病患者的血糖，增加 DKA 的发生风险。但可卡因会抑制中枢神经系统的进食中心而引起厌食症，并且在吸食可卡因期间，患者的食物摄入不足。这种饥饿效应导致患者的血糖下降，掩盖了最初 DKA 可能会出现的高血糖。

（周丽明　阎德文）

第七节　非高血糖性糖尿病酮症酸中毒和经典糖尿病酮症酸中毒的比较

糖尿病酮症酸中毒（diabetic ketoacidosis，DKA）是最常见的糖尿病急性并发症之一。非高血糖性糖尿病酮症酸中毒（euDKA）是一种特殊类型的 DKA，其表现为血糖正常或略微升高（＜200mg/dl）。1973 年，Munro 等首次从 211 例 DKA 患者中发现了 37 例 euDKA。无论是 1 型糖尿病还是 2 型糖尿病，都可能发生 euDKA，且在 1 型糖尿病患者中发生率较高。流行病学调查显示近年来 euDKA 发病率呈现上升趋势。经典 DKA 和 euDKA 两者在定义、诊断、发病机制、临床特点和治疗方面有所差异。

经典 DKA 是由胰岛素严重缺乏和升糖激素不适当升高引起的碳水化合物、脂肪和蛋白质代谢严重紊乱综合征，临床以高血糖、高血清酮体和代谢性酸中毒为主要表现。euDKA 被定义为血糖＜11.1mmol/L、发生代谢性酸中毒、尿酮或血酮阳性，其主要特征是酮血症与高阴离子间隙性代谢性酸中毒，但血糖浓度并不显著升高（图 2–9）。

一、诊断

经典 DKA 的诊断：血酮体升高（血酮体≥3mmol/L）或尿糖和酮体阳性（++ 以上）伴血糖增高（血糖＞13.9mmol/L），血 pH（pH＜7.3）和（或）二氧化碳结合力降低（HCO_3^-＜18mmol/L），无论有无糖尿病病史，都可诊断为 DKA。

2017 年美国糖尿病协会提出诊断 euDKA 的标准是血糖＜200mg/dl，pH＜7.3 或碳酸氢盐＜15mmol/L，尿酮或血酮检测阳性。JBDS–IP 2022 年的诊断标准与美国标准基本相同，但是更明确地规定了血酮＞3mmol/L 或尿酮达到 ++ 及以上。目前 euDKA 的较为公认的诊断：酮症酸中毒（pH≤7.3，碳酸氢盐≤15mmol/L，阴离子间隙＞12mmol/L）伴血糖在正常范围或仅轻度升高。

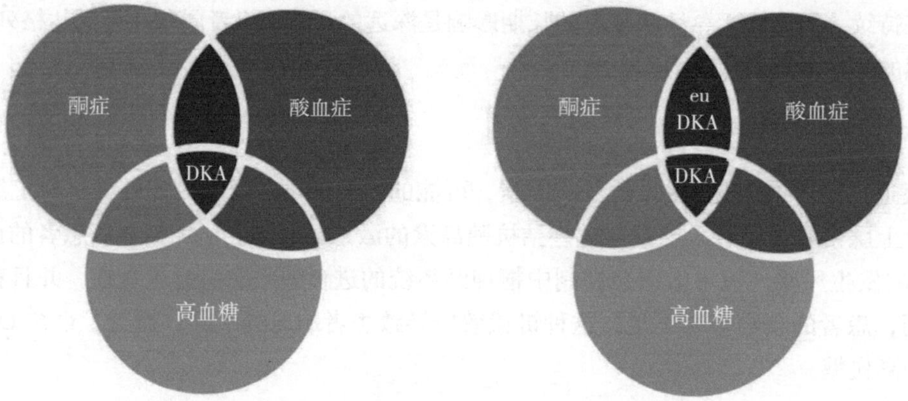

图 2–9　酮症酸中毒概念分析

DKA 的诊断通常先检测血清酮体。无法检测血清酮体时，检测尿酮体，血清酮体阳性或尿酮体阳性为 DKA 诊断的重要标准之一。区分 DKA 和 euDKA 的唯一生化特征是血糖水平：euDKA 血糖正常或仅轻度升高，DKA 血糖明显升高。目前认为 DKA 的血糖标准为＞13.9mmol/L 而 euDKA 常＜11.1mmol/L。

二、发病机制

DKA 的发病机制可以归纳为血糖调节激素的失衡，即胰岛素的绝对或相对缺乏和升血糖激素（如胰高血糖素、肾上腺素、生长激素、糖皮质激素等）的绝对或相对升高，促进了体内的分解代谢而抑制了体内的合成代谢，最终导致高血糖、代谢性酸中毒和酮症。葡萄糖利用障碍导致高血糖的出现，胰岛素通过激活脂蛋白脂肪酶和促进脂肪细胞游离脂肪酸转化为甘油三酯，从而促进脂肪的储存，通过抑制激素敏感性脂肪酶来抑制脂肪的分解。当胰岛素缺乏时，其促进脂肪储存和抑制脂肪分解的能力减弱，同时其促进细胞利用葡萄糖的作用下降，均导致脂肪及蛋白质在机体供能中的比重上升，脂肪动员及蛋白质代谢增加，游离脂肪酸及生酮氨基酸生成增多，致肝脏氧化生成乙酰辅酶 A 增多。作为合成酮体的前体物质，乙酰辅酶 A 的增加必然导致酮体的合成增多。同时，血液中增多的脂肪酸可以刺激胰高血糖素的分泌，而胰高血糖素又可以促进脂肪的分解和血糖的上升。上述循环导致高血酮的出现。代谢性酸中毒出现的原因如下：大量生成的酮体成分（β- 羟丁酸和丙酮）；蛋白质分解代谢产生的硫酸、磷酸等；组织缺氧时无氧酵解致乳酸的生成；有机酸阴离子从肾脏排出时与钠、钾等阳离子结合致碱的大量丢失，即酸性产物的大量堆积合并碱性物质的大量丢失。

euDKA 常见的诱因包括使用 SGLT2 抑制剂、妊娠、过度饮酒、生酮饮食、手术等，不同诱因导致 euDKA 的发病机制可能存在一定差异，但是其核心环节为胰岛素的缺乏。

糖尿病患者发生 euDKA 时血糖为何正常或仅轻度升高？其潜在机制在于：①空腹状态下肝糖原的输出减少；②过多的反调节激素（如胰高血糖素）或药物使尿糖排泄增加；③使用胰岛素使得糖异生减少、细胞外葡萄糖利用增加。

最终结局是，血糖下降后，脂肪动员分解产生过量酮体供能，消耗体内储备碱，最终引起代谢性酸中毒。

三、临床特点

经典 DKA 与 euDKA 的病理生理学均为体内的相对或绝对胰岛素缺乏状态，但它们的临床表现有各自的特点。

euDKA 患者可表现为头晕、恶心呕吐、脱水、腹痛等症状，但有时不如 DKA 症状典型。euDKA 患者血糖正常或轻度升高，通常会掩盖 DKA 的症状，容易导致漏诊。DKA 患者脱水、酸中毒症状更明显，与 euDKA 在血糖上容易区别。

DKA 在 T1DM 中比在 T2DM 中更常见（50 ～ 100 次 /1000 患者 vs 4.6 ～ 8 次 /1000 患者）。但它仍然是 T2DM 人群入院的重要原因，因为 T2DM 本身的总体患病率较高。

在 T2DM 中，SGLT2 抑制剂引起 DKA 的风险是其他口服药物的 2 ～ 3 倍。在一项比较与 SGLT2 抑制剂相关的 DKA 和 euDKA 的研究中，学者们发现：euDKA 患者入院时的中位随机血糖为 10.3mmol/L（9.3 ～ 11.9mmol/L），DKA 患者为 21.8mmol/L（17.3 ～ 26.9mmol/L）。正如预期的那样，差异具有统计学意义（$P < 0.001$）。平均空腹血糖（入院前 3 个月内测量）euDKA 为（9.32 ± 2.86）mmol/L，DKA 组为（12.6 ± 3.88）mmol/L（$P=0.023$）。与 DKA 相比，euDKA 组的糖尿病并发症更常见。糖尿病视网膜病变发生率的差异（euDKA

为 16%，DKA 为 11.1%）具有统计学意义（*P*=0.02）。平均 HbA1c 为 80.8mmol/mol（9.54% ± 1.82%）和 86.9mmol/mol（10.1% ± 2.12%）。euDKA 患者的中位 pH 为 7.28（7.16～7.32），而 DKA 为 7.21（7.07～7.32）。两组的中位住院时间均为 5 天（euDKA 的 IQR 为 4～12 天，DKA 的 IQR 为 3～7.75 天）。阴离子间隙方面，两组结果相当。中位持续时间 euDKA 为 2 天（IQR 2～3 天），DKA 为 2.5 天（IQR 2～4 天）。两组的重症监护病房入院率相似（表 2–13）。

表 2–13　DKA 与 euDKA 患者临床特点的比较

	单位	DKA（*n*=43）	euDKA（*n*=25）	经典 DKA（*n*=18）
发病率	%	43/9940（0.43%）	25/9940（0.25%）	18/9940（0.18%）
年龄（Mean ± SD）	岁	55.1 ± 13.0	52.4 ± 12.8	58.9 ± 12.9
性别	NA			
男性		19（44.12）	10（40%）	9（50%）
女性		24（55.8%）	15（60%）	9（50%）
国家 / 地区	NA			
中东和北非		32（74.4%）	20	12
东南亚		6（14.0%）	2	4
其他（澳大利亚）		5（11.6%）	3	2
BMI（Mean ± SD）	kg/m²	29.8 ± 6.72	30.2 ± 7.19	29.4 ± 6.17
空腹血糖（近 3 个月）（Mean ± SD）	mmol/L	10.6 ± 3.62	9.32 ± 2.86	12.6 ± 3.88
入院时随机血糖，中位值（IQR）	mmol/L	12.2（9.9～19.9）	10.3（9.3～11.9）	21.8（17.3～26.9）
体温，中位值（IQR）	℃	36.8（36.6～37）	36.7（36.6～36.8）	36.9（36.7～37.1）
糖化血红蛋白（Mean ± SD）	%	9.8 ± 1.95	9.54 ± 1.82	10.1 ± 2.12
白细胞计数，中位值（IQR）	10³/μl	11.1（8.25～17.4）	11.1（8.9～14.4）	11.7（6.65～22.8）
肌酐，中位值（IQR）	μmol/L	69（52～106）	60（52～85）	104（17.1～130）
乳酸，中位值（IQR）	mmol/L	1.45（1.1～1.95）	1.4（1～1.8）	1.6（1.3～2.2）
血清 pH，中位值（IQR）	NA	7.27（7.14～7.32）	7.28（7.16～7.32）	7.21（7.07～7.32）
阴离子间隙，中位值（IQR）	mmol/L	20（17.5～22.6）	19（18～23）	20（17.3～21.9）
住院时间，中位值（IQR）	天	5（3～9.5）	5（4～12）	5（3～7.75）

续表

	单位	DKA（n=43）	euDKA（n=25）	经典 DKA（n=18）
DKA 持续时间，中位值（IQR）	天	2（2～4）	2（2～3）	2.5（2～4）
诱因	n（%）			
感染		14（32.6%）	4（16%）	10（55.6%）
胰腺炎		2（4.7%）	1（4%）	1（5.6%）
手术		1（2.3%）	1（4%）	0
胰岛素注射不规律		4（9.3%）	1（4%）	3（16.7%）
不明确		22（51.1%）		
合并症	n（%）			
冠状动脉疾病		8（18.6%）	4（16%）	4（22.2%）
心力衰竭		4（9.3%）	3（12%）	1（5.5%）
哮喘		11（25.6%）	6（24%）	5（27.7%）
慢性肝病		1（2.3%）	0	1（5.5%）
高血压		23（53.5%）	13（52%）	10（55.5%）
恶性肿瘤		1（2.3%）	1（4%）	0
精神障碍		2（4.7%）	0	2（11.1%）
糖尿病并发症	n（%）			
糖尿病肾病		6（14%）	4（16%）	2（11.1%）
糖尿病神经病变		7（16.3%）	6（24%）	1（5.5%）
糖尿病足		2（4.7%）	1（4%）	1（5.5%）
截肢		1（2.3%）	0	1（5.5%）
外周血管病变		2（4.7%）	2（8%）	0
SGLT2 抑制剂	n（%）			
达格列净		31（72.1%）	15（60%）	16（88.8%）
卡格列净		3（7.0%）	3（12%）	0
恩格列净		9（20.9%）	7（28%）	2（11.1%）
目前的胰岛素使用情况	n（%）	29（67.4%）	16（64%）	13（72%）
胰岛素种类	n（%）			

续表

	单位	DKA（n=43）	euDKA（n=25）	经典 DKA（n=18）
德谷胰岛素		2（4.7%）	2（12.5%）	0
甘精胰岛素		11（25.6%）	5（31.3%）	6（46.2%）
门冬胰岛素加甘精胰岛素		13（30.2%）	9（56.3%）	4（30.8%）
胰岛素泵		1（2.3%）	0	1（7.7%）
预混胰岛素		2（4.7%）	1（6.3%）	1（7.7%）
胰岛素依从性	n（%）	25（58.1%）	15（93.8%）	10（76.7%）
磺酰脲类	n（%）	15（34.9%）	10（40%）	5（27.8%）
二甲双胍	n（%）	28（65.1%）	15（60%）	13（72.2%）
噻唑烷二酮类	n（%）	15（34.9%）	8（32%）	7（38.9%）
格列奈类	n（%）	2（4.7%）	0	2（11.1%）
α- 葡萄糖苷酶抑制剂	n（%）	1（2.3%）	0	1（5.6%）
GLP-1RA	n（%）	5（11.6%）	3（12%）	8（44.4%）
DDP-4i	n（%）	17（39.5%）	9（36%）	8（44.4%）
吸入糖皮质激素	n（%）	11（25.6%）	6（24%）	5（27.8%）
住院死亡率	n（%）	1（2.3%）	1（4%）	0
需要收入 ICU	n（%）	19（44.2%）	11（44%）	8（44.4%）

研究者认为 euDKA 存在轻度的胰岛素缺乏和抵抗。此外，与 DKA 相比，euDKA 的尿糖清除率更高［DKA 中约为 0.3ml/（min·kg），在 euDKA 中为 0.6ml/（min·kg）］。euDKA 可能在女性中更为普遍（60%），而 DKA 似乎没有性别偏好。手术似乎与 euDKA 的发展更相关。

在 SGLT2 抑制剂剂型中，达格列净可能与 DKA 和 euDKA 均相关，而恩格列净和卡格列净主要与 euDKA 有关。两组患者的 ICU 入院率相当。但死亡率似乎与 euDKA 更相关。但以上观点仍需扩大患者样本量进一步验证。

有研究对 euDKA 患者与 DKA 患者的一些指标进行分析，发现 euDKA 患者发病前的空腹血糖与糖化血红蛋白较 DKA 患者更低，且酸中毒的程度较轻，但是住院时长并无明显区别，而 euDKA 组的糖尿病慢性并发症如视网膜病变等的发生更为常见。

四、治疗

DKA 的治疗原则为尽快补液，以恢复血容量、纠正失水状态、降低血糖，纠正电解质及酸碱平衡失调，同时积极寻找和消除诱因，防治并发症，降低病死率。对于无酸中毒的糖尿病酮症患者，需适当补充液体和胰岛素治疗，直到酮体消失。在 euDKA 的管理中，由于血糖正常，脱水情况没有 DKA 严重，但酮症酸中毒仍是显著的，应及时找出急性代谢危象的原因。

DKA 应按以下方法积极治疗。

（1）补液：能纠正失水，恢复血容量和肾灌注，有助于降低血糖和清除酮体。治疗中补液速度应先快后慢，第 1 小时输入生理盐水，速度为 15 ～ 20ml/（kg · h）（一般成人用量为 1.0 ～ 1.5L）。随后补液速度取决于脱水程度、电解质水平、尿量等。要在第 1 个 24 小时内补足预先估计的液体丢失量，补液治疗是否奏效要根据血流动力学（如血压）、出入量、实验室指标及临床表现判定。对有心、肾功能不全者，在补液过程中要监测血浆渗透压，并经常对患者的心脏、肾脏、神经系统状况进行评估，以防止补液过快。在 DKA 治疗过程中，纠正高血糖的速度一般快于酮症，血糖降至 13.9mmol/L、DKA 得到纠正（pH ＞ 7.3，HCO_3^- ＞ 18.0mmol/L）的时间分别约为 6 小时和 12 小时。当 DKA 患者血糖≤ 11.1mmol/L 时，须补充 5% 葡萄糖并继续胰岛素治疗，直至血酮、血糖均得到控制。

在儿童和成人 DKA 的治疗中，通常使用“静脉双通道”的方式，同时进行补液。最开始不含葡萄糖的液体作为最开始的液体复苏液，含有葡萄糖的液体只有在血糖下降至 11 ～ 13.9mmol/L 时才开始使用。

（2）使用胰岛素：皮下注射速效胰岛素与静脉注射胰岛素在轻至中度 DKA 患者的预后方面无明显差异，但越来越多的证据推荐将小剂量胰岛素连续静脉滴注方案作为 DKA 的标准治疗，《中国 2 型糖尿病防治指南（2020 年版）》推荐采用连续胰岛素静脉输注［0.1U/（kg · h）］，但对于重症患者，可采用首剂静脉注射胰岛素 0.1U/kg，随后以 0.1U/（kg · h）速度持续输注，胰岛素静脉输注过程中需严密监测血糖，根据血糖下降速度调整输液速度以保持血糖每小时下降 2.8 ～ 4.2mmol/L。若第 1 小时内血糖下降不足 10%，或有条件监测血酮，血酮下降速度＜ 0.5mmol/（L · h），且脱水已基本纠正，则增加胰岛素剂量 1U/h。

当 DKA 患者血糖降至 11.1mmol/L 时，应减少胰岛素输入量至 0.02 ～ 0.05 U/（kg · h），并开始给予 5% 葡萄糖液，此后需要根据血糖来调整胰岛素给药速度和葡萄糖浓度，使血糖维持在 8.3 ～ 11.1mmol/L，同时持续进行胰岛素滴注直至 DKA 缓解。不可完全依靠监测尿酮值来确定 DKA 的缓解，因尿酮在 DKA 缓解时仍可持续存在。DKA 缓解后可转换为胰岛素皮下注射。需要注意的是，为防止 DKA 再次发作和反弹性血糖升高，胰岛素静脉滴注和皮下注射之间可重叠 1 ～ 2 小时。

（3）纠正电解质紊乱：在开始胰岛素及补液治疗后，若患者的尿量正常，血钾＜ 5.2mmol/L 即应静脉补钾，一般在每升输入溶液中加氯化钾 1.5 ～ 3.0g，以维持血钾水平在 4 ～ 5mmol/L。治疗前已有低钾血症，尿量≥ 40ml/h 时，在补液和胰岛素治疗同时必须补钾。严重低钾血症可危及生命，若发现血钾＜ 3.3mmol/L，应优先进行补钾治疗，当血钾升至 3.3mmol/L 时，再开始胰岛素治疗，以免发生致死性心律失常、心搏骤停和呼吸肌麻痹。

（4）纠正酸中毒：DKA 患者在注射胰岛素治疗后会抑制脂肪分解，进而纠正酸中毒，如无循环衰竭，一般无须额外补碱。但严重的代谢性酸中毒可能会引起心肌受损、脑血管扩张、严重的胃肠道并发症及昏迷等严重并发症。推荐仅在 pH ≤ 6.9 的患者中考虑适当补碱治疗。每 2 小时测定 1 次血 pH，直至其维持在 7.0 以上。当碳酸氢根浓度增加时，血清钾浓度可能进一步下降，因而可能需要更积极地补钾。治疗中加强复查，防止过量。

（5）去除诱因和治疗并发症：如休克、感染、心力衰竭和心律失常、脑水肿和肾衰竭等。

（6）治疗过程应准确记录液体入量及出量、血糖及血酮。

DKA 得到缓解的标准：血糖＜ 11.1mmol/L，血酮＜ 0.3mmol/L，血清 HCO_3^- ≥ 15mmol/L，血 pH ＞ 7.3，阴离子间隙≤ 12mmol/L。一旦 DKA 患者的生化指标恢复正常，且患者能够正常饮食，即可启动皮下胰岛素治疗。新诊断的成人糖尿病或既往没有接受过胰岛素治疗的糖尿病患者，接受的起始胰岛素剂量应为 0.5 ～ 0.6U/（kg · d），对于既往接受胰岛素治疗的患者，应该恢复以前的胰岛素治疗方案。

euDKA 的诱因较多，如 SGLT2 抑制剂、妊娠、过度饮酒、生酮饮食、手术、胰腺炎等。针对 euDKA 的诱因，平时应做好预防工作，如避免过度饮酒或节食，注意维持当前的碳水化合物摄入量等。有统计显示，与 SGLT2 抑制剂相关的 DKA 病例中，70% 的患者血糖没有发生显著升高，可被诊断为 euDKA。使用 SGLT2 抑制剂的患者在手术、剧烈运动等应激状态下可能促发 euDKA，因此在择期手术、剧烈运动（如马拉松）前至少 24 小时应停用 SGLT2 抑制剂，紧急手术或处于突发的外界严重应激事件的糖尿病患者应立即停用 SGLT2 抑制剂，以避免 euDKA 的发生。发生 euDKA 时，如果怀疑使用 SGLT2 抑制剂，应立即停用。

euDKA 的处理原则和 DKA 类似，首先是积极补液，如患者脱水严重，可使用生理盐水或平衡盐水进行液体复苏，纠正电解质紊乱；其次是胰岛素的静脉使用，应注意此时 euDKA 患者的血糖可能在正常范围或仅稍高于正常，为避免低血糖，应降低胰岛素的输注速度并提早补充葡萄糖。在用等渗液进行初次补液后，Modi A 等建议直接以 0.02 ～ 0.05U/（kg · h）低速输注小剂量胰岛素，并同时静脉补充 5% ～ 10% 的葡萄糖注射液，预防低血糖的发生并加速酮体的清除，直至血中阴离子间隙和碳酸氢盐水平恢复正常。密切监测临床各项指标，及时纠正电解质、酸碱平衡紊乱，对并发症的预防也应贯穿于治疗始末，避免带来二次伤害。酒精性酮症酸中毒治疗还包括静脉给予维生素 B_1 以预防韦尼克脑病的发生。

（周丽明　阎德文）

第八节　糖尿病酮症酸中毒的治疗

糖尿病酮症酸中毒（diabetic ketoacidosis，DKA）是糖尿病患者中最常见的急性高血糖急症，是一种发病率和死亡率较高的疾病，但在很大程度上也是可以预防的。早期诊断及对病情的密切评估监测对改善患者预后至关重要。治疗方面的主要内容包括循环容量的恢复、胰岛素治疗、电解质替代、潜在诱因的治疗。本章节集中讨论 DKA 的处理并提供实用建议，包括治疗原则、方法及流程；合并高渗性高血糖状态（hyperosmolar hyperglycemia syndrome，HHS）的处理；并发症的处理；病情评估及监测；预防等。

一、治疗

（一）DKA 治疗原则

DKA 的治疗原则为尽快补液以恢复血容量、纠正失水状态，降低血糖，纠正电解质及酸碱平衡失调，同时积极寻找和消除诱因，防治并发症，降低病死率。胰岛素治疗，以及液体和电解质替代是 DKA 治疗的基石，目的是纠正酸中毒，恢复正常循环容量，使血糖浓度和酸碱失衡正常化，同时恢复炎症和氧化应激标志物的正常水平。对于无酸中毒的糖尿病酮症患者，需适当补充液体和胰岛素治疗，直到酮体消失。

（二）DKA 治疗流程与方法

DKA 应按以下方法积极治疗（图 2–10）。

1. *补液* 能纠正失水，恢复血容量和肾灌注，有助于降低血糖和清除酮体。为了解治疗 DKA 的最佳复苏液，一项比较静脉使用生理盐水和林格乳酸盐（氯化钠、乳酸钠、氯化钾和氯化钙的混合液体）的研究发现，两组间在缓解 DKA 症状的时间方面没有差异，但林格乳酸盐组高血糖缓解较慢。治疗中补液速度应先快后慢，ADA 和英国相关指南推荐初始补液使用生理盐水（0.9% 氯化钠溶液），在最初的 2 ～ 4 小时初始补液速率为 500 ～ 1000ml/h。随后补液速度取决于脱水程度、电解质水平、尿量等。要在第 1 个 24 小时内补足预先估计的液体丢失量，补液治疗是否奏效要依据血流动力学（如血压）、出入量、实验室指标及临床表现判断。对于老年患者或心、肾功能不全者，在补液过程中要监测血浆渗透压，并经常对患者的心脏、肾脏、神经系统状况进行评估，以防止补液过快。在 DKA 治疗过程中，纠正高血糖的速度一般快于酮症，血糖降至 13.9mmol/L、DKA 得到纠正（pH ＞ 7.3，HCO_3^- ＞ 18.0mmol/L）的时间分别约为 6 小时和 12 小时。在酮症酸中毒消退之前，血浆葡萄糖浓度通常会降至＜ 200mg/dl（11.1mmol/L）。因此，当 DKA 患者血糖≤ 11.1mmol/L 时，输注液体应更换为 5% ～ 10% 葡萄糖（以避免低血糖），同时可持续维持给予胰岛素，直到酮症酸血症得以纠正。

对于年龄小于 18 岁的 DKA 儿童，根据症状持续时间和维持水化的能力，液体的丢失量可以波动在 30 ～ 100ml/kg，而对于大多数儿童来说，液体丢失量约为 70ml/kg。起始补液量应为生理盐水 10 ～ 20ml/kg 或其他等渗液持续 30 ～ 60 分钟，有助于恢复器官灌注。对于低血容量性休克的儿童，在 15 ～ 30 分钟，初始液体量应为 20ml/kg。如有必要，可根据血流动力学状态重复输注液体。这种大剂量液体给药在儿童中是优选的，相对于较慢的连续液体输注，可确保更快的组织灌注。在初始补液后，应在 24 ～ 48 小时用 0.45% ～ 0.9% 的氯化钠溶液补充剩余的液体不足。一项大型随机对照试验（RCT）研究（儿科急救护理应用研究网络 FLUID 研究）发现，在接受快速与慢速容量校正或使用 0.9% 与 0.45% 氯化钠治疗的 DKA 儿童中，急性或恢复后神经病学结局没有差异。一项涉及严重酸中毒伴认知障碍儿童的子集分析显示，在 DKA 治疗期间，快速容量校正可改善精神状态。这些发现表明液体治疗方案的变化并非 DKA 期间脑水肿或脑损伤的原因。

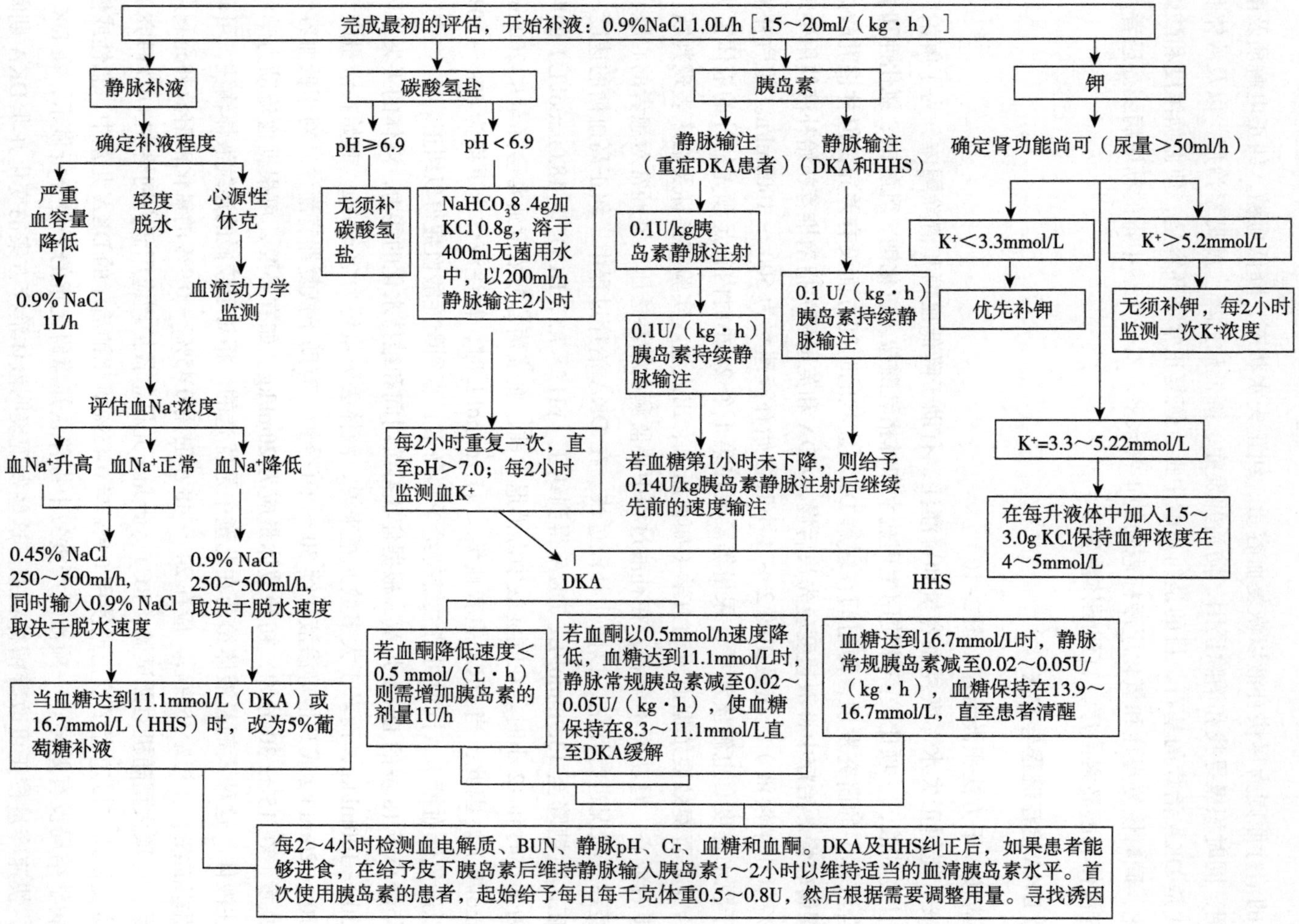

图 2-10　糖尿病酮症酸中毒（DKA）治疗流程

注：若无法进行血酮监测，则监测 HCO_3^- 浓度，使其以 3mmol/（L·h）的速度升高，若未能以该速度升高，则增加胰岛素剂量 1U/h

在儿童和成人 DKA 的治疗中，经常使用“静脉双通道”的方式，即同时输注两组液体。两组液体电解质含量相同（0.45% 或 0.9% 氯化钠 + 钾），但只有其中一组含有 10% 葡萄糖。不含葡萄糖液体最初用作复苏液，含有葡萄糖的液体只有在血糖下降至 11 ～ 13.9mmol/L 时才开始使用。“静脉双通道”的方式可避免需要根据血糖浓度连续 / 频繁更换输注液的情况。

2. 胰岛素　皮下注射速效胰岛素与静脉注射胰岛素在轻至中度 DKA 患者的预后方面无明显差异，但越来越多的证据已推荐将小剂量胰岛素连续静脉滴注方案作为 DKA 的标准治疗，《中国 2 型糖尿病防治指南（2020 年版）》推荐采用连续胰岛素静脉滴注［0.1U/（kg · h）］，但对于重症患者，可采用首剂静脉注射胰岛素 0.1U/kg，随后以 0.1U/（kg · h）的速度持续输注，胰岛素静脉滴注过程中需严密监测血糖，根据血糖下降速度调整输液速度，以保持血糖每小时下降 2.8 ～ 4.2mmol/L。若第 1 小时内血糖下降不足 10%，或有条件监测血酮时，血酮下降速度＜ 0.5 mmol/（L · h），且脱水已基本纠正，则增加胰岛素剂量 1U/h。

当 DKA 患者血糖降至 11.1mmol/L 时，应减少胰岛素输入量至 0.02 ～ 0.05U/（kg · h），并开始给予 5% 葡萄糖液，此后需要根据血糖来调整胰岛素给药速度和葡萄糖浓度，使血糖维持在 8.3 ～ 11.1mmol/L，同时持续进行胰岛素滴注直至 DKA 缓解。DKA 缓解标准参考如下：血糖＜ 11.1mmol/L，血酮＜ 0.3mmol/L，血清 HCO_3^- ≥ 15mmol/L，血 pH ＞ 7.3，阴离子间隙≤ 12mmol/L。DKA 缓解后可转换为胰岛素皮下注射。需要注意的是，为防止 DKA 再次发作和反弹性血糖升高，胰岛素静脉滴注和皮下注射之间可重叠 1 ～ 2 小时。

对于儿童 DKA 治疗，国际儿童和青少年糖尿病学会指南推荐以 0.1U/（kg · h）的速度持续静脉输注常规胰岛素，该输注量应在初始快速静脉补液后立即开始。胰岛素给药前的血管内扩容（补液容量恢复）对血糖水平非常高且有高渗状态的儿童尤为重要，因为如果不进行有效补液，随着高渗状态的消退，血管内容积将会显著下降。持续静脉输注胰岛素可快速达到稳态血清胰岛素水平，因此无须初始给予负荷量胰岛素。一些小型研究报道称，以 0.05U/（kg · h）的速度输注胰岛素，可以与标准剂量 0.1U/（kg · h）速度下在相似的时间范围内缓解高血糖。该较低剂量可考虑用于年幼儿童（6 岁以下）或对其他胰岛素敏感性较高的儿童，在这些患儿中可能无须使用标准剂量。通常，治疗 DKA 儿童推荐静脉输注胰岛素，原因是在 DKA 伴有容量耗竭的状态下，皮下给予胰岛素吸收不可靠。然而，皮下给药可用于轻度 DKA 儿童或不能静脉给药的情况。

一旦 DKA 达到生化缓解，并且患者正常饮食，在成人和儿童中可以起始皮下胰岛素治疗。对于新诊断为糖尿病的成人或以前未接受过胰岛素治疗的成人，可起始总胰岛素剂量为 0.5 ～ 0.6U/（kg · d）。在 DKA 入院前已经使用皮下胰岛素的患者应恢复其先前的胰岛素治疗方案。对于大多数成人，基础 – 餐时方案（即每餐给予速效胰岛素，联合每日一次或两次给予长效基础胰岛素）优于使用常规胰岛素，因为尽管血糖控制相似，但住院低血糖发生率较低。在儿童中，胰岛素治疗在不同中心有所不同，但基础 – 餐时方案通常是优选的。

3. 纠正电解质紊乱　几乎所有 DKA 患者在发病时都有严重的钾缺乏，需要补钾治疗。就诊时，血清钾浓度通常正常或稍高，但患者仍处于全身钾缺乏状态。随着起始胰岛素治疗，酮体生成被抑制，酸中毒开始缓解。胰岛素将驱动钾回细胞内，导致患者出现严重的低钾血症。即使积极补钾，低钾血症仍经常发生，因此在治疗的最初几个小时内，监测钾是管理 DKA 的重要内容之一。

在开始胰岛素及补液治疗后，若患者的尿量正常且血钾＜5.2mmol/L，即应静脉补钾，通常在每升输入溶液中加入氯化钾1.5～3.0g，以维持血钾水平在4～5mmol/L。如果治疗前已有低钾血症，且尿量≥40ml/h，则在补液和胰岛素治疗同时必须补钾。严重的低钾血症可能危及生命，如果发现血钾＜3.3mmol/L，应优先进行补钾治疗。当血钾升至3.3mmol/L时，再开始胰岛素治疗，以免发生致死性心律失常、心搏骤停和呼吸肌麻痹。

与成人相似，儿童在DKA治疗前，低钾血症也很少出现。在这些治疗前即低钾的罕见病例中，需要更早、更强化补钾，胰岛素输注应延迟，直至尿量和血清钾恢复到接近正常的浓度。在纠酸和胰岛素使用过程中，血钾有进一步降低的趋势，此类患儿血清钾水平应每2～4小时监测一次，静脉液体中的钾浓度应进行调整，以维持正常钾水平。静脉补钾时应考虑心脏监测或心电监测。

钾盐选择一直是有争议的话题。成人方案通常建议单独使用氯化钾，但儿科方案通常建议使用氯化钾和磷酸钾或乙酸钾的混合物来减少氯化物负荷，从而降低高氯性酸中毒的风险。

与钾类似，血清磷酸盐浓度在患者就诊时通常是正常的，但是存在细胞内耗竭，且在DKA治疗期间下降。血清磷酸盐浓度＜1.0～1.5mg/dl（0.3～0.5mmol/L）的患者可能需要进行磷酸盐替代。有研究建议在输液中加入磷酸盐，以降低低磷血症风险，低磷血症与一些严重并发症有关，包括横纹肌溶解症、肾衰竭、呼吸衰竭、心律失常和溶血性贫血。因此，对于心功能不全、贫血或呼吸抑制的患者，强烈建议考虑磷酸盐替代疗法。

治疗期间应至少每4～6小时监测一次磷酸盐水平，对于未接受磷酸盐替代治疗的患者，建议更频繁地监测（每2～3小时一次）。

4. *纠正酸中毒* 在DKA患者中，注射胰岛素治疗后可以抑制脂肪分解，进而纠正酸中毒。在没有循环衰竭的情况下，静脉输注碳酸氢盐并不是成人或儿童DKA的常规治疗方法。研究表明，碳酸氢盐治疗并未能改善生化缓解时间、住院时间或死亡率。碳酸氢盐治疗可能会增加低钾血症风险，减缓酮症的纠正，由于组织二氧化碳分压（PCO_2）的增加而引起颅脑酸血症反常增加，进而增加脑损伤风险。然而，严重的代谢性酸中毒可能会引起心肌受损、脑血管扩张、严重的胃肠道并发症及昏迷等。推荐仅对pH≤6.9的患者考虑适当碳酸氢盐治疗。在治疗期间，应每2小时测定1次血pH，直至其维持在7.0以上。治疗过程中加强复查，以防止过量。

5. *去除诱因和治疗并发症* 在治疗DKA时，需要同时去除诱因并治疗并发症，如休克、感染、心力衰竭和心律失常、脑水肿和肾衰竭等。在成人DKA中，最常见的诱因是感染，如肠胃不适、腹泻、呕吐，以及肺部或泌尿道感染。这些突发疾病需要与DKA同时治疗。此外，引发DKA的非感染性疾病，如急性冠脉综合征，需要在就诊时进行评估和处理。在儿童中，DKA通常发生在糖尿病初次就诊或诊断时，可能是由于胰岛素缺失。

（三）DKA缓解标准

DKA缓解标准参考如下：血糖＜11.1mmol/L，血酮＜0.3mmol/L，血清HCO_3^-≥15mmol/L，

血 pH ＞ 7.3，阴离子间隙≤ 12mmol/L。血清 β- 羟丁酸浓度＜ 1.0mmol/L 也可用确定 DKA 缓解。在无法检测 β- 羟丁酸的情况下，阴离子间隙标准化是 DKA 缓解或治愈的最佳指标。不可完全依靠监测尿酮值来确定 DKA 的缓解，因尿酮在 DKA 缓解时仍可持续存在。

二、DKA 合并 HHS 的治疗

高渗性高血糖状态以严重高血糖、高渗性脱水、无酮症酸中毒为特征，当 DKA 和 HHS 合并出现时，患者的临床表现更严重，预后更差。治疗原则同 DKA，主要包括积极补液，纠正脱水；小剂量胰岛素静脉输注控制血糖；纠正电解质和酸碱失衡；去除诱因和治疗并发症。

对于 DKA 合并 HHS 的患者，特别是心血管状态不佳的老年患者，静脉输液应优先于起始胰岛素治疗，以保持血管容积。由于 HHS 较 DKA 失水更加严重，发病 24 小时内补液量应为 100 ～ 200ml/kg，仍然推荐使用生理盐水，使用与治疗 DKA 相仿的补液速度。第 1 小时给予 1.0 ～ 1.5L，随后补液速度根据脱水程度、电解质水平、血浆有效渗透压、尿量等调整。建议通过反复检测血浆有效渗透压控制输液速度，尽量维持渗透压以 3 ～ 8 mOsm/（L · h）的速度下降。当患者血糖≤ 16.7mmol/L 时，应予以 5% 葡萄糖联合胰岛素治疗，直到血糖得到控制。HHS 常合并血钠异常，高血糖造成高渗透压，使细胞内水转移至细胞外，导致血钠稀释性下降，胰岛素治疗后，随着血糖下降，水从细胞外重新回到细胞内，如果补液不充分，此时血钠测定值可能比治疗前更高。为了确定体内脱水程度，应计算校正后血钠。血糖超过 5.6mmol/L 时，按血糖每升高 5.6mmol/L，血钠下降 1.6 mmol/L。校正后的血钠＞ 140mmol/L 提示严重脱水。

一般来说，HHS 患者对胰岛素较为敏感，胰岛素用量相对较小。胰岛素治疗应在初始盐水扩容后开始，推荐以 0.1U/（kg · h）持续静脉输注。过度积极地降低葡萄糖水平可能会导致脑水肿。最初应每 1 小时监测一次葡萄糖水平，一旦稳定，则每 2 ～ 3 小时监测一次。当血糖降至 16.7mmol/L 时，应减慢胰岛素的滴注速度至 0.02 ～ 0.05U/（kg · h），同时续以葡萄糖溶液静脉滴注，并不断调整胰岛素用量和葡萄糖浓度，使血糖维持在 13.9 ～ 16.7mmol/L 直至缓解。DKA 合并 HHS 患者通常没有严重的酸中毒，不需要碳酸氢钠治疗。补钾原则与 DKA 相同。早期给予连续性肾脏替代治疗（CRRT），能有效减少并发症的出现，减少住院时间及降低患者病死率，其机制为 CRRT 可以平稳有效地补充水分和降低血浆渗透压。另外，CRRT 可清除循环中的炎性介质、内毒素，减少多器官功能障碍综合征等严重并发症的发生。其他治疗包括去除诱因、纠正休克、防治低血糖和脑水肿、预防压疮等。HHS 缓解主要表现为血渗透压水平降至正常、患者意识状态恢复正常。

三、DKA 可能出现的并发症

DKA 会导致多种并发症的发生。其中，低钾血症和低血糖症是 DKA 治疗中最常见的并发症，这些并发症较易识别，可以通过调整治疗方案和持续的生化监测进行纠正。然而，DKA 还可能引发其他重要的并发症，包括高凝状态、深静脉血栓、急性肾损伤等，这些并发症会给患者带来严重后果（表 2-14）。

表 2–14　既往报道的 DKA 可能导致的并发症

合并症	发生率	临床表现	危险因素
脑损伤	儿童 0.3% ～ 0.9% 成人少见	脑水肿、脑血栓、脑出血和脑梗死，可逆性后部白质脑病综合征	肾功能受损，低 pH，低 PCO_2，在 DKA 治疗过程中未对血清 Na^+ 进行监测，入院时低 Na^+、高 K^+
急性肾损伤	儿童 30% ～ 64% 成人 50%	肾前性肾损伤最为常见（1 期），但 2 期和 3 期多发生在儿童，肾衰竭可见于某些合并横纹肌溶解的患者	儿童：严重酸中毒，心率过快，Na^+ 矫正浓度过高； 成人：年龄较大，血糖过高，低白蛋白血症
静脉血栓	50% 深静脉置管的儿童	多见于儿童深静脉置管后，成人可见肺栓塞及其他部位的栓塞	中心静脉置管，DKA 导致的高凝状态
亚临床间质性肺水肿	常见于儿童	常出现亚临床急性呼吸窘迫综合征，在某些报道中肺水肿及脑水肿可同时出现	某些患者低血钾或低血磷
肺水肿	儿童及成人均罕见		
胰酶升高	儿童 20% ～ 30% 成人 16% ～ 29%	急性胰腺炎有时与高甘油三酯血症或饮酒相关；无症状性胰酶升高可见于成人和儿童	成人和儿童严重酸中毒，肾功能受损及低磷血症
胰腺炎	儿童 2% 成人 10% ～ 11%		
QT 间期延长	儿童 47%	QTc 间期延长在儿童较常发生，但无明显症状；Brugada 型心律失常曾在成人和儿童中均被报道；电解质异常，包括低磷血症已被证明会导致罕见心律失常发作	阴离子间隙（AG）升高、低钾血症、低磷血症和高钾血症
轻微或无症状性舒张功能障碍	儿童 47%	在儿童患者中可检测到肌酸激酶同工酶（CK–MB）和肌钙蛋白 I 升高，但却没有任何症状，这可能与系统炎症反应相关，也可能与维生素 B_1 缺乏有关	严重酸中毒及机体出现炎症反应
有症状的心肌病	儿童及成人均少见		
横纹肌溶解	成人 16% 和儿童 10%	通常无临床表现，经常出现在高渗性高血糖状态（HHS），但也有的在 DKA 中被报道，有些病例与低磷血症相关。严重的横纹肌溶解可出现在同时合并 DKA 和 HHS 并伴有被验证的低磷血症的患者中	低 pH，肾功能受损，血糖及血钠升高，低磷血症和渗透压升高

续表

合并症	发生率	临床表现	危险因素
无症状性低磷血症	成人 90%	无症状的低磷血症很常见；严重低磷血症有 1 例个案报道，其会引起横纹肌溶解症、肾衰竭、溶血贫血、心律失常和呼吸衰竭	严重酸中毒
症状性低磷血症	成人和儿童均罕见		
肠坏死或胃肠道出血	儿童罕见，上消化道出血可见于 9% 的成人	肠坏死被认为与血流灌注不足和微血管病变有关；肠道的坏死见于儿童和青少年，但在成人中未见报道；上消化道出血频繁出现在成人中，这可能与 DKA 期间的胃酸反流有关	肾功能受损，血糖水平升高

低血糖和低钾血症是 DKA 治疗期间最常见的医源性并发症，但一般较轻，需要持续仔细的生化监测和治疗。可以通过非常密切地监测（每 1 ～ 2 小时一次）血糖、（每 2 ～ 4 小时一次）血钾水平，适当地补充、调整胰岛素剂量及使用含葡萄糖的静脉输液来预防这些问题。DKA 纠正后，常可见高氯性代谢性酸中毒，这通常是由于静脉注射液中的高剂量氯化物。这种酸中毒是自限性的，没有不良临床影响。患者通常需要几天时间来恢复，肾脏会重新调整碳酸氢盐的产生和酸的分泌。高氯性代谢性酸中毒导致的碳酸氢盐水平持续偏低，可以通过阴离子间隙与由胰岛素治疗不足导致的持续 DKA 进行鉴别。

在 DKA 的严重并发症中，脑损伤是最常见的。严重脑损伤在成人中很少见，但可发生在 0.3% ～ 0.9% 的儿童 DKA 中，并且与高死亡率（21% ～ 24%）和高发生率（20% ～ 26%）的永久性神经系统并发症相关。脑损伤的危险因素包括严重酸血症和循环容量严重不足。脑损伤的警戒信号和症状如下：开始治疗后出现头痛或呕吐，头痛进行性恶化或严重，心率减慢且与睡眠无关或血容量改善，神经系统状态改变（烦躁、嗜睡、意识模糊、失禁），特定神经系统体征（如脑神经麻痹），血氧饱和度降低。脑损伤可能在就诊时即已存在，但在治疗最初 12 小时内更常见。在影像检学查中可能会发现脑水肿，但许多人在神经系统症状恶化时没有可检测到的影像学异常，脑水肿和（或）脑梗死可能在治疗开始后数小时或数天内出现。因此，在等待影像检查结果时，DKA 相关脑损伤的治疗不应延迟。治疗包括使用甘露醇或高渗盐水，这两种方法都能促使液体从细胞内空间渗透转移到血管内。对于有多种脑损伤危险因素的儿童（包括血清尿素氮浓度升高＞ 20mg/dl、严重酸中毒 pH ＜ 7.1、严重低二氧化碳血症 PCO_2 ＜ 21mmHg、年龄＜ 5 岁等），应床旁使用甘露醇或高渗盐水，并计算剂量。如果神经功能状态急性恶化，应立即给予甘露醇或高渗盐水治疗。

脑水肿是 DKA 治疗的一种不常见但非常严重的并发症，常见于伴 DKA 的儿童，且与高死亡率相关。脑水肿的症状包括头痛、嗜睡、瞳孔变化、癫痫、心动过缓和心搏骤停。潜在的机制还没有被完全阐明。血浆渗透压快速下降和脑缺血被认为是促成机制。可通过避免过度水化和在 DKA 时维持血浆葡萄糖约 200mg/dl 直至阴离子间隙恢复来预防脑水肿。应仔细监测患者的精神和神经状态变化。脑水肿的治疗建议采用甘露醇输注和机械通气。

在 DKA 患者中，即使没有肾脏或心脏问题的患者，也可能因过量补液而出现非心源性肺水肿。若出现肺部啰音和肺泡 – 动脉血氧梯度增加应降低静脉液体和开始连续脉搏血氧测定。低氧血症和非心源性肺水肿可导致胶体渗透压继发性下降、肺水含量增加和肺顺应性降低，从而导致急性呼吸窘迫综合征。对于此类严重的患者，通常应考虑及时给予低剂量肝素或低分子量肝素，以预防血管内血栓形成可能。

DKA 还经常导致儿童急性肾损伤。在一项研究中，64% 的 DKA 儿童被发现患有急性肾损伤（AKI）；＞ 50% 患有 2 期或 3 期 AKI，提示肾小管损伤，而不是单纯的肾功能不全。肾前性肾损伤是由循环容量减少和肾血流灌注不足导致。横纹肌溶解症也可能导致急性肾衰竭。

四、病情评估及监测

入院后，应立即评估血流动力学状态和意识水平，同时检测血糖、血酮或尿酮、血清电解质、血气（动脉或静脉）和全血细胞计数。作为个体快速评估的一部分，应寻找 DKA 诱因，包括做心电图以排除急性冠脉综合征和由高钾血症引起的复极异常（即 T 波高尖）。

DKA 对成人的系统影响取决于酸血症的严重程度和循环容量衰竭。然而，ADA 分类的一个缺点是酸血症的程度与患者的意识水平不完全相关。英国糖尿病协会（JBDS）指南《成人糖尿病酮症酸中毒的管理》提出了严重程度的其他标志物，包括血酮浓度（＞ 6.0mmol/L）、静脉 pH（＜ 7.0）、入院时低钾血症（＜ 3.5mmol/L）、收缩压（＜ 90mmHg）、脉搏（＞ 100 次 / 分或＜ 60 次 / 分），血氧饱和度（＜ 92%，假设基线正常）和格拉斯哥昏迷评分（＜ 12 分）（由英国指南建议）。格拉斯哥昏迷评分包括行为（如睁眼反应、言语反应和运动反应），总分越高，表明患者的意识越清醒。患者嗜睡或昏迷导致呼吸困难，则需要由重症监护团队进行紧急气道管理。在成人 DKA 中，死亡通常是由于感染或并发疾病。在儿童中，DKA 导致的死亡率主要是脑水肿或脑损伤，因此评估意识水平尤其重要。

密切监测患者的病情变化并根据变化对治疗进行适当调整也至关重要。监测应包括血压、脉搏和呼吸频率跟踪，以及准确记录液体出入量。如有条件，对于大多数患者应每小时监测一次葡萄糖水平，每 2 ～ 4 小时应测量一次电解质（钠、钾、氯和碳酸氢盐）、尿素氮、肌酐和酸碱度。磷、钙和镁的血浓度监测频率可较低（通常每 4 ～ 6 小时一次）。应每小时监测一次神经系统状态，可使用格拉斯哥昏迷评分或类似的评估，如 AVPU 评分。对于 DKA 伴认知障碍儿童，可能需要更频繁监测（即每 30 分钟一次）。对于出现认知状态改变或严重代谢紊乱，以及那些在初始治疗后未能改善的患者，应该保持一个较低的阈值，倾向转诊至医院 ICU。另外，对于 ADA 分类为轻度 DKA（表 2–15）且认知正常并能够饮食的患者，可以在急诊环境中接受口服液体和皮下胰岛素治疗，如迅速纠正，有可能避免住院治疗。

表 2-15 ADA 对于 DKA 的病情评估

不同程度的 DKA（ADA 分类）	血糖（mmol/L）	动脉血 pH	HCO_3^-（mmol/L）	尿酮（mmol/L）	血酮	血浆有效渗透压	阴离子间隙（mmol/L）	意识状态
轻度	＞13.8	7.25～7.3	15～18	阳性	＞3	NA	＞10	清醒
中度	＞13.8	7.24～7	10～15	阳性	＞3	NA	＞12	清醒或嗜睡
重度	＞13.9	＜7	＜10	阳性	＞3	NA	＞12	木僵或昏迷

五、预防

对于糖尿病患者，预防 DKA 是可行的，但这一点在国内多数医疗机构并未获得足够的重视。为预防 DKA 的发生，对于糖尿病患者而言，特别是 1 型糖尿病患者，推荐遵循“生病期规则”（Sick Day Rules），主要有以下几个方面。

（1）不可随意停用胰岛素，即便在未进食的情况下，也不建议随意停用，可以调整胰岛素剂量。

（2）在身体出现不适时，血糖水平必须每间隔几个小时检测一次，血酮或尿酮建议至少 1 天测两次。

（3）如果检测到体内有酮体的存在，建议增加胰岛素的剂量。

（4）保持良好的血流灌注，补充水分，如果疾病导致的呕吐持续存在，则需要尽快就医。

“生病期规则”虽简单但常被忽略，相关医务人员应对所有糖尿病患者给予相应指导，避免急诊情况和再入院。当糖尿病患者因任何原因感到不适时，都可以遵循。生病期多数为应激状态，如感冒发热或腹痛腹泻等，会加剧体内调节糖激素的变化和内环境的稳态失衡，在特殊人群如 T1DM 或老年患者中尤其需要小心。“生病期规则”通常规定（尤其是在 T1DM 患者）胰岛素绝不能随意停止，即使某些情况下患者不摄入固体或液体食物时。此外，当身体不适时，应增加血糖监测频率，每隔几小时测量一次血糖浓度，如果有条件，应每天至少监测两次血酮或尿酮浓度。如果检测到酮体，应增加胰岛素剂量。保持良好的水化（多饮水）也很重要。如果由疾病导致的呕吐持续存在，则通常需要住院。上述这些规则的价值实际在各级医疗机构的急诊科通常可以印证。“不吃饭不打胰岛素”的常见医嘱，在有效避免低血糖的同时却带来 DKA 和 HHS 的高风险，尤其是在糖尿病病程长的群体、1 型糖尿病或老年糖尿病患者因其他原因导致摄食摄水障碍的情况下。在与急诊科医师的交流中也发现，对于多数预防措施条款，患者及家属并未明晰。另外有研究报告称，与护士或糖尿病教育者的电话咨询有助于防止 DKA。

六、研究方向

伴随老龄化的进程，会出现越来越多的糖尿病患者和老年糖尿病患者。急诊就诊的高血糖急症也会越来越多。而糖尿病管理水平对预防糖尿病急症有重要价值。如此庞大的糖尿病人群，仅仅依赖于数量相对少的内分泌或糖尿病专科医师是不够的。对更广泛的医务人员的教育，尤其是基层医务人员或全科医师，是及时发现和有能力管理治疗 DKA 的关键。

加强血糖监测几乎可以肯定与降低 DKA 发生率相关，瞬感等技术可能在减轻患者痛苦的基础上获得可接受的血糖数据信息，这是可以评估的领域。合并感冒、饮食不佳等情况时，如缺少血糖监测，很容易发生高血糖急症。如何更好地改进病期管理及进行相应的评估也是可以改善和研究的领域。

迄今为止，许多用于治疗 DKA 的指南随着时间的推移而演变，但仍主要基于 2009 年 ADA《成人糖尿病高血糖危象管理专家共识》。因此，需要大样本随机对照试验来帮助确定最佳管理方案，包括优化静脉液体的电解质含量（如乳酸林格液与生理盐水）、各治疗切换的时机（如血糖下降后补糖的时机）。此外，需要进一步的研究来确定胰岛素给药的最佳速率和技术，以及补钾的理想组合。

从本质上讲，DKA 患者从诊断、入院到出院整个过程的大部分阶段都存在不确定性，需要高质量的数据来帮助改善患者的整体管理。此外，用于 T1DM 患者的闭环系统（血糖反馈、自动调节、胰岛素皮下给药相结合）已经出现，这些技术与其他人工智能系统联合也可能改善结局。这些技术已被证明可以改善血糖在目标范围内的时间（TIR），而如前所述，血糖监测本身即可能带来获益。因此，从理论上讲，这些患者发生严重高血糖及随后出现 DKA 的可能性可以降低。然而，这还没有定论，缺乏以 DKA 发生为终点的实际临床研究。

SGLT2 抑制剂越来越多地用于临床，在临床中的应用越来越广泛，而由此带来的风险也在增加。其中，SGLT2 抑制剂诱导的 DKA 的特点和管理措施也逐渐被认识。但国际上相关的研究证据尚不足，国内更是缺乏，因此有必要进行大规模的观察和总结。

（周丽明　阎德文）

第3章 糖尿病高渗性高血糖状态

第一节　糖尿病高渗性高血糖状态诊断

糖尿病高渗性高血糖状态（hyperosmolar hyperglycemic state，HHS）是可危及生命的内分泌急症之一，主要特征是严重高血糖、高血浆渗透压及脱水，而没有明显的酮症酸中毒。主要见于老年2型糖尿病（T2DM）患者，但在儿童和年轻人中也越来越多见。

一、患病率

HHS最常见于伴有感染、手术或缺血性事件等并发疾病的老年T2DM患者。在美国，HHS占所有糖尿病相关住院人数的不到1%，占高血糖相关急诊入院患者的13%。儿童和青少年HHS的发病率正在增加，高达2%的儿童在T2DM发病时表现为HHS。我国国内尚缺乏HHS流行病学的相关数据。

二、发病诱因

HHS的常见诱因包括急性感染、手术、外伤、急性心脑血管意外、水摄入不足或失水、因口渴摄入大量含糖饮料、因误诊输入大量葡萄糖液、透析治疗、静脉高营养疗法、药物及其他伴随疾病（如甲状腺毒症、胰腺炎、肺栓塞、肠系膜血栓形成、严重烧伤等）。感染是主要诱因，占所有诱因的50%以上。肺炎是最常见的感染，其次是尿路感染。某些影响碳水化合物代谢的药物可能会促进HHS的发展，包括糖皮质激素、β受体阻滞剂、噻嗪类利尿剂、某些化疗药物及第二代抗精神病药物。在抗精神病药物中，奥氮平和利培酮引起HHS的风险最高。

三、病理生理

HHS最重要的两个病理生理机制是胰岛素缺乏和升糖激素（如胰高血糖素、儿茶酚胺、皮质醇及生长激素）水平增加（图3-1）。在胰岛素缺乏的状态下，皮质醇水平升高使蛋白质由合成转变为分解，从而增加糖异生的底物——氨基酸（丙氨酸和谷氨酰胺）的产生；肌糖原通过糖原分解代谢为乳酸，乳酸通过血液循环被输送到肝脏，作为糖异生的碳骨架；过量的儿茶酚胺促进脂肪组织中甘油三酯分解（脂解）为游离脂肪酸（FFA）和甘油，后者也为糖异生提供了碳骨架；胰高血糖素、儿茶酚胺、皮质醇水平升高可以刺激糖异生酶，尤其是磷酸烯醇式丙酮酸羧激酶，促进肝糖异生。除了肝糖异生增加，胰岛素缺乏和升糖激素水平的增加还可以刺激肝糖原分解增加，以及降低外周组织（肝脏、肌肉、脂肪）特别是肌肉组织中葡萄糖的利用，从而导致肝葡萄糖生成增加。严重的高血糖反过来又可以诱导巨噬细胞产生促炎细胞因子，如肿瘤坏死因子 -α（TNF-α）、白细胞介素（IL）-6、IL-1β 及 C 反应蛋白（CRP）等，进一步导致胰岛素分泌受损和胰岛素敏感性降低，形成恶性循环。

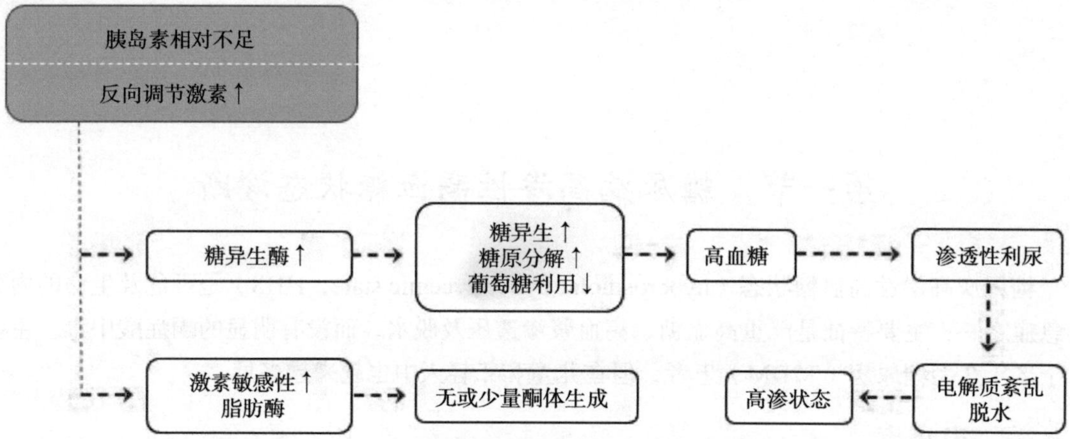

图 3-1　高渗性高血糖状态的病理生理机制

人体中的水分被划分为细胞内液和细胞外液，其分布由细胞膜两侧的渗透有效物质决定。细胞内渗透压主要由钾离子、氯离子和磷酸根离子发挥作用，而细胞外渗透压主要由钠离子、氯离子和碳酸氢根离子发挥作用。上述离子无法自由通过细胞膜，但它们所形成的渗透液在自由水穿过细胞膜的运动中起着关键作用。细胞外液中的葡萄糖、脂肪和蛋白质也会产生渗透压，而尿素和乙醇可以在细胞膜上自由移动，因此不产生渗透压。在没有高血糖的情况下，血清钠浓度和渗透压浓度非常接近。在高血糖的情况下，葡萄糖浓度增加引起细胞外渗透压增高，导致游离水从细胞内转移至细胞外液当中，并对血清钠进行稀释。血糖升高超过肾糖阈时肾小管液溶质浓度升高，由渗透作用导致肾小管液中水增多，稀释肾小管液中的钠浓度，于是肾小管液和上皮细胞之间的钠浓度梯度减小，从而使钠的重吸收减少，而肾小管液中有较多的钠，进而又使肾小管液中保留较多的水，结果使水的重吸收减少，尿量和钠排出量增多，失水多于失钠，最终导致脱水和高渗状态。

胰岛素缺乏还导致激素敏感性脂肪酶的激活，进而使甘油三酯加速分解为 FFA。FFA 升高一方面增加胰岛素抵抗，另一方面在肝脏被氧化为酮体，酮体的生成增加消耗碳酸氢盐和代谢酸，从而导致糖尿病酮症酸中毒（DKA）。与 DKA 患者相比，HHS 患者酮体正常或者处于低水平，与循环中胰岛素水平较高、升糖激素和 FFA 水平较低，以及高渗状态对脂肪分解的抑制作用有关。抑制脂肪分解所需的胰岛素浓度仅为促进葡萄糖利用所需胰岛素浓度的 1/10，因此 HHS 不易出现糖尿病酮症酸中毒。一些严重脱水的 HHS 患者，由于低灌注和乳酸酸中毒，会出现轻度或中度的酸中毒。

HHS 状态下促炎细胞因子和氧化应激标志物的增加损伤了血管内皮细胞，促凝血因子如纤溶酶原激活物抑制物 -1（PAI-1）和 CRP 水平升高，加上脱水状态形成凝血酶原环境，增加了血管闭塞、肠系膜动脉血栓形成、心肌梗死、弥散性血管内凝血、脑血管意外及双侧股动脉血栓形成等疾病的发生风险。

四、临床表现

（一）症状

HHS 起病一般较为隐匿，DKA 往往在发病数小时内出现，但大多数 HHS 患者从发病到出现临床表现需要 1 ～ 2 周，因此脱水和代谢紊乱更为严重。临床表现常先出现高血糖的典型症状（口干、多饮、多尿、体重减轻），或原有症状进一步加重，多食症状表现不明显，甚至可以表现为厌食。患者常伴有疲劳、全身乏力、视物模糊。病情逐渐加重出现进行性意识障碍伴脱水的表现。精神状态的改变常见于有效血浆渗透压浓度＞ 330mOsm/L 的患者，如淡漠、嗜睡。当血浆渗透压＞ 350mOsm/L 时，可出现定向力障碍、幻觉、上肢拍击样粗震颤、癫痫样发作、偏瘫、偏盲、失语、视觉障碍及昏迷。虽然感染是 HHS 的常见诱因，但发热并不常见，这可能是由于糖尿病患者免疫功能受损而使发热的能力下降。一些 HHS 患者可能会出现提示潜在感染的症状或体征，如肺部感染引起的咳嗽、咳痰或呼吸衰竭症状，泌尿道感染引起的尿急、尿痛症状等。HHS 其他的诱发因素也会出现相关的临床表现，例如，如果是急性冠脉综合征诱发 HHS，则会出现胸痛或心力衰竭的症状。与 DKA 相比，恶心、呕吐和腹痛等胃肠道症状是 HHS 不常见的症状，这些症状出现时可能与诱因有关（如肠道感染）。

（二）体征

阳性体征包括呼吸急促、脉搏快速而微弱、低血压、皮肤和口腔黏膜干燥、皮肤弹性差、眼窝凹陷、心率快、四肢凉等，严重意识障碍的患者可能会出现阳性病理征。尽管存在严重的脱水和血钠丢失，但高渗状态维持了血管内容量，因此一些 HHS 患者在治疗前脱水表现可能不太明显。但在治疗过程中，血浆渗透压的降低会导致水从血管内流出，从而导致血容量减少的相关表现。

五、实验室检查

（一）常规

由于应激、脱水、感染等因素，血常规中白细胞常升高、血红蛋白和血细胞比容升高。尿常规中尿比重增加，尿糖呈强阳性，尿酮体阴性或弱阳性。粪便常规在合并肠道感染的情况下出现白细胞，可能因为应激性溃疡或胃黏膜损伤导致便隐血试验阳性。

（二）生化

血糖明显升高，通常＞33.3mmol/L。β–羟丁酸正常或轻度升高，通常不超过3mmol/L。乳酸正常或升高。CRP正常或升高。血清总蛋白、白蛋白、淀粉酶、肌酸激酶、肌酐、尿素氮、尿酸升高。

（三）酸碱平衡和电解质代谢

动脉血气pH＞7.30，碳酸氢根（HCO_3^-）正常或稍低。实验室测得的血钠正常或升高。计算校正后血钠可用于评估脱水程度。血糖超过5.6mmol/L时，按血糖每升高5.6mmol/L，血钠下降1.6mmol/L，校正后的血钠＞140mmol/L提示严重脱水。HHS时渗透性利尿可导致钾从尿中丢失，血钾降低，但HHS时由于血液浓缩也会使血钾表现为正常或者升高，血磷升高，血镁降低，阴离子间隙正常。

（四）血浆渗透压

血浆渗透压作为HHS的诊断标准之一，既可以用于HHS严重程度的评估，也可以用于监测治疗的效果。大多数医院通常无法频繁地急查血浆渗透压，因此常使用公式计算来得出血浆渗透压的近似值。不同指南、共识及文献当中计算血浆渗透压的公式略有差异。英国糖尿病协会（JBDS）指南提供了3种计算血浆渗透压的公式：2×血钠（mmol/L）+血糖（mmol/L）+尿素氮（mmol/L），2×（血钠+血钾）（mmol/L）+血糖（mmol/L），2×血钠（mmol/L）+血糖（mmol/L）。尿素氮虽然不是一种渗透有效物质，但它是严重脱水的指标之一，因此建议将其纳入血浆渗透压的计算公式中。而美国糖尿病协会（ADA）指南建议在不包括尿素氮的情况下计算血浆渗透压，因此根据ADA指南的标准诊断为HHS的患者存在更加严重的脱水。我国的《中国2型糖尿病防治指南（2020版）》建议治疗前和治疗中计算有效血浆渗透压（plasma osmolality，Posm），公式为2×（血钠+血钾）（mmol/L）+血糖（mmol/L）。血浆渗透压计算公式的异同是否会导致不同的临床结局，目前尚无研究。

（五）其他检查

HHS常见的诱因是感染和急性心血管事件，因此尿常规、心肌酶、肌钙蛋白、脑钠肽、胸部影像学等检查由于诱因的不同会出现相应的异常结果。

六、诊断

HHS尚无统一的诊断标准。国际指南对HHS的精确定义各不相同。诊断目前主要基于临床表现和实验室检查异常结果。我国指南定义了实验室诊断参考标准：①血糖≥33.3mmol/L；②有效血浆渗透压≥320mOsm/L；③血清HCO_3^-≥18mmol/L或动脉血pH≥7.30；④尿糖呈强阳性，而血酮体及尿酮体呈阴性或为弱阳性；⑤阴离子间隙＜12mmol/L。表3–1列举了不同国际学术组织的指南对HHS的诊断标准。

表 3–1　不同国际学术组织对 HHS 的诊断标准

项目	JBDS	ADA	ISPAD	CDS
血糖（mmol/L）	＞ 30.0	＞ 33.3	＞ 33.3	≥ 33.3
血浆渗透压（mOsm/kg）	＞ 320	＞ 320	＞ 320	≥ 320
动脉 pH	＞ 7.30	＞ 7.30	＞ 7.30	≥ 7.30
HCO_3^-（mmol/L）	＞ 15	＞ 20	＞ 15	≥ 18
酮体	低	低	低	低
精神状态改变	存在	存在	存在	未提及

注：JBDS. 英国糖尿病协会；ADA. 美国糖尿病协会；ISPAD. 国际儿童和青少年糖尿病协会；CDS. 中华医学会糖尿病学分会。

JBDS 血浆渗透压的计算公式为 2× 血钠（mmol/L）+ 血糖（mmol/L）+ 尿素氮（mmol/L）。ADA 血浆渗透压的计算公式为 2× 血钠（mmol/L）+ 血糖（mg/dl）/18+ 尿素氮（mg/dl）/2.8。

七、鉴别诊断

HHS 应与 DKA、乳酸酸中毒、低血糖昏迷、心源性疾病及神经系统疾病等鉴别。重点要和 DKA 进行鉴别（表 3–2），但二者也可重叠存在。

表 3–2　HHS 和 DKA 的鉴别诊断

项目	HHS	DKA		
		轻度	中度	重度
血糖（mmol/L）	＞ 33.3	＞ 13.9	＞ 13.9	＞ 13.9
动脉 pH	＞ 7.30	7.25 ～ 7.30	7.00 ～＜ 7.24	＜ 7.00
HCO_3^-（mmol/L）	＞ 18	15 ～ 18	10 ～＜ 15	＜ 10
尿酮体	微量	阳性	阳性	阳性
血酮体	微量	阳性	阳性	阳性
血渗透压（mOsm/L）	＞ 320	可变的	可变的	可变的
阴离子间隙（mmol/L）	＜ 12	＞ 10	＞ 12	＞ 12
精神状态	木僵 / 昏迷	清醒	清醒 / 嗜睡	木僵 / 昏迷

（欧倩滢　陈开宁）

第二节　糖尿病高渗性高血糖状态的治疗

HHS 病情危重，好发于老年患者，并发症多，病死率高于 DKA，强调早期诊断及治疗。遇上原因不明的脱水、休克、意识障碍及昏迷等，需考虑 HHS 的可能。目前不同国际指南的 HHS 诊断标准未统一，治疗措施也缺乏统一性，但治疗原则与 DKA 类似，包括积极补液纠正脱水状态，维持组织灌注，小剂量胰岛素静脉输注控制血糖，纠正水、电解质紊乱，积极寻找并消除诱因和防治并发症，降低病死率。2013 年的《中国高血糖危象诊断与治疗指南》与 2009 年 ADA 共识声明相似，《中国 2 型糖尿病防治指南（2020 年版）》对 HHS 部分进行了更新，而 2015 年英国糖尿病协会联合住院治疗组（JBDS–IP）则在低渗液体输入和胰岛素起始时间上存在差异，本章主要从我国的治疗指南及共识角度阐述。

一、治疗

（一）积极补液，纠正脱水是治疗的关键

HHS 严重失水，积极补液是治疗的首要、关键措施，有助于迅速扩充血容量和恢复肾脏有效灌注，应先于胰岛素降糖治疗，在实验室检查结果回报前即应启动补液治疗。补液包括经口服和静脉，对于意识障碍者，可给予鼻饲。

补液原则如下。

（1）先快后慢，先盐后糖：24 小时补液量一般为 100 ～ 200ml/kg，可高达 9L，但目前尚无前瞻性研究提供特定补液方案。参照 2013 年《高血糖危象诊断治疗指南》和《中国 2 型糖尿病防治指南（2020 版）》，推荐第一个 24 小时补足预先估计的液体丢失量，首选生理盐水。第 1 小时输入生理盐水，速度为 15 ～ 20ml/（kg · h）（一般成人 1.0 ～ 1.5L，总量可酌情增加至 2L）；随后视脱水情况、电解质水平和尿量等调整补液总量和速度：第 2 小时补液 1000ml，第 3 ～ 5 小时 500 ～ 1000ml/h，第 6 ～ 12 小时 250 ～ 500ml/h；补液可使血糖下降，治疗开始后应每小时检测血糖和电解质，并检测渗透压或计算有效渗透压 =2 ×（$[Na^+]+[K^+]$）（mmol/L）+ 血糖（mmol/L），并据此调整输液速度，促进血糖和渗透压缓慢下降。

（2）HHS 状态下细胞内水转移到细胞外，补液和胰岛素治疗后血糖下降，水向细胞内转移，可带来血钠升高，为了确定体内脱水程度，可计算校正后血钠：当血糖＞ 5.6mmol/L 时，每升高 5.6mmol/L，血钠则下降 1.6mmol/L，若校正后血钠＞ 140mmol/L，提示补液不足。若充分补液后血浆渗透压不再下降或血钠升高，才考虑补充 0.45% 氯化钠溶液，24 小时内血钠下降速度不应超过 10mmol/L。

（3）当血糖降至 16.7mmol/L 时，改为 5% 葡萄糖溶液输入并同时输入胰岛素，直至血糖及渗透压得到控制。

（4）补液目标，应在前 12 小时补足 50% 的失水量，电解质和渗透压则可能长达 72 小时才完全正常化。

（5）对于心、肾功能不全者，补液过程中需评估心功能、肾功能和神经系统状况，以防补液过多。

（二）胰岛素降糖

补液扩容后，葡萄糖向细胞内转移可带来血糖下降，如血糖快速下降，可引起渗透压急剧下降和血压下降，诱发脑水肿和脱髓鞘病变，故血糖下降不宜过快，当充分补液而血糖下降小于 3mmol/（L·h）时，或补液 1 小时后再开始胰岛素输注。

1. 持续静脉输注胰岛素：与 DKA 治疗类似，推荐胰岛素以 0.1U/（kg·h）持续静脉输入，若 1 小时内血糖下降不足 10%，则以 0.14U/kg 静脉输注后继续原速度输注；考虑到 HHS 患者对胰岛素相对敏感，胰岛素用量相对小，JBDS–IP 推荐更小剂量胰岛素 0.05 ～ 0.1U/（kg·h）起始持续静脉输入。

2. 血糖降至 16.7mmol/L 时，需补充葡萄糖溶液，胰岛素输入量减至 0.02 ～ 0.05U/（kg·h），依据血糖调整胰岛素用量和葡萄糖输注速度，血糖下降目标为 2.8 ～ 4.2mmol/（kg·h），维持血糖在 13.9 ～ 16.7mmol/L，直至 HHS 缓解。HHS 缓解主要表现为渗透压降至正常和意识状态恢复正常。

3. HHS 缓解后过渡到皮下胰岛素：由于胰岛素半衰期短，停止胰岛素静脉输注后可引起反跳性高血糖，故当病情缓解并可进食时，停止静脉输注胰岛素前 1 ～ 2 小时开始进行胰岛素皮下注射；对于既往已接受胰岛素治疗的患者，可继续给予 HHS 发病前的胰岛素剂量；对于从未使用过胰岛素者，按 0.5 ～ 0.8U/（kg·h）起始胰岛素治疗。

（三）纠正电解质紊乱和酸碱失衡

1. 低钾血症　主要是由于高血糖状态下钾向细胞内转移，以及渗透性利尿带来的血钾降低，但 HHS 严重失水可出现肾前性肾衰竭，往往会出现轻度至中度高钾血症，随着补液后血容量扩充，使用胰岛素后钾离子向细胞内转移，血钾将逐渐下降，甚至出现低钾血症，故血钾≥ 5.2mmol/L 时暂不补钾，1 小时内复查；当血钾＜ 5.2mmol/L 且尿量＞ 40ml/h 时即应开始补钾；血钾在 4.0 ～ 5.2mmol/L 时，静脉补钾增加氯化钾 0.8g/（L·h）；血钾在 3.3 ～ 4.0mmol/L 时，静脉补钾增加氯化钾 1.5g/（L·h）；血钾＜ 3.3mmol/L 时，胰岛素静脉输入促进钾离子向细胞内转移可诱发致死性心律失常、呼吸肌麻痹和心搏骤停，故优先补钾升至 3.3mmol/L 后再给予胰岛素降糖；血钾目标为 4 ～ 5mmol/L，肾功能不全患者需小剂量补钾，以防发生高钾血症。

2. 酸中毒　部分 HHS 伴发 DKA 存在酸碱失衡，但酸中毒一般较为轻微，无须补碱治疗，通过补液和胰岛素控制血糖多可纠正，过快补碱可加重脑水肿。

3. 低磷血症　与 DKA 类似，HHS 存在不同程度的低磷血症，但一般存在自限性，补充磷酸盐可加重低钙血症和低镁血症，故大多 HHS 无须补充磷酸盐，如发生与低磷相关的心肌、骨骼肌麻痹和呼吸抑制，尤其血磷＜ 0.3mmol/L 者，可适当补充磷酸钾，并需监测血钙以防发生严重低钙血症，但目前尚无在 HHS 患者中补磷的有力证据。

（四）连续性肾脏替代治疗（CRRT）

早期 CRRT 治疗不仅可有效补充水分和降低渗透压，还可清除循环中的炎症因子，减少多器官功能障碍等并发症的发生，减少住院时间，降低患者病死率，但 CRRT 治疗 HHS 还需更多的研究明确治疗预后。

（五）治疗诱因

感染是 HHS 的主要诱因，尤其是泌尿系统和肺部，应积极检测炎症指标和病原体，积极寻找病因病灶并治疗。

（六）防治并发症

1. 低血糖　HHS 患者严重脱水，高血糖有助于稳定渗透压和血容量，如补液不足而血糖迅速下降将导致循环衰竭和静脉血栓形成，故治疗过程中补液是首要措施，HHS 患者胰岛素敏感性高于 DKA，低血糖风险高于 DKA，故胰岛素起始剂量偏小，2023 年《ADA 专家共误用：成人糖尿病高血糖危象管理专家共识》推荐持续静脉输注胰岛素，以 0.05U/（kg·h）起始，并需每小时监测血糖，控制血糖下降幅度。当血糖降至 16.7mmol/L 时需补充葡萄糖液体，将血糖保持在 13.9 ～ 16.7mmol/L，直至高渗状态得到改善和临床状态稳定。

2. 低钾血症　高血糖及渗透性利尿导致体内钾耗绝，治疗过程中尤其是输注胰岛素后钾向细胞内转移加重低钾血症，可导致严重心律失常、呼吸肌麻痹甚至呼吸衰竭，故需加强钾离子监测和补钾治疗。

3. 脑水肿及中枢神经脱髓鞘病变　HHS 好发于老年 2 型糖尿病患者，常伴发严重的并发症，尤其心、肺及肾功能不全者更易出现脑水肿和心力衰竭，而且脑组织对血钠、水和葡萄糖的快速变化更加敏感，为了防止脑水肿和神经脱髓鞘损伤，治疗过程需监测血糖、电解质和渗透压，调整补液速度，以防补液过多、血糖和渗透压下降过快。治疗过程中若出现意识障碍恶化，排除低血糖后需警惕脑水肿或脱髓鞘病变。脑水肿可表现为头痛、意识障碍、昏睡、躁动、二便失禁、视盘改变、心动过缓、呼吸骤停，对于易发脑水肿的高渗患者，需要逐渐补充所丢失液体和盐分 [渗透压下降速度不得＞ 3mmol/（L·h）]，血糖稳定在 13.9 ～ 16.7mmol/L，直至高渗状态得到缓解。一旦发生脑水肿，尤其是出现头痛和心动过缓等症状时，立即给予甘露醇脱水，并限制首日静脉补液量不大于失水量的 1/3，余下在 72 小时内补足，病情稳定后完善头颅 CT 以排除脑血管病变。

4. 横纹肌溶解　HHS 患者发生横纹肌溶解的风险高于 DKA，可表现为肌痛、乏力、尿色加深，实验室检查可发现肌红蛋白尿和肌酸激酶升高，可诱发急性肾衰竭，建议治疗早期每 3 ～ 4 小时监测肌酸激酶和肾功能变化。

5. 血栓形成　HHS 患者的严重高血糖和脱水可促发炎症和高凝状态，是血栓形成的主要原因，可诱发心脑血管意外，对于有缺血性疾病高危因素的 HHS 患者，低分子量肝素可预防血栓形成，但尚无证据证明其安全性及有效性。

（七）病情评估与监测

1. 病情评估　包括脱水程度、意识障碍程度、心功能和血栓风险，意识障碍者还需与脑血管意外及治疗后可能出现的脱髓鞘病变相鉴别。

2. 监测　HHS 好发于老年 2 型糖尿病患者，常伴发严重的并发症，病死率高，更需加强监测，尤其是合并严重高钠血症、DKA、低氧血症、肾功能不全或合并心脑血管事件的患者，需进入重症监护病房，治疗初每小时监测神志、血压、尿量、心率等临床表现和血糖，每 2 小时检测电解质并计算渗透压，每 4 小时检测肾功能、肌酸激酶，评估液体量是否充足，避免因液体复苏不足或过快造成不良结局，以便及早发现并发症。

（八）特殊高渗性高血糖状态的处理

1. 儿童 HHS　治疗原则与成人类似。2022 年的 ISPAD 指南推荐儿童 HHS 补液速度应比 DKA 快，起始生理盐水输注不小于 20ml/kg，此后依据血压、尿量、血糖、电解质和渗透压调整输液速度，最终补液量可高达体重的 12% ～ 15%。补液首选生理盐水，随着肾灌注的改善，单独补液（未输注胰岛素）时血糖下降幅度在 4.1 ～ 5.5mmol/（L·h），如血糖下降速度＞5.5mmol/（L·h），则需增加输入 5% 或 2.5% 葡萄糖溶液。与 DKA 不同，HHS 渗透性利尿的尿钠浓度接近 4.5% 氯化钠溶液，故对于高钠性脱水患者，可输入 0.45% 氯化钠溶液，但当考虑血容量不足时，需输入生理盐水。治疗目标：血钠下降速度控制在每小时 0.5mmol/L，血糖下降速度 4.1 ～ 5.5mmol/（L·h），渗透压下降幅度不超过 3mmol/（L·h），补液 1 小时后起始胰岛素治疗，以 0.025 ～ 0.05U/（kg·h）起始，如血钾低于 3.0mmol/L，则优先补钾治疗，建议推迟胰岛素使用。

2. 老年 HHS　HHS 好发于老年患者，而且发病时多合并局部或全身感染，因而对于有感染合并脱水或昏迷的老年患者，不论有无糖尿病病史，均应常规检测血糖，在诊断明确时，不宜大量输注葡萄糖液体和糖皮质激素，以免加重病情，避免医源性高渗性高血糖状态发生，治疗方面与成人大致相同，但是老年患者病情多较重，多器官功能衰退，补液不足或胰岛素过多可引起低血压、肾前性肾衰竭，补液过多过快则可引起肺水肿、心力衰竭、脑水肿，故需加强监测，保障心、脑、肾等重要器官的功能。补液首选生理盐水，低渗液体引起渗透压下降过快可诱发脑水肿，联合胃肠内补液以减少静脉补液更加安全实用。

3. HHS 合并 DKA　两者合并，失水量和电解质代谢紊乱更严重，病死率更高，对补液和钾需求更高，需加强监测，防治并发症，一般 HHS 患者酮症较轻，无须补碱，除非有严重酸中毒（pH 小于 6.9）。

二、预后

HHS 的死亡率高于 DKA，其预后和转归取决于脱水的严重程度、合并症的存在和是否高龄。

三、防范

HHS 患者脱水严重，老年患者渴感中枢减退，常不能识别和及时处理，甚至出现意识障碍，因此需加强教育，医师和家属应发挥监护作用，积极监测血糖，早期识别并及时治疗可减少病死率。感染是 HHS 的主要诱因，因而出现早期感染症状时，尤其是对于有脱水现象者，更需加强血糖检测，并需避免大量输入葡萄糖液体和使用糖皮质激素。

（林　璐　陈开宁）

第三节 非酮症性高血糖和意识障碍

意识障碍（disturbance of consciousness）是指人对周围环境及自身状态的识别和觉察能力出现障碍，多由高级神经中枢功能活动（意识、感觉和运动）受损引起，可表现为嗜睡、意识模糊、昏睡和谵妄，严重的意识障碍为昏迷。

各种感染、中毒和机械压迫等因素可引起神经细胞或轴索损害，均可产生不同程度的意识障碍。

一、意识障碍的病因

1. 严重感染　如败血症、肺炎、中毒性菌痢、伤寒、斑疹伤寒、恙虫病和颅内感染（脑炎、脑膜炎、脑型疟疾）等。

2. 颅脑非感染性疾病　包括脑血管疾病，如脑缺血、脑出血、蛛网膜下腔出血、脑栓塞、脑血栓形成、高血压脑病等；脑占位性病变，如脑肿瘤、脑脓肿等；颅脑损伤，如脑震荡、脑挫裂伤、外伤性颅内血肿、颅骨骨折等；癫痫。

3. 内分泌与代谢障碍　如甲状腺危象、甲状腺功能减退症、尿毒症、肝性脑病、肺性脑病、糖尿病、低血糖、妊娠中毒症等。

4. 心血管疾病　如重度休克、心律失常引起的阿 – 斯综合征等。

5. 水、电解质平衡紊乱　如低钠血症、低氯性碱中毒、高氯性酸中毒等。

6. 外源性中毒　如催眠药、有机磷杀虫剂、氰化物、一氧化碳、酒精和吗啡中毒等。

7. 物理性和缺氧性损伤　如高温中暑、日射病、触电、高山病等。

二、意识障碍的发生机制

脑缺血、缺氧、葡萄糖供给不足、酶代谢异常等因素可引起脑细胞代谢紊乱，从而导致网状结构功能损伤和脑功能减退，均可产生意识障碍。

非酮症性高血糖患者出现意识障碍与内分泌和代谢障碍，以及水、电解质平衡紊乱致大脑细胞缺血、缺氧等因素引起脑细胞代谢紊乱相关。

三、意识障碍的表现

1. 嗜睡（somnolence）　是最轻的意识障碍，是一种病理性嗜睡，患者陷入持续睡眠状态，可被唤醒，并能正确回答和做出各种反应，但当刺激去除后很快又再入睡。

2. 意识模糊（confusion）　是意识水平轻度下降，较嗜睡程度深的一种意识障碍。患者能保持简单的精神活动，但对时间、地点、人物的定向能力发生障碍。

3. 昏睡（sopor）　是接近人事不省的意识状态。患者处于熟睡状态，不易唤醒。虽在强烈刺激下（如压迫眶上神经、摇动患者身体等）可被唤醒，但很快又再次入睡。醒时答话含糊或答非所问。

4. 谵妄（delirium）　是一种以兴奋性增高为主的高级神经中枢急性活动失调状态，临床上表现为意识模糊、定向力丧失、感觉错乱（幻觉、错觉）、躁动不安、言语杂乱。

5. 昏迷（coma）　是严重的意识障碍，表现为意识持续的中断或完全丧失。按其程度可分为三阶段。

（1）轻度昏迷：意识大部分丧失，无自主运动，对声、光刺激无反应，对疼痛刺激可出现痛苦的表情或肢体退缩等防御反应。角膜反射、瞳孔对光反射、眼球运动、吞咽反射等可存在。

（2）中度昏迷：对周围事物及各种刺激均无反应，对剧烈刺激可出现防御反应，角膜反应减弱，瞳孔对光反应迟钝，眼球无转动。

（3）重度昏迷：全身肌肉松弛，对各种刺激全无反应，深、浅反射均消失。

四、高渗性高血糖状态

高渗性高血糖状态既往曾被称为非酮症性高血糖昏迷、高渗性高血糖非酮症综合征和高渗性非酮症昏迷，是糖尿病最严重的急性并发症之一，临床以严重高血糖而无明显酮症酸中毒、血浆渗透压显著升高、脱水和意识障碍为特征。由 Won Frerichs 和 Dreschfeld 于 19 世纪 80 年代首次报道了第一例 HHS 病例，该糖尿病患者临床表现为严重的高血糖和糖尿病，并出现昏迷，但不伴有 Kussmaul 呼吸、口中无烂苹果味，且尿酮测试为阴性。HHS 是 7% ～ 17% 糖尿病患者的首发表现，然而该并发症更常见于有潜在合并症的老年人，死亡率为 10% ～ 20%。感染是导致 HHS 的主要诱发因素，其次是胰岛素或其他降糖药物的停用，以及其他伴随疾病，如心脑血管事件、心肌梗死和创伤。高血糖引起的渗透性利尿导致液体大量丢失，如合并渴感受损，常见于老年或危重患者，可能诱发严重脱水和 HHS。

胰岛素和胰高血糖素分泌或作用异常是血糖控制不佳的糖尿病患者发生 HHS 的主要原因，包括胰岛素的绝对或相对缺乏，以及胰高血糖素分泌增加（或因胰岛素正常抑制作用消除导致）。HHS 主要见于 65 岁以上患者，高血糖症状的发展相对于 DKA 更隐匿，烦渴、多尿和体重减轻等症状常会在就诊前持续数日到数周。与 HHS 患者相比，恶心、呕吐、腹痛等胃肠道症状在 DKA 患者中更常见。神经系统症状恶化主要见于有效血浆渗透压大于 320 ～ 330mmol/L 的患者。明显高血糖症的最早期症状是多尿、烦渴和体重减轻。随着高血糖程度加重或持续时间延长，细胞外液高渗引起脑细胞脱水、脑血流量减少，可逐渐出现一系列神经系统症状，包括视力障碍、嗜睡、肌肉抽搐、意识模糊、谵妄和神经系统定位体征。在较晚期阶段，症状可发展至昏迷，伴格拉斯哥昏迷评分低分值。因严重脱水导致脑体积明显缩小时，脑膜和脑皮质之间的血管受到牵拉，严重时可导致血管破裂引起脑出血。相较于 DKA，HHS 失水更为严重，神经系统症状更为常见，发生也更早，这意味着高渗状态发挥着主要致病作用，但代谢性酸中毒也发挥了一定的协同作用。

五、糖尿病纹状体病

部分 HHS 患者可出现糖尿病纹状体病（也就是非酮症性高血糖性舞蹈症）及并发癫痫等意识障碍相关疾病。

糖尿病纹状体病是罕见的成人急性获得性偏侧舞蹈病的一种明确获得性病因，属于一种运动增多性运动障碍。1960 年，Bedwell 首次报道一例严重高血糖患者发生的偏侧舞蹈症，其症状随着血糖控制得到缓解。其危险因素包括血糖控制不佳、女性和高龄。大多数患者表现为不自主短暂的、随意、不规律的肌肉收缩，主要累及远端肢体，也可累及面部和躯干。一旦血糖得到控制，上述症状往往在几日至几周内缓解。然而，20% 的患者可出现持续 3 个月以上的运动障碍，尽管症状相较于起病时会有所减轻。非典型病例可在高血糖控制后延迟发病，持续异常运动或先缓解后复发。磁共振影像学表现为运动对侧（少数情况下为同侧）壳核的 T_1 加权图像上有异常高信号，苍白球和尾状核上也有类似表现。2/3 的患者在 T_2 加权序列上也出现异常高信号，部分患者在弥散加权成像上亦可见相应的异常信号，而增强扫描无异常表现。影像学的这些特征可以鉴别纹状体病与出血，对明确病因至关重要。

到目前为止，尚无前瞻性流行病学研究来评估糖尿病纹状体病的发病情况，仅有几个证据级别较低的回顾性研究显示糖尿病纹状体病的患病率约为 1%，甚至更低。包含 176 例患者的系统回顾发现大多数病例来自亚洲国家。在不同的病例系列或系统评述中观察到患者的平均年龄为 60 ～ 70 岁。在印度的两个研究报道中，糖尿病纹状体病的平均年龄超过 50 岁。在 Chen 等的分析中，伴有酮症的糖尿病纹状体病的病例中位数年龄为 54 岁。

根据多年来不同研究的观察，糖尿病纹状体病发病以女性为多，约为男性的 2 倍。女性糖尿病纹状体病高发的原因需要进一步研究。有学者推测绝经后的女性糖尿病纹状体病继发于雌激素缺乏的多巴胺受体敏感性增加可能是女性易患糖尿病纹状体病的原因之一。

糖尿病纹状体病的发病机制如下。根据先前报道的各种推测性糖尿病纹状体病的病理生理基础，Dubey 等提出了糖尿病纹状体病发病的“恶兆八重奏”，按发生顺序排列如下：①粒细胞增生症；②点状出血；③高铁血红蛋白沉积；④矿物质（钙和镁）沉积；⑤细胞毒性水肿；⑥髓鞘溶解；⑦胶质增生；⑧萎缩。高血糖状态导致高渗透压和高黏度，导致脑血流量减少，对缺血非常敏感的纹状体星形胶质细胞受到损伤。这些肿胀的反应性星形胶质细胞被称为双细胞，这是有限数量的活检研究中最一致的发现。

大多数高血糖运动障碍发生在非酮症环境。在非酮症性高血糖症中，脑代谢转向克雷布斯循环（Krebs cycle）中的无氧酵解途径，导致一种抑制性神经递质 γ－氨基丁酸（GABA）的消耗，这使得内侧苍白球对丘脑的抑制减弱，导致运动过度。相反，GABA 可以很容易地从丙酮乙酸中重新合成，丙酮乙酸在酮症环境中含量丰富。因此，在后一种状态下，除非有其他不良机制（如脑血管功能不全或基底节区超微结构改变）起作用，否则很少发生糖尿病纹状体病。

新发癫痫发作和局灶性癫痫持续状态是严重事件，可由包括非酮症性高血糖症在内的危及生命的代谢紊乱等急性并发症引起。非酮症性高血糖症是一种内分泌急症，其特征为血清葡萄糖升高、血浆渗透压升高、无或有轻度酮症酸中毒。非酮症性高血糖相关癫痫发作通常是 50 岁以上 2 型糖尿病患者血糖控制不良的并发症。非酮症性高血糖相关癫痫发作的神经学表现多种多样，包括头痛、舞蹈症、全身性或局灶性癫痫、昏睡和昏迷。据报道，伴有意识压抑的 HHS 患者血清血糖和渗透压水平明显较高。

非酮症性高血糖相关癫痫发作于 1963 年首次报道。早期表现通常包括复发性自发性局灶性运动发作或部分持续性癫痫，这甚至可能是尚未明确诊断的 2 型糖尿病的首发症状。枕部或颞部起源癫痫或癫痫持续状态也有报道。同时也有罕见报道肢体运动、侧视 / 注视，甚至打麻将引发反射性癫痫发作。

虽然并不罕见，但非酮症性高血糖相关的癫痫发作在紧急护理环境中很难被识别，甚至可能被资深的癫痫学家误诊。及时识别是至关重要的，因为适当的治疗导致血糖正常化，通常癫痫症状随后消失。此外，正确的诊断和适当的治疗可以避免患者使用抗癫痫药物而带来的治疗相关不良事件的风险。

（王 斐 陈开宁）

第4章 糖尿病乳酸酸中毒

第一节 糖尿病乳酸酸中毒诊断治疗

糖尿病乳酸酸中毒（diabetic lactic acidosis，DLA）是指在糖尿病的基础上，各种原因导致的组织缺氧、乳酸生成过多，和（或）由于肝脏病变致使乳酸利用减少，不能顺利清除乳酸，从而使乳酸在体内大量蓄积所致的代谢性酸中毒，是糖尿病急性并发症之一。

糖尿病患者常因应用双胍类药物（主要为苯乙双胍）而诱发乳酸酸中毒，近年来随着临床上苯乙双胍的淘汰，此病已相对少见。此外，合并感染、脓毒血症及严重心、肺、肝、肾慢性疾病者，也易引起乳酸生成增加、代谢障碍，从而诱发 DLA。

DLA 是糖尿病患者一种严重的并发症，既往认为这是一种极为少见的糖尿病并发症，但随着我国糖尿病发病率的持续增高和临床检测水平的提高，临床案例也出现一定的增加。DLA 虽然在临床上较为少见，但其一旦发生，病死率高，常高达 50% 以上。在年龄较大的糖尿病患者中更常见，且往往预后更差，据统计，DLA 的病死率在该类患者中可高达 80%。因此，临床上应该对其引起足够重视，早期的识别与诊断对于 DLA 的防治及改善患者的预后具有重要意义。

在临床上，DLA 常急性起病，发病时的症状与体征可无特异性，轻症者临床表现可不明显，可有恶心、呕吐、腹痛等不典型表现，重者可有深大呼吸、神志模糊、嗜睡、木僵、昏迷等症状。临床上需尽早识别并注意与糖尿病酮症酸中毒（DKA）、高渗性高血糖状态（HHS）等糖尿病急性并发症进行鉴别。早期去除诱因和临床干预是改善患者预后的关键措施，但由于 DLA 的发病机制较为复杂，目前暂无特效的治疗方案。DLA 的常规治疗手段主要包括吸氧、病因治疗、抗感染、补液、纠正酸中毒、保持水电解质平衡、改善脏器功能等综合治疗。

一、流行病学

关于 DLA 整体发病率的数据较少，多为个别临床案例的报道，目前仍需更大范围的调查数据来进行评估。据统计，世界范围内 DLA 的发病率约在 3/10 万患者年，而病死率超过 50%。1989 ～ 1991 年美国全国范围内的医院调查数据显示，DLA 发病人数占糖尿病患者住院总人数的 0.6%，在 2001 ～ 2010 年的调查中，这一比率提高至 1.2%，且年龄＞ 45 岁的女性患者可能是 DLA 的高风险人群。此外，苯乙双胍治疗会明显增加 DLA 的风险，据统计，与苯乙双胍治疗相关的 DLA 发病率为 40 ～ 60/10 万患者年。相比而言，二甲双胍的安全性更高，二甲双胍相关性乳酸酸中毒（MALA）发病率为（2.4 ～ 9）/10 万患者年。

二、病因和诱因

糖尿病患者的血糖长期控制不良是发生 DLA 最基本的原因。在这种状态下，血液中的糖化血红蛋白水平上升，血红蛋白携氧能力降低，引起局部组织缺氧，这可能会诱发或加重心肌、肾脏的缺血及低氧血症，从而加剧组织细胞的缺氧。这种缺氧会反过来促进葡萄糖的无氧糖酵解，从而形成恶性循环导致乳酸在体内蓄积，诱发糖尿病患者 DLA 的发生。

在临床上，糖尿病患者一般很少并发 DLA，这主要是由于肝脏具有自发性的清除体内多余乳酸的能力，使血乳酸水平处于正常范围内。但当糖尿病患者存在可以引起组织细胞缺氧的诱因时，DLA 的发生率会明显升高。这主要是由于在乏氧状态下，乳酸产生的速率明显增加，同时这会损害肝脏清除乳酸的能力，从而引起乳酸在体内的堆积。DLA 的诱发因素主要包括以下几种。

1. 前驱诱发缺血、缺氧的危险因素　大多数 DLA 患者发病可能会由引起体内血容量不足或组织缺氧的危险因素诱发，如呕吐、腹泻、失血、脱水、感染等。

2. 应用二甲双胍　双胍类药物作为治疗 2 型糖尿病的一线药物，其虽然可以大大增加糖的无氧酵解速度，但肌肉和肝脏会大量摄取乳酸，同时糖异生作用受到抑制，这可能会诱发乳酸在体内的堆积，从而诱发 DLA。但目前的证据表明二甲双胍相对安全，往往在意外或故意急性过量用药的情况下发生乳酸酸中毒，掌握正确的适应证和禁忌证可以减少或避免与之相关的 DLA 并发症的发生。

3. 合并糖尿病其他类型的急性并发症　如 DKA、HHS，二者均会使机体处于相对缺氧的状态，从而均可能引起乳酸的积累而诱发 DLA。此外，DKA 也会引起 D- 乳酸的积聚，D- 乳酸源于丙醛酸，其是丙酮和磷酸二羟丙酮的代谢物，而后两者是可在 DKA 患者体内积聚的中间代谢物，这会促使发生 DKA 时的阴离子间隙（AG）增高型酸中毒，这类患者血浆 D- 乳酸可超过 2mmol/L，甚至高达 8 ～ 10mmol/L。

4. 合并使机体处于缺氧状态的疾病　如心肌梗死、心力衰竭、贫血、感染、肿瘤性疾病或酗酒、醇类中毒、人类免疫缺陷病毒（HIV）感染、应用 β 受体激动剂等，均可成为糖尿病患者并发 DLA 的诱因。

三、病理生理机制

乳酸酸中毒是体液中乳酸和氢离子蓄积的结果，常与不良的临床结局有关。乳酸酸中毒的预后取决于其蓄积的严重程度和临床情况。高乳酸血症通常与组织缺氧性疾病有关，也可能是由其他代谢机制异常导致的。了解乳酸代谢的病理生理特点和糖尿病患者体内乳酸代谢的转变可能会有助于发现新的临床治疗方法。

（一）生理情况下的乳酸代谢

1. 葡萄糖和乳酸代谢的关系

（1）乳酸的生成：葡萄糖在人体细胞中可以通过多种途径代谢，细胞内葡萄糖的处理主要有三条途径。首先，葡萄糖可以在糖原合成酶的催化下以糖原的形式储存。其次，葡萄糖可通过糖酵解转化为丙酮酸，丙酮酸可通过氧化磷酸化过程（氧化代谢）被氧化，或者被还原为乳酸（非氧化糖酵解）。糖原合成和乳酸形成统称为葡萄糖的非氧化代谢，此外还有少数的葡萄糖通过其他方式进行代谢，如戊糖磷酸途径和转换为丙氨酸。在健康受试者中，餐后大部分葡萄糖（43.5%）通过氧化代谢，约 33% 的葡萄糖通过合成糖原被储存，约 23.5% 的葡萄糖经非氧化糖酵解生成乳酸。同样，在高血糖钳夹期间，被组织摄取的葡萄糖中约 50% 储存为糖原，约 50% 被分解代谢，其中 2/3 被氧化，约 1/3 经非氧化糖酵解代谢。

丙酮酸和乳酸的相互转化发生在细胞质中，由乳酸脱氢酶（LDH）催化，LDH 是一个四聚体，有 5 种异构体，由 LDHA 和 LDHB 两种亚基的不同组合方式组成。LDHA 亚基对丙酮酸的亲和力高于 LDHB，因此组织中 LDH 异构体的性质影响乳酸代谢。血乳酸：丙酮酸的比例通常为 10 ：1，人体每天每千克体重产生约 20mmol 乳酸，主要由含有丰富 LDHA 的高度糖酵解组织如骨骼肌产生（图 4–1）。

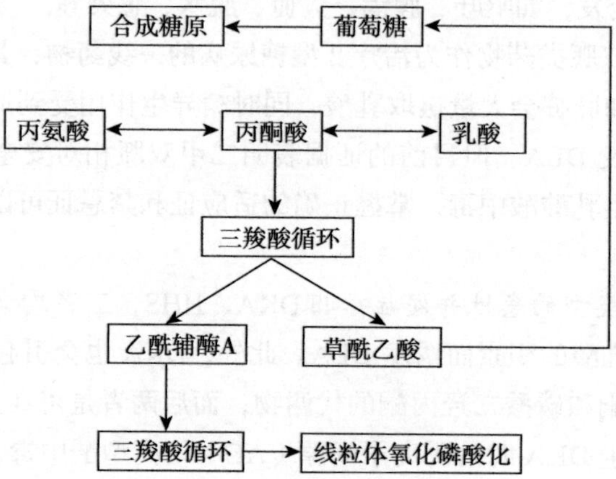

图 4–1　葡萄糖和乳酸代谢的关系

（2）乳酸的消耗：乳酸可通过以下途径代谢和清除。①糖异生（gluconeogenesis）途径：是乳酸代谢清除最重要的过程。乳酸等非糖化合物转变为丙酮酸，继而转化成葡萄糖或糖原的过程称为糖异生，主要在含有丰富 LDHB 的组织如肝脏组织的线粒体中进行。此外，乳酸的代谢由单羧酸转运体（MCT）介导的器官内和器官间乳酸穿梭辅助进行。②三羧酸循环途径：乳酸经 LDH 转化为丙酮酸，后者通过有氧代谢进入三羧酸循环和氧化磷酸化生成 CO_2 和 H_2O，同时产生 ATP，此途径在肝、肾、肌肉、心脏、大脑等组织均可进行。③可直接经由肾脏分泌排出。

正常来讲，乳酸的生成和消耗是平衡的，从而使血乳酸水平处于稳定状态。但体内乳酸的量可产生较大幅度的波动，如在重体力劳动或剧烈运动、癫痫发作期间，乳酸产量可增加数百倍，而在停止运动、癫痫发作时可迅速消耗，使血乳酸恢复至正常水平。

2. 高乳酸血症的发生机制

（1）缺氧：在组织缺氧时，由于线粒体氧化受损，乳酸会过度产生且利用减少。即使在尚未引起全身氧供不足时，局部的微循环障碍也会导致局部组织缺氧和高乳酸血症。与乳酸升高相伴出现的血 pH 降低会导致肝脏对乳酸的清除作用减低，严重的缺氧和酸中毒可以完全抑制肝脏的乳酸清除作用，甚至使肝脏转变为乳酸产生器官。

（2）糖酵解激活：糖酵解是一种快速产生 ATP 的糖代谢方式，可在应激反应中被明显激活。如在脓毒血症的高动力阶段，肾上腺素刺激的 β 受体激活可以直接增加糖酵解通量。其他与应激和肾上腺素水平升高相关的疾病，如重症哮喘、广泛创伤、心源性或失血性休克及嗜铬细胞瘤，可通过这种机制引起高乳酸血症。

（3）肝脏原因导致的乳酸清除减少：肝脏可清除全身乳酸总量的 70%。在肝功能不全的患者中，当发生败血症或其他可以引起组织缺氧的疾病时，可能会引起严重的高乳酸血症。即使是在没有其他代谢紊乱的情况下，严重的肝脏疾病也会导致血乳酸水平的升高。高乳酸血症在急性暴发性肝病中很常见，反映了肝脏在乳酸代谢中的重要作用。

（4）药物：破坏氧化磷酸化的药物，如抗逆转录病毒药物和丙泊酚，其他药物如醇类、乙酰水杨酸类药物等也可以增加乳酸的产生，在极少数情况下会导致严重的乳酸酸中毒。对接受这些药物治疗的患者应进行密切监测。

3. 高乳酸血症对机体的影响　高乳酸血症引起的细胞功能障碍机制复杂，其中引起组织缺氧是主要原因之一。如果达到乳酸酸中毒的程度，细胞功能障碍的程度会明显加剧。乳酸酸中毒会降低心脏收缩能力、心排血量、血压和组织灌注量，易出现各种类型的心律失常，还会减弱心血管对儿茶酚胺的反应。高乳酸血症本身对细胞功能的影响尚不明确，体外研究表明，乳酸可能会抑制心脏细胞收缩。

（二）糖尿病人群的乳酸代谢

糖尿病患者胰岛素敏感组织中的葡萄糖代谢会发生明显的变化。首先，2 型糖尿病（T2DM）患者或肥胖、胰岛素抵抗患者胰岛素刺激的糖原合成酶激活受到损害，因此 T2DM 患者餐后合成和储存糖原的能力明显受损，而其他的葡萄糖氧化途径可能会相应增加。其次，糖尿病患者的葡萄糖有氧氧化能力受损，这表现为间接量热法测量的基础状态全身葡萄糖氧化率和 CO_2 产生率在 T2DM 患者中显著降低，这在餐后状态和高血糖条件下也持续存在。此外，糖尿病患者的非氧化性糖酵解增强，在这种情况下血乳酸浓度增加。最后，丙酮酸代谢缺陷，包括丙酮酸氧化受抑制、血和尿中丙酮酸浓度增加，以及对静脉注射丙酮酸后的血丙酮酸清除作用降低。糖尿病患者体内丙酮酸的积累有可能导致乳酸产生的增加。血脂肪酸和酮体水平的增加也可能通过抑制丙酮酸脱氢酶对丙酮酸的氧化来增加血丙酮酸的水平，从而对乳酸的生成产生影响。这可能说明肥胖或合并血酮体水平升高的糖尿病患者更容易发生 DLA。

与乳酸代谢密切相关的组织，如脂肪组织和骨骼肌，在糖尿病患者体内可能会发生代谢异常，从而促进或加剧乳酸蓄积。糖尿病患者的脂肪组织可能较非糖尿病患者产生更多的乳酸，T2DM 患者脂肪组织中参与氧化磷酸化的基因表达下调，这可能将葡萄糖有氧代谢转变为无氧代谢生成乳酸。此外，糖尿病患者骨骼肌中的乳酸产生水平也高于健康人群，这可能与骨骼肌中参与线粒体氧化磷酸化的基因表达降低、葡萄糖氧化代谢（如三羧酸循环）相关酶的活性降低、线粒体呼吸链组成部分（如复合体 Ⅰ、细胞色素 c 氧化酶、三磷酸腺苷合成酶 β 亚单位和 ATP 合成酶复合体）的活性降低有关。

（三）线粒体功能障碍在糖尿病乳酸酸中毒中的作用

线粒体是丙酮酸代谢的主要场所之一，正常的线粒体功能是保持正常葡萄糖代谢、丙酮酸有效分解代谢、能量供应及维持胰岛素敏感性的前提，线粒体功能障碍或 DNA 缺陷会通过多种途径直接或间接地引起 DLA，有学者认为，高乳酸血症可以作为线粒体功能的标志物之一，了解线粒体与 DLA 之间的病理生理联系对于全面理解 DLA 的发病机制具有重要意义。

1. 线粒体与乳酸代谢　线粒体具有复杂的生理功能，如葡萄糖、氨基酸、脂肪酸、维生素等的物质代谢、调控细胞信号转导和细胞凋亡等。产生能量是线粒体最关键的功能，其中，葡萄糖代谢是经过线粒体代谢产生能量的主要来源。组织或细胞摄取葡萄糖后，1 分子葡萄糖通过糖酵解在细胞质中可以分解成 2 分子丙酮酸，丙酮酸有三条代谢去路：①进入线粒体，在丙酮酸脱氢酶复合物（PDC）的作用下形成乙酰辅酶 A（乙酰 CoA）；②进入线粒体经丙酮酸羧化酶生成草酰乙酸；③在细胞质中经无氧糖酵解生成乳酸。代谢生成的乙酰 CoA 在线粒体基质中通过三羧酸循环生成还原当量，进而在线粒体内膜中通过电子传递链（ETC）生成 ATP 储存能量，线粒体 ETC 也被称为“细胞的动力源”。因此，多种先天性或获得性线粒体缺陷会影响丙酮酸的利用，从而引起高乳酸血症甚至乳酸酸中毒的发生。

2. PDC 活性异常与 DLA　目前有观点认为，血乳酸水平的升高可作为线粒体丙酮酸氧化不足和细胞能量供应不足的替代指标。PDC 是丙酮酸代谢最重要的酶复合体之一，先天性或获得性的高乳酸血症或 DLA 倾向的患者可能存在 PDC 活性的异常。例如，先天性乳酸酸中毒最常见的原因是线粒体呼吸链基因或 PDC 酶亚基的替换或缺失突变，大脑、心脏和骨骼肌等高氧化组织是发生该病理变化的主要靶器官，这会导致丙酮酸氧化代谢明显减少，而在细胞质中经无氧酵解产生乳酸增多，从而诱发乳酸酸中毒。获得性乳酸酸中毒反映了丙酮酸在线粒体内代谢异常，且多在合并引起组织细胞低氧的情况下诱发，在这种状态下，可能通过抑制 PDC 活性而导致丙酮酸氧化受损，从而使乳酸产生明显增加。

3. 线粒体基因突变与 DLA　在哺乳动物中，线粒体 DNA（mtDNA）的突变率非常高，这主要是由于：①线粒体 DNA 对活性氧敏感，而氧化磷酸化过程中常会形成高浓度的活性氧，增加了基因突变的风险；② mtDNA 是裸露的，缺乏组蛋白的保护作用，因此更容易受到直接的自由基等诱导因素的损伤和攻击；③ mtDNA 聚合酶不能充分校对和去除异常的 DNA 序列，也可能显著增加了 mtDNA 的突变率。线粒体基因突变导致的遗传病的基本特征之一就在于葡萄糖、乳酸和丙酮酸的氧化能力受损，乳酸的产生超过其清除量，临床上易发生迟发性的高乳酸血症或乳酸酸中毒。线粒体 DNA 遗传缺陷可引起一系列疾病，这类疾病被合称为线粒体脑肌病伴乳酸酸中毒和脑卒中样发作（mitochondrial encephalomyopathy with lactic acidosis and stroke-like episodes，MELAS）综合征，约 80% 该病患者存在线粒体基因点突变，多为负责编码特定 tRNA 的基因。

4. 药物诱导的线粒体功能障碍与 DLA　线粒体也易受到药物或毒物的损伤而导致功能障碍，在糖尿病患者中，线粒体的生物合成能力和分裂融合等可维持自身稳态的能力下降，在这种情况下更容易受到外来因素的损伤。

（1）抗菌药或抗病毒药：线粒体被认为起源于原核生物，这可能使线粒体对细菌或病毒代谢靶向药物特别敏感。许多抗逆转录病毒药物，如 HIV 核苷逆转录酶抑制剂，可损害线粒体代谢并引起乳酸酸中毒。

（2）镇静催眠药：据临床报道，儿童和成人输注大剂量镇静催眠药丙泊酚也可导致乳酸酸中毒，这与诱导的线粒体功能异常有关，其具体机制尚不明确。这类乳酸酸中毒通常伴有横纹肌溶解、高脂血症、类似 Brugada 综合征的心电图异常、心律失常、心力衰竭、急性肾损伤和肝大。

（3）利奈唑胺：是一种噁唑烷酮类抗生素，可通过抑制细菌核糖体亚单位而靶向作用于细菌蛋白质的合成。它也可以影响人体线粒体核糖体和蛋白质合成，有时导致乳酸酸中毒。

（4）毒物：如一氧化碳和氰化物，可以抑制呼吸链酶活性，并可能导致乳酸酸中毒的发生。

5. 线粒体功能障碍与糖尿病　线粒体功能障碍除了直接导致乳酸水平升高以外，还可导致胰岛素抵抗，或由于 ATP 的生成减少使得胰岛 β 细胞对葡萄糖刺激的胰岛素分泌减少，进而加重或诱导 T2DM 的发生发展，从而增加 DLA 的发生风险。

（1）线粒体功能障碍与胰岛素抵抗：骨骼肌是胰岛素刺激下葡萄糖处理最重要的部位之一，同时骨骼肌作为高代谢的器官，线粒体含量尤为丰富。骨骼肌中的线粒体氧化能力依赖于运动，与运动的个体相比，久坐不动或肌量减少的人群线粒体生物合成能力和功能水平明显下降，且与骨骼肌的胰岛素敏感性下降有关。线粒体功能异常也与肝脏等其他组织的胰岛素抵抗有关。

（2）线粒体功能障碍与胰岛素分泌减少：一般而言，胰岛素抵抗先于 T2DM 发生，因为胰岛 β 细胞可以代偿性增加胰岛素的产生，适应机体对胰岛素需求量的增加，胰岛素抵抗的个体可不发展为 T2DM。而当胰岛 β 细胞不能提供足够的胰岛素来满足身体需求时，胰岛素抵抗状态就可发展为 T2DM。胰岛 β 细胞中线粒体 ATP 的合成是细胞分泌胰岛素所必需的。线粒体通过对代谢底物的氧化磷酸化产生 ATP，ATP 与二磷酸腺苷（ADP）比值的增加引起 ATP 钾通道关闭和细胞膜去极化，最终导致胰岛素分泌。因此，胰岛 β 细胞中 ATP 产生缺陷可能导致胰岛素分泌障碍，促使胰岛素抵抗患者发生 T2DM。可证明该观点的是，T2DM 患者的胰岛与氧化磷酸化相关基因的表达降低。在非糖尿病受试者中，氧化磷酸化基因异常能影响胰岛 β 细胞的功能。

（3）mtDNA 基因突变与糖尿病：mtDNA 中的一些分子变化与糖尿病有关，导致糖尿病最常见的 mtDNA 突变是编码亮氨酸 tRNA 的线粒体基因核苷酸发生 A3243G 突变。在中国 T2DM 患者队列中，tRNALeu（URR）基因上 A3243G 突变的患病率为 0.4%，与其他线粒体 DNA 分子变化类似，tRNALeu（URR）基因上的 A3243G 突变是由母体遗传的，突变基因组的数量在不同组织中不同，甚至在不同的家族中也不同。与 tRNALeu（URR）上的 A3243G 突变相关的糖尿病的发病机制尚不清楚，但这种突变和糖尿病患者的胰岛素分泌受损具有较大的相关性。此外，母系遗传的糖尿病伴耳聋（MIDD）是一种糖尿病伴发耳聋的母系遗传性疾病，mtDNA 上 *MTTL1* 基因 3243A ＞ G 的点突变与之关系密切。综上，线粒体功能异常可能使非糖尿病患者发生糖尿病的风险升高，而使 T2DM 患者血糖控制不理想，这均是 DLA 发生的临床危险因素。

（四）二甲双胍与糖尿病乳酸酸中毒

目前的研究证据表明，双胍类口服降糖药与 DLA 风险增加之间存在相关性。苯乙福明（苯乙双胍）是早期应用于临床的双胍类降糖药，由于与之相关的高乳酸血症和DLA的发生率升高，该药于1977年在许多国家退出市场。目前的代表药物是二甲双胍，它自1957年以来一直在欧洲使用，后在世界多个国家广泛用于降糖治疗，安全性较苯乙双胍明显更高。二甲双胍主要在小肠吸收，其生物利用度在40%～60%。它是一种极性亲水分子，在正常血pH下可完全电离。血药浓度在服药后1～2小时达到最大值，为1～3mg/L，红细胞内的药物浓度是血浆浓度的2/3。一般认为，红细胞内的药物浓度反映了组织中慢性药物蓄积程度，而血浆浓度的升高更多的与急性药物蓄积有关。双胍类药物几乎完全通过肾脏清除，所以肾功能减退患者使用这类药物治疗可导致毒性水平增加，从而增加乳酸酸中毒的风险。然而，这种情况并不常见，发生重度乳酸酸中毒的肾功能减退患者几乎都存在其他危险因素。

不同的作用机制可以解释与苯乙双胍、二甲双胍相关的乳酸酸中毒发生率为何不同。苯乙双胍有一条长的亲脂链，可与线粒体膜结合并改变还原NADH的运输。这最终导致乳酸的两条主要代谢途径（即糖异生和乳酸氧化分解）受到抑制。苯乙双胍还能通过抑制肝脏对乳酸的重吸收和增加消化道的乳酸产生来增加血乳酸水平。二甲双胍的作用机制很多，如改善肝脏和外周水平的胰岛素敏感性，增加骨骼肌GLUT-1和GLUT-4的活性，从而促进肌糖原合成。二甲双胍能减慢肠道的葡萄糖吸收速度，还可以改善脂肪代谢，在血糖控制、减重和改善胰岛素敏感性等方面均发挥良好作用。乳酸酸中毒被认为是二甲双胍治疗的最严重的并发症，但二甲双胍与乳酸酸中毒之间的确切联系尚难以确定，因为应用二甲双胍出现乳酸酸中毒的患者通常合并其他可能导致组织和细胞缺氧的潜在原因（如血流动力学异常、呼吸衰竭或肝肾功能不全等）。另外，不遵守二甲双胍禁忌证的使用与患者发生DLA相关。

与二甲双胍相关的乳酸酸中毒的机制尚不清楚。二甲双胍的几种作用可能会导致乳酸蓄积，主要原因是抑制了包括乳酸在内的最终底物的糖异生作用，特别是在二甲双胍血药浓度过高的情况下，这一机制是通过抑制线粒体呼吸链复合体Ⅰ引起的。此外，二甲双胍也可能增加肠道的葡萄糖无氧糖酵解而产生过量的乳酸。再者，也可能是由过量用药导致的血药浓度过高，或因肝肾等器官功能不全而导致的药物利用或排出减少而导致的综合结果。

四、临床表现

（一）糖尿病及合并症加重的临床表现

DLA通常发生于血糖控制不良或波动较大的患者中，因此DLA患者可能有口干、多饮、多尿等糖尿病相关症状加重的表现。然而，随着临床报道的不断增加，有些案例发现部分DLA在患者原发病症状不明显或血糖监测尚可时出现。因此，对于长期血糖控制不良的患者，需警惕DLA的发生，而对血糖控制尚可的患者也不能除外DLA。

在缺氧或无氧的条件下，葡萄糖转变为丙酮酸后在乳酸脱氢酶的催化下被还原为乳酸，因此，乳酸酸中毒更容易在合并可引起机体乏氧状态的疾病时出现。总体来讲，根据组织是否缺氧可将乳酸酸中毒分为A型和B型两种类型。A型主要是由组织缺氧所致，常出现于危重症患者，如休克、贫血、心力衰竭、一氧化碳中毒等情况下；B型则由机体产生过量乳酸造成，可分为3种亚型，其中，由恶性肿瘤、糖尿病、严重感染及肝、肾衰竭导致的乳酸酸中毒为

B1 型；由外界毒物或药物导致的乳酸酸中毒为 B2 型，与糖代谢相关的某些酶系（如葡萄糖 -6-磷酸脱氢酶、丙酮酸羧化酶、丙酮酸脱氢酶的缺乏）引起的先天性代谢疾病导致的乳酸酸中毒为 B3 型。由此可见，DLA 大多属于 B1 型，但当糖尿病合并组织缺氧的疾病时会有 A 型甚至混合型的表现。这时可能会表现为慢性肝肾功能不全急性加重、急性心力衰竭、感染、发热、贫血患者乏力症状加重、一氧化碳中毒时口唇黏膜呈樱桃红色等各个疾病特异性的表现。

（二）代谢性酸中毒的表现

患者除原有疾病的临床表现外，还可能会表现出代谢性酸中毒的症状，但该症状在临床上根据疾病程度的不同具有异质性。轻症患者会出现恶心、肌无力、头晕、食欲下降、嗜睡等非特异症状；中度患者可能会出现呕吐、腹痛、头痛、乏力加重、血压和体温下降、心率增快等表现；而重度酸中毒患者可能会有口唇发绀、深大呼吸（通常无烂苹果气味）、意识障碍、重度乏力、瞳孔扩大、休克等症状，同时还可能引起高钾血症、呼吸衰竭等严重并发症的表现。

（三）脱水表现

DLA 时血糖升高、乳酸堆积和代谢性酸中毒都有可能导致机体失水，脱水程度的不同可能会引起不同的临床表现。轻度脱水（失水量占体重的 2% ～ 3% 或体重减轻 5%）可仅有一般的神经功能症状，如头痛、头晕、无力、皮肤弹性稍有降低，DLA 时可引起高渗性脱水，从而出现口渴症状；中度脱水（失水量占体重的 3% ～ 6% 或体重减轻 5% ～ 10%）的表现已经明显，并开始出现有效循环血量不足的症状和体征，如血压降低、心率加快、体温下降、皮肤弹性明显减低、少尿等；当发生重度脱水（失水量占体重的 6% 以上或体重减轻＞ 10%）时，上述表现明显加重，甚至出现休克、昏迷、无尿。临床上需注意观察患者有关脱水的症状和体征，警惕由脱水引起的组织细胞缺氧加剧，从而避免 DLA 病情进一步恶化的情况。

五、DLA 的诊断与鉴别诊断

（一）诊断

DLA 是糖尿病患者的急性并发症之一，死亡率较高，预后较差，因此早期的诊断及正确的鉴别诊断对于治疗和改善患者的预后有着重要意义。DLA 通常为糖尿病血糖控制不良和患者合并其他引起组织细胞缺氧的疾病综合作用的病理后果，因此在酮症酸中毒的患者中区别出 DLA 是存在困难的，一般认为以下临床评价指标有助于 DLA 的诊断。

1. 病史　患者有糖尿病病史，常有长期的血糖控制不良，但多数患者血糖升高不显著或处于正常水平，没有显著的酮症酸中毒或高渗状态。糖尿病病史是 DLA 的前提条件，也为诊断提供了重要线索。值得注意的是，少数患者以初诊糖尿病并发乳酸酸中毒起病，因此在临床上发现乳酸酸中毒的患者应注意筛查有无糖尿病这一致病因素。

2. 血乳酸水平显著升高　乳酸水平升高是确诊的关键，但不同的检测平台中血乳酸水平的正常范围常存在较大差异：下限值为 0.5mmol/L 通常是一致的，但上限可能有很大差异，范围

1.0 ～ 2.2mmol/L。通常认为，＞ 2mmol/L 则为高乳酸血症，其中 2 ～ 5mmol/L 为轻度高乳酸血症，＞ 5mmol/L 为重度高乳酸血症。血乳酸水平＞ 5mmol/L 即达到重度高乳酸血症水平是诊断 LA 的主要依据，严重的 DLA 患者血液中乳酸水平可高达 20 ～ 40mmol/L。当血乳酸水平在 2 ～ 5mmol/L 时，多呈代偿性酸中毒。此外，当血乳酸浓度高于患者的基础值时，尽管仍在正常值范围内，但也可能预示着患者的不良结局，需要早期识别和去除引起缺血、缺氧的临床危险因素并对患者进行密切的监测，警惕发展为高乳酸血症或 DLA。

3. 酸中毒

（1）血 pH 和碳酸氢根（HCO_3^-）浓度：通常认为血 pH ＜ 7.35、HCO_3^-浓度≤ 20mmol/L 是诊断 DLA 的重要依据之一。然而，共存的酸碱平衡紊乱会导致该特征不明显，在合并其他酸碱平衡失调的条件下，需进行综合考虑后再对血 pH 和 HCO_3^-浓度进行评价。

（2）血清阴离子间隙（AG）：AG ＞ 18 mmol/L 可以支持 DLA 的诊断。然而，阴离子间隙升高受多种因素的影响，如酮症酸中毒和酒精摄入。此外，AG 正常也并不能完全排除 DLA，有 50% 的患者在血清乳酸水平升高至 5.0 ～ 10.0mmol/L 时不伴有 AG 的升高。血清白蛋白的异常对于 AG 的检测也会产生影响。因此，AG 升高支持 DLA 的诊断，但缺乏足够的敏感性或特异性来作为 DLA 的筛查指标。

4. MALA 的诊断　除了依赖血 pH 和乳酸水平外，还应确定二甲双胍血药水平的临界值来进行判断，但这一数值在临床实践中尚未得到很好的定义，也尚不清楚使用血浆或血清测定二甲双胍浓度哪种更可取。但大部分的研究数据表明血二甲双胍浓度＞ 5mg/L 会明显提高糖尿病患者的 MALA 风险。因此，目前通常认为，在有双胍类药物应用史的患者中，当血乳酸水平＞ 5mmol/L、pH ＜ 7.35 且同时存在血二甲双胍水平＞ 5mg/L 时，支持诊断为 MALA。

（二）鉴别诊断

1. 可引起 LA 的全身性疾病　在临床上，多种疾病及其并发症均可引起乳酸酸中毒，其中以心源性或低血容量性休克、严重心力衰竭、严重创伤和败血症最常见，占 LA 病因的绝大多数。因此在临床上需仔细鉴别引起 LA 的原因，同时也要注意 DLA 合并其他原因导致的酸中毒。临床常见的 LA 病因主要包括以下几种。

（1）心源性或低血容量性休克、晚期心力衰竭或严重创伤。

（2）感染、败血症、脓毒症。

（3）严重低氧血症（通常 PaO_2 ＜ 30mmHg）。

（4）一氧化碳中毒。

（5）严重贫血（通常血红蛋白水平＜ 5g/dl）。

（6）剧烈运动、癫痫发作、长时间骨骼肌战栗后。

（7）恶性肿瘤性疾病。

（8）严重肝脏、肾脏疾病。

（9）嗜铬细胞瘤。

（10）维生素 B_1 缺乏。

（11）用药：如双胍类药物、核苷逆转录酶抑制剂、可卡因、甲醇和丙二醇等醇类、水杨酸盐类药物、氰化物、β_2 受体激动剂。

2. 与其他糖尿病急性并发症的鉴别　除了 DLA 外，常见的糖尿病急性并发症还包括 DKA、HHS 和低血糖，当糖尿病患者发生急性代谢紊乱时，正确的鉴别是实施有效干预手段的前提。它们分别具有以下的临床特点，有助于加以区分。

（1）DLA：在血糖水平上，DLA 患者的血糖水平可能正常、偏低或升高，但绝大多数患者的血糖水平＜ 13.9mmol/L；血乳酸水平＞ 5mmol/L 是其最有力的支持点，部分严重病例乳酸浓度可＞ 20mmol/L；血酮体水平正常或轻度增高，但大多数患者血酮体水平在 0.4 ～ 0.6mmol/L，尿酮体可呈现阴性或弱阳性。

（2）DKA：DKA 和 DLA 患者均会出现严重的脱水和代谢性酸中毒症状，但大多数 DKA 患者呼气中有烂苹果气味，血酮体≥ 3mmol/L，尿酮体阳性，血糖会明显升高，通常＞ 13.9mmol/L，且血液中乳酸水平＜ 5mmol/L，从这些方面可以与 DLA 患者加以鉴别。

（3）HHS：进行性意识障碍是 HHS 的特征性临床表现，而这也会出现在 DLA 患者中；HHS 患者的血糖水平明显升高，通常＞ 33.3mmol/L，血气分析结果示血 pH ＞ 7.3、HCO_3^- ＞ 18mmol/L，血乳酸水平＜ 5mmol/L；血酮体水平正常、尿酮体阴性；此外，血渗透压＞ 320mOsm/（kg · H_2O）也是 HHS 最显著的临床特征之一。

在实际临床工作中，若发现酮症酸中毒患者的尿酮体水平纠正后仍出现明显的代谢性酸中毒症状，需考虑患者是否同时合并 DLA；HHS 患者尿酮体水平正常，而血 HCO_3^- 水平＜ 15mmol/L 时，亦要考虑 DLA 的可能。此外，神志改变或意识障碍可能是 DLA、DKA、HHS 共有的重要临床表现之一，当患者以意识障碍起病时，需要着重加以区分，可以按照以下流程予以鉴别（图 4–2）。

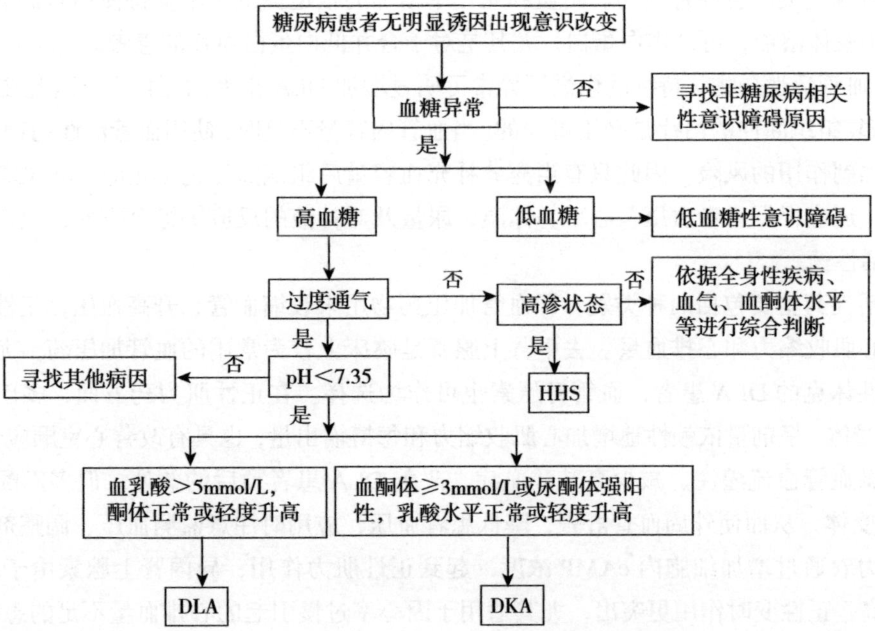

图 4–2　糖尿病患者意识障碍的鉴别诊断流程

六、DLA的治疗与预防

（一）治疗

总体而言，通过改善控制血糖和消除可能诱导机体缺氧的危险因素来长期改善患者的血糖水平及体内的氧合状态、组织血流灌注情况，可以显著降低DLA的发生率。而当临床上发生DLA时，改善组织氧合来减少或停止细胞乳酸的产生是首要的治疗手段，主要包括基础疾病的治疗，如急性心肌梗死、心力衰竭、重症感染、休克等，治疗方法包括循环和呼吸支持、血管活性药物的应用、纠正酸中毒和高血糖、抗感染、血液透析、维持电解质平衡等。DLA的基本治疗目标如下：①消除诱导乳酸蓄积的病因和诱因，避免乳酸继续过量产生；②恢复组织细胞灌注，纠正酸中毒；③通过药物或机械手段（如血液透析）清除蓄积的乳酸。

1. 一般处理　包括卧床休息、吸氧、建立静脉通路，监测患者24小时液体出入量、动脉血气分析、血糖及电解质水平等措施。

2. 循环和呼吸支持

（1）补液：晶体和胶体液均能有效恢复患者的器官组织血流灌注。在液体选择上，应首先选择晶体液，如含有碳酸氢盐的平衡盐溶液，不会引起AG升高性的代谢性酸中毒，并可能降低因灌注不足造成急性肾损伤的风险。富含氯的溶液可能会增加急性肾损伤风险，据报道，与应用平衡盐溶液进行液体复苏相比，重症患者在补液时选择生理盐水可能会增加肾脏替代风险，但目前对于应该首选哪种液体支持，意见尚不统一，可结合患者电解质、酸碱平衡紊乱的综合情况进行评估后决定。在胶体液的应用方面，目前存在争议，一方面，在应用晶体液效果不理想的情况下使用胶体液，可能会增强扩充血容量的效果；另一方面，目前有关如羟乙基淀粉等胶体溶液相关的急性肾损伤、出血和死亡率增加的报道提供了不支持使用它们的证据。如果需要使用胶体溶液，可试用白蛋白，尤其是对于合并低白蛋白血症的患者。

（2）血管活性药物：持续的微循环异常可明显增加DLA患者的死亡率，因此在治疗DLA患者时，恢复组织灌注的治疗是必不可少的。当血管内容量不足时，使用血管活性药物效果欠佳，而且会增加副作用的风险。因此只有当充分补充血容量后组织灌注仍不足时，才推荐使用血管活性药物。还应根据患者血压、心率、体温、尿量及对补液的反应等综合方面，决定是否需要给予血管活性药。

血管活性药主要包括两种类别，即血管加压药物用来收缩血管、升高血压，正性肌力药物用以增加心肌收缩力和心排血量。去甲肾上腺素是临床上较为常用的血管加压药，尤其是对于合并感染性休克的DLA患者，血管升压素也可作为选择。在正性肌力药方面，多巴酚丁胺通过激动β_1受体，呈剂量依赖性地增加心肌收缩力和每搏输出量，也具有改善心室顺应性的作用，具有改善微血管血流灌注、减少高乳酸血症、改善DLA患者预后的益处。但多巴酚丁胺也可以刺激β_2受体，从而使外周血管舒张，降低患者血压，应用时注意监测血压、调整剂量。其他药物如米力农通过增加细胞内cAMP浓度，起到正性肌力作用；异丙肾上腺素由于和β_2受体亲和度更高，正性变时作用更突出，尤其适用于因心率过慢引起的心排血量不足的患者。

多巴胺和肾上腺素兼具血管加压和正性肌力的作用。小剂量的多巴胺［＜5μg/（kg・min）］

作用于多巴胺受体，能够增加肾脏血流灌注，5 ～ 10μg/（kg・min）时激动β受体，> 10μg/（kg・min）时激动α受体，从而可以作为正性肌力药物和血管加压药物。肾上腺素一般仅作为心搏骤停等危重症的抢救药物，它还可能导致肝脏血流减少，从而加重乳酸酸中毒。值得注意的是，在对 DLA 患者应用血管活性药物时，由于酸中毒会钝化机体对儿茶酚胺的反应，可能会增加药物的使用剂量。而过大剂量的儿茶酚胺可通过减少组织灌注量或过度刺激 $β_2$ 受体而加剧乳酸堆积，因此，DLA 患者可以从中等剂量开始应用，并谨慎进行调整。

（3）通气：组织氧合情况取决于心排血量、局部血流量、血红蛋白浓度和血氧分压（PO_2）。首先，应确保DLA患者的血红蛋白浓度维持在70g/L以上，必要时可输注红细胞纠正贫血。此外，应按需应用血管活性药物增加心排血量，予适当流量的氧气吸入，并根据需要进行气管插管和机械通气，以维持足够的 PO_2。也可应用无创呼吸机通风来改善高碳酸血症，特别是在当 DLA 患者酸中毒情况持续恶化的情况下。

（4）纠正酸中毒：一般而言，DLA 患者改善组织氧合的治疗措施有助于纠正机体酸中毒的状态，但若改善微循环氧供后仍未改善酸中毒，或机体处于严重的酸中毒状态（pH < 7.1），应及时碱化治疗。因乳酸盐在乳酸酸中毒患者中应用的限制，碳酸氢钠是治疗纠正 DLA 患者酸中毒的主要药物。然而，碳酸氢钠在降低死亡率或改善血流动力学方面的价值仍未得到肯定。碳酸氢钠使用过程中可能会发生两种不良事件：一是碳酸氢钠输注后可能会导致二氧化碳在细胞内的积聚，从而导致细胞内酸中毒加重，也阻碍了二氧化碳从组织中的清除和从肺部的排出；二是可能碱化会降低机体游离钙的水平，从而下调心肌细胞的收缩力。因此碳酸氢钠的应用应谨慎，避免这些并发症可能会使碳酸氢盐的益处更好地显现出来。

3. 降低乳酸水平

（1）亚甲蓝：因具有氢离子受体或供体的功能，可能会提高血 NAD 水平，从而促进乳酸氧化成丙酮酸。亚甲蓝通常被应用于治疗氰化物引起的乳酸酸中毒，目前对 DLA 患者应用亚甲蓝治疗的临床证据尚不充足，部分临床案例显示，亚甲蓝治疗可能在降低血乳酸浓度方面有效，但仍不能降低 DLA 患者的死亡率。

（2）腹膜和血液透析：透析治疗可以防止由输注碳酸氢盐导致的游离钙减少、容量超负荷和血渗透压升高，并有效清除与乳酸酸中毒相关的物质。标准的腹膜透析液中乳酸的浓度（40mmol/L）高于大多数乳酸中毒患者的血中乳酸浓度，因此腹膜透析可能不会有效地清除 DLA 患者血乳酸水平，但可能对与乳酸酸中毒相关的溶质（如双胍类药物）具有清除作用，还能改善酸中毒。与间歇性血液透析相比，CRRT 具有精确控制容量、稳定血流动力学、调控炎症等多种优势，并且可以减少血流动力学不稳定患者的不良事件。CRRT 治疗 DLA 的优势包括①清除乳酸：乳酸作为一种相对分子质量 < 90 的小分子物质，容易通过滤器，CRRT 可以有效清除乳酸；②纠正酸中毒：CRRT 可以持续以较低的速率输送碳酸氢盐，从而纠正酸中毒；③将患者体内的多余水分排出，改善心功能，有利于营养支持、补液治疗。

4. 胰岛素的应用　葡萄糖联合胰岛素治疗可以降低机体的糖无氧酵解，有利于清除血液中的乳酸。对于血糖升高的 DLA 患者、DKA 或 HHS 合并 DLA 的患者，临床上可以采取连续性静脉泵入小剂量胰岛素［0.1U/（kg・h）］，然后根据指尖血糖水平调整胰岛素泵入速度。血糖水平 < 13.9mmol/L 时采用胰岛素联合葡萄糖静脉滴注，是否补钾视血钾、尿量的水平而定。

5. 指标监测

（1）血流动力学、氧合和酸碱状态监测：这对于评价治疗的有效性及是否需要其他治疗手段来改善组织灌注和氧合是必要的。动脉血气分析是评估酸碱平衡、氧分压、乳酸水平等指标变化的重要方法，具有快速、简便、准确的优点。动脉导管是血流动力学监测的有效手段，对于指导补液、纠酸和血管活性药物的应用具有指导意义。中心静脉血氧饱和度监测可作为替代或补充的监测手段，目标是大于 70%。

（2）乳酸水平监测：血乳酸水平的测量仍然是 DLA 患者治疗的基石。乳酸可以在动脉或静脉血液中测量，二者在数值上可互换。依据患者乳酸水平升高程度的不同，可每隔 2 ～ 6 小时监测一次乳酸水平。液体复苏的前 8 小时内，保持每 2 小时至少降低 20% 的血清乳酸水平可以明显降低 DLA 患者的死亡率。

（二）预防

1. 生活方式干预　糖尿病患者应戒烟酒，规律和合理饮食，适度运动，维持理想体重。生活规律，保持合理的作息时间，保持心情舒畅和心理健康。

2. 控制血糖和糖尿病并发症　改善糖尿病患者的血糖控制并积极控制心、肾等多器官并发症，寻找并去除会引起血糖升高和并发症进展的临床危险因素，可以显著降低 DLA 的发病率、死亡率，改善患者的预后。

3. 合并症监测和治疗　对于糖尿病合并肝肾功能不全、心肌梗死、心力衰竭等可能诱发 DLA 的患者，应规律进行相关疾病的评估和干预。当糖尿病患者出现休克、缺氧、急性并发症或慢性合并症急性加重时，应及时测定血乳酸水平、酸碱平衡和电解质情况，警惕 DLA 的发生。

4. 预防和控制感染　感染性疾病尤其是胃肠道的感染，易诱发 DLA，当糖尿病患者出现发热、恶心、呕吐、腹泻或其他感染征象时，应及时进行相关指标的监测，评估感染情况，积极应用抗生素治疗。

5. 合理应用双胍类降糖药　随着苯乙双胍的淘汰，目前由双胍类药物诱导的乳酸酸中毒已较为罕见，预防 MALA 的方法主要在于严格遵守药物的适应证和禁忌证，如在重症感染、严重肝肾功能不全的患者中应用双胍类药物可能会增加 DLA 风险，应谨慎使用。

6. 合理用药　糖尿病患者应尽量避免使用可引起乳酸酸中毒的药物或物质，如水杨酸盐、乙醇、甲醇等，以免诱发 DLA。

（高　琪　李　伟）

第二节　线粒体糖尿病和高乳酸血症

一、线粒体疾病

线粒体是进行有氧代谢和氧化磷酸化所必需的胞内细胞器。线粒体疾病是由线粒体功能障碍引起的一组异质性、慢性、由基因决定的疾病。线粒体电子传递链等复合物由线粒体基因和核基因共同编码。一个线粒体约含有 1700 种蛋白，包括 200 多种呼吸链蛋白。线粒体中的绝大多数基因产物都由细胞核 DNA 编码。线粒体 DNA 是一个双链的闭环分子，由 16 569 对碱基对组成，编码 13 个多肽，均为呼吸链的组成部分。线粒体 DNA 转录为 11 种 mRNA，然后线粒体核糖体将这些 mRNA 翻译为呼吸链的 13 种蛋白质。线粒体有自己的 DNA 转录和 RNA 翻译机制。除 13 个多肽基因外，线粒体 DNA 还编码 22 个转运 RNA 和 2 个核糖体 RNA。线粒体蛋白合成缺陷可引起线粒体核糖体 RNA、线粒体核糖体蛋白或线粒体核糖体装配因子发生突变，继而导致疾病。

线粒体 DNA 最突出的特征之一是母系遗传。在卵母细胞的受精过程中，精子仅携带少量线粒体，约为卵母细胞的 1/100。受精卵的线粒体主要来源于母方，线粒体的基因型基本上仅通过母方遗传。生殖细胞中还可出现线粒体 DNA 的散发突变。氧自由基的损伤和缺少组蛋白使体细胞线粒体 DNA 的突变率很高。

线粒体基因组为多倍体，基质内包含 1 ～ 10 个相同的线粒体 DNA 分子。线粒体中的拷贝数量各有不同，每个细胞中的线粒体数量也不同。异质性可发生于单个线粒体（即同一个线粒体中同时存在病变 DNA 和正常拷贝）、细胞（即细胞中同时存在含有病变 DNA 的线粒体和正常线粒体）或某种组织（即组织中同时存在病变细胞和正常细胞）。考虑到线粒体的异质性程度不一，同一组织并非所有细胞都会出现异常。在发生呼吸链衰竭和细胞功能异常之前必须出现的最低所需数量的突变 DNA，临床表现也只有在足量的细胞受累之后才会变得明显，称为阈值效应。不同组织的阈值各不相同，在主要依赖于氧化磷酸化产能的组织中，阈值较低，如脑、视网膜、骨骼肌和心脏。

二、高乳酸血症

糖酵解在胞质中生成丙酮酸，在有氧条件下，丙酮酸被转化为乙酰辅酶 A 进入三羧酸循环。无氧条件下，丙酮酸在乳酸脱氢酶作用下转化生成乳酸。乳酸几乎完全解离为乳酸盐和氢离子（$pK_a = 3.9$）。糖酵解的过程需要 NAD^+，丙酮酸转化为乳酸可生成 NAD^+，而 NADH 可决定丙酮酸转化为乳酸的速率。对于 ATP 需求高的组织，通过苹果酸 – 天冬氨酸穿梭和甘油磷酸穿梭将 NADH 氧化为 NAD^+。当糖酵解速率升高时，积聚的 NADH 可通过生成乳酸转化为 NAD^+，使得乳酸生成增加。生成乳酸的主要组织包括红细胞、门静脉周围肝细胞、骨骼肌、皮肤。基础乳酸生成量约为 0.8mmol/（kg · h），乳酸的清除主要经肝脏和肾脏排出。在门静脉旁肝细胞中，乳酸的代谢主要为糖异生，少部分可被氧化为二氧化碳和水。此外，富线粒体组织（如骨骼肌、心肌、肾小管组织）可以将过多的乳酸转化为丙酮酸。当乳酸产生增多或清除减少时，则引起高乳酸血症。

高乳酸血症的病因通常可分为两型：A 型由组织缺氧引起，导致乳酸生成大于清除，常见病因包括低血容量、心力衰竭等所致的组织灌注不足。B 型为与组织缺氧无关的高乳酸血症，B 型高乳酸血症中无明显全身循环障碍证据。B 型高乳酸血症可进一步分为 B1、B2、B3 型。B1 型由潜在疾病引起，B2 型由毒物或药物引起，B3 型由先天代谢障碍引起。按照高乳酸血症的病理生理机制，可将病因分为乳酸生成增加及乳酸清除减少两类。乳酸生成增加的病因：

①糖酵解速率增加、缺氧、贫血、休克等引起AMP（腺苷、磷酸）增多；②使儿茶酚胺增高的疾病包括嗜铬细胞瘤，β受体激动剂、肾上腺素的使用等；③糖酵解底物增多，丙酮酸积聚、丙酮酸脱氢酶合成障碍、丙氨酸形成、氧化过程障碍如氰化物中毒等。乳酸清除减少的病因：肝脏代谢异常，如糖异生障碍，包括双胍类药物使用、酒精中毒、糖尿病等，同时富线粒体组织局部缺氧、缺血等代谢异常可导致乳酸清除减少。

三、线粒体糖尿病中的高乳酸血症

最常见的引起糖尿病的线粒体基因突变为tRNAleu（UUR）基因突变，tRNAleu高保守区二氢尿嘧啶环上的A3243G突变通常引起MELAS综合征。MELAS综合征表现为破损性纤维病变性骨骼肌病、脑病、乳酸酸中毒及卒中样发作，20%～50%的MELAS综合征患者可伴有糖尿病。线粒体基因突变的临床表现具有显著异质性，值得注意的是，即使是相同的致病突变，所导致的疾病表型可有较大差异。其他线粒体基因突变糖尿病包括亮氨酸tRNA C3256T、A3260G、T3264C、T3271C基因突变，以及涉及赖氨酸、丝氨酸、谷氨酸、NADH脱氢酶1亚单位基因的突变。线粒体糖尿病的发病机制主要为胰岛细胞功能损害。此外，细胞胞质内钙离子增多、活性氧（ROS）生成增加，可进一步加重细胞损伤。线粒体功能障碍所致的ROS生成增加可抑制胰岛素信号通路，引起外周组织胰岛素抵抗。

高乳酸血症为MELAS综合征患者的典型表现，94%MELAS综合征患者会出现血乳酸升高。同时MELAS综合征患者的脑脊液中也常见乳酸升高。MELAS综合征患者的高乳酸血症可能的机制为线粒体功能障碍所致葡萄糖有氧氧化障碍、丙酮酸利用障碍，导致丙酮酸堆积及乳酸生成增加。A3243G突变可能与呼吸链复合物Ⅰ和Ⅳ缺陷有关。A3243G突变可以引起氧化磷酸化（OXPHOS）呼吸链蛋白合成障碍，其所致代谢异常包括葡萄糖有氧氧化减少，NADH、ATP生成明显减少，同时葡萄糖无氧糖酵解增高、乳酸生成增多。

此外，糖尿病的发生也被认为与乳酸升高有关。这可能与糖尿病患者的糖代谢异常相关。胰岛素靶器官葡萄糖代谢异常包括糖原合成障碍、葡萄糖有氧氧化障碍所致无氧糖酵解增多可导致乳酸生成增加。有研究表明，T1DM和T2DM患者空腹乳酸水平均较正常个体增加。糖尿病患者的肌糖原储备显著减少。糖尿病患者基础葡萄糖有氧氧化率较正常个体下降，而葡萄糖无氧氧化较正常人群增高，导致乳酸升高。糖尿病患者的血、尿D-乳酸相对于正常人群升高，可能与丙酮醛生成增加有关。糖尿病酮症酸中毒患者的血D-乳酸与没有酮症酸中毒的患者相比显著升高。丙酮醛是丙酮和磷酸二羟丙酮的代谢物，丙酮和磷酸二羟丙酮在糖尿病酮症酸中毒时可积聚。在糖尿病酮症酸中毒的患者中，轻至中度的乳酸升高是非常常见的，但通常不引起严重的乳酸酸中毒。这可能与低血容量相关。

高乳酸血症对线粒体疾病患者有较大危害。除乳酸堆积所致酸中毒的影响之外，脑脊液中乳酸升高被发现与MELAS综合征患者神经系统功能损害程度相关，乳酸水平尤其是脑脊液中乳酸水平被认为与MELAS综合征死亡率相关。此外，高乳酸血症可以促进肝脏糖异生，加重线粒体糖尿病患者的高血糖。

四、线粒体糖尿病和高乳酸血症的诊断和治疗

（一）临床表现和诊断

线粒体糖尿病患病率约 0.02%，我国线粒体糖尿病在糖尿病患者中占比为 0.6% ～ 1.8%。线粒体糖尿病可类似 1 型或 2 型糖尿病表现，以类似 2 型糖尿病表现者居多，疾病外显率接近 100%。线粒体糖尿病起病时肥胖者少见。起病年龄通常较早，通常在 40 岁之前，平均起病年龄为 37 岁。约 20% 的患者表现为急性起病，但糖尿病酮症酸中毒少见，DKA 仅存在于 8% 的患者中。病程中有胰岛功能进行性减退，通常无显著胰岛素抵抗，胰岛自身抗体通常为阴性。

除糖尿病表现外，75% 的患者合并听力障碍，主要为高频域受累。听力障碍通常早于糖尿病发病出现且进展缓慢。其他表现包括神经系统、心脏、眼、骨骼肌、肾脏受累及高乳酸血症。神经系受累统表现包括“代谢性”卒中、偏头痛、亚急性坏死性脑脊髓病、癫痫、痴呆等。心脏受累可表现为心肌病、心律失常。胃肠道受累表现为胃肠动力障碍、假性肠梗阻等。肝脏受累表现为转氨酶升高、肝衰竭等。

高乳酸血症临床表现差异较大，轻者可无明显症状，或仅有精神差、乏力、恶心、呕吐、腹部不适等；重者可出现呼吸循环抑制、意识障碍，甚至死亡。乳酸在体内几乎完全以离子化的乳酸根和氢离子状态存在。临床测定的是血乳酸根浓度，以此代表血乳酸浓度，正常乳酸根值为 0.5 ～ 1.5mmol/L，＞ 2mmol/L 则为高乳酸血症，其中 2 ～ 5mmol/L 为轻度高乳酸血症，＞ 5mmol/L 为重度高乳酸血症。乳酸酸中毒指乳酸增高同时伴代谢性酸中毒，即血 pH ＜ 7.35 伴阴离子间隙增高，乳酸酸中毒多见于重度高乳酸血症患者。

需要考虑线粒体糖尿病的情况主要如下：符合母系遗传，病程中胰岛细胞功能进行性减低且胰岛自身抗体阴性，有神经性耳聋表现，伴有神经系统、骨骼肌、心肌病变、乳酸酸中毒等表现。确诊依赖线粒体 DNA 突变检查。线粒体糖尿病诊断标准：①确诊糖尿病；②经过细胞学功能验证线粒体功能障碍；③有明确已知可致病基因突变或经功能检测证实致病的基因突变。

如怀疑线粒体疾病，DNA 突变检查检测方法主要包括：①对于 A3243G 及其他已知突变筛查，可以采用聚合酶链反应（PCR）或一代测序方法进行筛查。②线粒体全基因组测序，如怀疑线粒体糖尿病而 A3243G 突变未检出，可以采用二代测序技术等方法进行线粒体全基因组测序。A3243G 突变检出率受到多种因素影响：首先，由于线粒体基因异质性，外周血白细胞中 A3243G 突变比例在 1% ～ 40%，而骨骼肌细胞、口腔黏膜细胞、尿沉渣细胞中的检出率可能更高。其次，体细胞获得性线粒体基因突变尚可发生于年龄增长、恶性肿瘤等情况，因此较低量的线粒体基因突变临床意义尚无定论。

当患者线粒体基因检测出功能未明的突变，可进一步进行细胞学线粒体功能检测，包括线粒体呼吸链复合物酶活性分析、线粒体氧耗能力测定、线粒体 ATP 生成能力测定等。需要注意的是，疾病早期呼吸链复合物功能检测可表现为正常，且呼吸链复合物酶活性检测结果可能受到多种其他因素的影响。线粒体功能检测取样首选皮肤成纤维细胞，其次是外周血淋巴细胞，均需在常温下尽快进行细胞分离培养以便后续功能检测。对于少见线粒体 DNA 突变所致的线粒体糖尿病，依赖于线粒体 DNA 检测诊断需满足如下条件：①突变呈异质性；②家系中患病

者呈现相同变异；③对照人群中不存在该变异；④变异可引起显著功能损害。

（二）线粒体糖尿病高乳酸血症的治疗

线粒体疾病的治疗需要多学科联合管理。饮食调节、运动管理在线粒体疾病的治疗中有重要的地位。生活方式调整的原则为避免能量代谢危象发生。需避免饥饿及劳累、感染等应激状态。注意充足的蛋白摄入，适度进行有氧运动。

许多治疗方法被提出用以改善线粒体呼吸链功能，具有潜在的降低血乳酸的效用，包括辅酶（CoQ10）、肉碱、精氨酸、硫辛酸、B 族维生素等，但多数缺乏充足的循证医学证据。精氨酸和瓜氨酸是一氧化氮生成的前体物质。在 MELAS 综合征患者中，一氧化氮水平降低。较低的一氧化氮水平可能引起局部循环障碍，加剧高乳酸血症。有证据表明，精氨酸和瓜氨酸的使用可以降低线粒体疾病患者的血乳酸水平。静脉应用精氨酸被发现可以减少 MELAS 综合征患者的卒中样发作。CoQ10 是呼吸链中的电子受体，可以将来自复合物 Ⅰ 和 Ⅱ 的电子向复合物 Ⅲ 传递，CoQ10 的补充可以越过线粒体呼吸链复合物的缺陷进行 ATP 的生成。体外试验表明，对线粒体疾病患者淋巴细胞 CoQ10 的补充可以增加细胞 ATP 的生成。硫辛酸自然存在于线粒体中，在丙酮酸脱氢酶复合物和 α- 酮戊二酸脱氢酶复合体中作为辅酶参与氧化脱羧反应。硫辛酸可以清除氧自由基，具有抗氧化作用。有研究表明联合应用 CoQ10 及硫辛酸可降低线粒体疾病患者的血乳酸。同时，小样本随机对照临床试验结果表明辅酶 Q10 治疗可改善 A3243G 突变线粒体糖尿病患者的胰岛功能。

线粒体糖尿病患者病程中胰岛细胞功能进行性下降，通常需使用胰岛素治疗，宜早期应用胰岛素治疗。由于线粒体糖尿病患者无氧糖酵解增多、乳酸生成增加，故不宜使用二甲双胍治疗。二甲双胍可增强胰岛素对糖异生的抑制、减少胰高血糖素刺激的糖异生，以及增加肌肉和脂肪细胞对葡萄糖的摄取。二甲双胍相关性乳酸酸中毒（MALA）指长期使用二甲双胍且出现乳酸蓄积。MALA 最常见的主诉为胃肠道不适，包括恶心、呕吐和腹泻，其次是神志改变和呼吸急促。若患者出现重度乳酸酸中毒，可能出现心动过速、低血压和呼吸过速等。二甲双胍通过肾近端小管的转运蛋白以原形排出体外，因此急性和慢性肾脏病患者可能出现药物蓄积。MALA 的发生机制复杂，二甲双胍促使葡萄糖在小肠血管网转化为乳酸，同时还可抑制线粒体呼吸链，导致以乳酸、丙酮酸和丙氨酸为来源的糖异生减少，而乳酸和生成乳酸的底物增加。对于 2 型糖尿病患者而言，二甲双胍与乳酸酸中毒的发生是否有因果关系尚无定论。多个研究表明乳酸酸中毒的发生率在使用和不使用二甲双胍的糖尿病患者中无显著差异。尚无确切的证据表明正确使用二甲双胍与乳酸酸中毒有关。但多个体外研究证实，二甲双胍可以抑制线粒体呼吸链复合体 Ⅰ，除乳酸酸中毒外，有病例报道二甲双胍在 MELAS 患者中引起卒中样发作。因此，线粒体疾病患者避免使用二甲双胍。

除二甲双胍外，线粒体病患者应避免使用具有潜在线粒体毒性的药物，如氨基糖苷类抗生素、抗逆转录病毒治疗、齐多夫定、异氟烷、利奈唑胺、丙泊酚、他汀类药物、托吡酯、丙戊酸、唑尼沙胺等。由于线粒体源于原核生物，对多种作用于细菌核糖体的抗生素易感，mtDNA 存在突变时，对此类抗生素易感性增高，尤其是氨基糖苷类的抗生素，应避免在线粒体疾病患者中使用。四环素可以抑制脂肪酸 β 氧化、阻碍线粒体基因翻译。但近期有研究表明，四环素等抗生素在体外及动物模型中有利于线粒体病细胞的生存，是潜在治疗线粒体疾病的新方法。线粒体疾病常有神经系统表现，治疗中应注意避免使用丙戊酸，其可能引起线粒体病患者肝衰竭及癫痫状态。他汀类药物常用于降低低密度脂蛋白胆固醇（LDL-C）水平，但其可抑制 CoQ10 的生成，线粒体疾病患者更易发生他汀相关肌病。

严重高乳酸血症、乳酸酸中毒在成人线粒体疾病中少见，但仍有少数病例报道。对于严重乳酸酸中毒，补碱治疗的时机和疗效仍有争议。多数认为当 pH ＜ 7.1 时，会导致细胞代谢功能障碍、心血管抑制和对儿茶酚胺反应性降低，可给予碱性药物以尽快减轻代谢性酸中毒，以恢复细胞的代谢功能；对于 pH 在 7.1 ～ 7.2 但存在重度急性肾损伤的患者，也应给予碱性药物治疗。碱性药物一般选择碳酸氢钠。呼吸系统方面，呼吸增强和呼吸过速可能只是机体代偿代谢性酸中毒，而非即将出现呼吸衰竭。急性或慢性二甲双胍中毒患者极少需要气管插管。低血压的处理主要为静脉补液，如有需要，可进一步给予血管加压药。对碳酸氢钠治疗无效或病情进行性加重、危及生命的严重乳酸酸中毒，应予血液净化以快速纠正严重代谢紊乱。若患者过量摄入二甲双胍，可以使用活性炭减少胃肠道吸收。此外，血液透析已成功用于长期使用或急性过量使用二甲双胍导致 MALA 的患者。

（王雪晨　李　伟）

第三节　二甲双胍和乳酸酸中毒

二甲双胍是最常用的口服降糖药物，其被许多专业糖尿病组织视为新诊断 2 型糖尿病的一线治疗。根据约 50 年积累的全球实际临床经验，二甲双胍通常被认为是安全的，最常见的不良反应为胃肠道反应，如腹泻、恶心和呕吐。二甲双胍相关性乳酸酸中毒（metformin-associated lactic acidosis，MALA）是一种罕见的疾病，但仍有病例报道。MALA 于 1977 年首次出现在文献中，此后该词被用于描述二甲双胍治疗患者中观察到的几乎所有乳酸酸中毒病例。乳酸酸中毒的风险增加，因此在肾功能不全、肝功能不全、高龄或循环功能障碍（如充血性心力衰竭）的患者中禁用二甲双胍。尽管二甲双胍治疗可能会引起乳酸酸中毒（单独或与其他因素联合），但也有可能不存在因果关系。MALA 死亡率（死亡率为 30% ～ 50%）高，受到临床的高度重视，但人们应该对二甲双胍蓄积和全身性疾病在乳酸酸中毒发生中各自的重要性进行有效区分。

一、二甲双胍相关性乳酸酸中毒的发生率

MALA 发生率为 0 ～ 138/100 000 患者年。这一较大的范围可能是由于调查期的长短（1 ～ 43 年）和研究人群的差异。目前二甲双胍相关乳酸酸中毒的确切发病率尚不明确，主要原因包括：①在数据来源方面，药物警戒数据库（基于自发病例报告）与临床试验报告之间存在偏倚。具体而言，临床试验通过严格的受试者筛选（排除二甲双胍禁忌患者）和密切的监测，可能低估了真实风险；而药物警戒研究往往聚焦于高风险人群，则可能高估了实际发生率。②不良事件本身发生率极低，且现有数据主要依据自发报告病例，这些特点都限制发生率计算的准确性。

二甲双胍引入美国市场后2年，基于估计100万使用者中报告的47例病例，MALA的发生率估计为5/100 000患者年。同样，加拿大报告的MALA发生率为9/100 000患者年。一项来自Cochrane Library的系统性综述（包括347项临床试验和队列研究）未发现致死性或非致死性乳酸酸中毒病例，二甲双胍治疗组和非二甲双胍治疗组之间的血浆乳酸水平无差异。另一项病例对照分析比较了50 048例二甲双胍和磺酰脲类药物使用者之间的乳酸酸中毒发生率，发现二甲双胍和磺酰脲类药物之间的乳酸酸中毒发生率无差异（分别为3.3/100 000患者年和4.8/100 000患者年）。但几乎所有报告都一致的是，大多数病例均发生在具有易患乳酸酸中毒的易感性疾病或并发的促发事件的患者中，二甲双胍水平“正常”的乳酸酸中毒病例在有和无糖尿病病史的患者中均有报道。一些研究者将二甲双胍和乳酸酸中毒之间的关联归因于2型糖尿病本身是乳酸酸中毒的风险因素，尽管这可能反映了其他器官系统的伴随恶化（如肝脏和肾脏），这反过来又使患者倾向更高的MALA风险。

二、二甲双胍相关性乳酸酸中毒的发生机制

（一）二甲双胍的药代动力学

双胍类药物二甲双胍、苯乙双胍和丁双胍是20世纪50年代开发的一类降糖药物，用于治疗2型糖尿病，但目前大多数国家仅批准使用二甲双胍。苯乙双胍于20世纪50年代在美国和欧洲获得批准，而二甲双胍和丁双胍当时仅在欧洲获得批准。到20世纪70年代末，有证据表明使用苯乙双胍会增加乳酸酸中毒的风险，导致大多数国家停用苯乙双胍。虽然丁双胍的使用不太广泛，但由于同样的原因，丁双胍在很大程度上已退出市场。与二甲双胍相比，苯乙双胍表现出明确的高乳酸血症效应，当前使用的治疗剂量的二甲双胍几乎不会导致基础和餐后血乳酸水平升高（通常小于1～2mmol/L）。苯乙双胍的乳酸酸中毒发生率估计比二甲双胍高20倍。临床前研究还表明，血浆乳酸盐浓度增加和乳酸酸中毒与双胍剂量和血浆水平相关，苯乙双胍最多，其次是丁双胍和二甲双胍。

二甲双胍口服给药时，约40%的剂量在小肠上段（十二指肠和近端空肠）吸收，仅约10%在回肠和结肠吸收。未吸收的药物在肠黏膜中积聚，并最终在粪便中消除。目前的二甲双胍制剂具有50%～60%的生物利用度；二甲双胍在血浆中循环，并以原形通过肾脏消除。当二甲双胍在血浆中蓄积至浓度＞5mg/L时，消除可能会延长。

（二）二甲双胍与乳酸酸中毒

乳酸酸中毒是一种危及生命的疾病，其特征是血pH低（＜7.35）和动脉乳酸盐水平升高（＞5.0mmol/L）。乳酸酸中毒分为两类：A型乳酸酸中毒是在缺氧条件下通过糖酵解积累乳酸所致。B型乳酸酸中毒（以MALA为例）的乳酸产生增加发生在清除乳酸的能力降低的情况下。乳酸盐是肠道、肝脏和外周组织在糖酵解过程中产生的，并且可以在缺氧条件下积累。肝脏、肾脏、心脏和骨骼肌是主要的乳酸代谢者，而肝脏和肾脏分别约占乳酸清除率的60%和30%。乳酸盐可以通过线粒体氧化为二氧化碳和水以产生能量，或者在肝脏和肾脏中转化为葡萄糖。乳酸酸中毒发生在乳酸产生过多和（或）肝脏乳酸清除受损的情况下。肝脏乳酸清除率可达320mmol/h，

远远超过正常的乳酸产生速率。因此，外周血乳酸产生增加很少单独导致乳酸酸中毒。然而，在肝代谢受损的情况下，如肝硬化、脓毒症或灌注不足时，乳酸产生增加，可导致持续的乳酸蓄积和临床显著的乳酸酸中毒。

高乳酸血症可由二甲双胍单独或与其他因素联合诱导，因为糖尿病状态本身与血液乳酸盐浓度的轻微增加有关。在动物和人类中进行的实验均表明双胍类药物与血乳酸水平升高相关，但二甲双胍治疗剂量引起的血浆乳酸浓度升高幅度较小，通常＜ 2mmol/L，但也可能出现更高水平。二甲双胍可以影响乳酸盐代谢。在肠道中，二甲双胍通过加速糖酵解和将葡萄糖代谢从有氧途径转移到无氧途径来增加乳酸盐的产生。肝细胞对乳酸摄取能力的不足进一步增加了乳酸水平。然而，推荐剂量的二甲双胍对血糖控制和葡萄糖氧化的影响不会显著改变血乳酸浓度，因为乳酸在肝脏中转化为葡萄糖（通过 Cori 循环）。换句话说，治疗剂量的二甲双胍产生抑制糖异生的作用足以对抗高血糖症，但不足以在临床上产生相关的乳酸酸中毒。相比之下，二甲双胍水平异常高会增加对肝细胞糖异生的抑制，并增加肝细胞的无氧代谢；这会损害乳酸清除并促使乳酸摄取进一步下降。最近有报道称，二甲双胍通过抑制肝脏线粒体甘油 -3- 磷酸脱氢酶这一氧化还原穿梭的关键酶，从而来抑制啮齿动物的新生。因此，二甲双胍间接降低了乳酸盐和甘油的底物通量，从而降低了线粒体呼吸链的电子通量。

既往报道的二甲双胍用药过量病例提供了有关二甲双胍蓄积、血浆乳酸水平升高和乳酸酸中毒发生相关机制的见解。一项对二甲双胍用药过量病例的回顾性分析表明，二甲双胍循环浓度升高与动脉 pH 降低之间存在强相关性。高血浆乳酸浓度和 pH 都是致死性结局的预测因子，与存活的患者相比，死亡的患者循环血浆中的二甲双胍水平高 100%，血浆乳酸浓度高 30%，动脉 pH 低。此外，个体用药过量病例研究表明，二甲双胍单独给药，在没有并发的促发事件的情况下，即使在健康个体中，严重用药过量也可引起 MALA。

三、二甲双胍相关性乳酸酸中毒发生的危险因素

由于 MALA 的体征和症状非常多且为非特异性的，以及可能使患者易患乳酸酸中毒的其他疾病和药物的潜在影响，MALA 可能难以预测或诊断，尤其是在不知道患者的二甲双胍循环浓度的情况下。当二甲双胍被认为是乳酸酸中毒的原因时，通常发现二甲双胍血浆水平＞ 5μg/ml。二甲双胍血药浓度的持续极度升高（治疗范围＜ 2μg/ml）通常见于肾功能不全的患者（此类患者的二甲双胍清除率降低）、肝代谢受损的患者（此类患者的乳酸清除率降低）和（或）乳酸产生增加的情况（脓毒症、心力衰竭、组织灌注减少或缺氧）。其他可能增加乳酸酸中毒风险的疾病包括重度脱水、休克、饮酒、缺氧状态、败血症和高龄（因为年龄相关的肾功能下降、急性肾衰竭及其他灾难性疾病的风险增加）。脱水可导致急性肾衰竭并降低二甲双胍清除率，导致血浆二甲双胍水平升高，特别是在发生脱水并继续使用二甲双胍的情况下。尚未研究二甲双胍对减肥手术患者血浆乳酸浓度的影响，但由于二甲双胍吸收和生物利用度增加，这些患者可能面临更高的 MALA 风险。

（一）二甲双胍蓄积

区分耐受性良好的二甲双胍治疗方案和二甲双胍大量蓄积很重要。首先，临床接诊医师

应该回答以下简单但非常重要的问题：二甲双胍的处方剂量是多少？患者是否依从？最后一次给药是什么时候？1例62岁无尿［血清肌酐4mg/dl（350μmol/L）］和乳酸酸中毒（血乳酸16.3mmol/L，pH 7.09）患者的病例说明了这些问题的重要性。由于未停用二甲双胍治疗，预期二甲双胍血药浓度较高，并提示药物蓄积导致乳酸酸中毒。但事实上，患者的二甲双胍血浆浓度（0.4mg/L）完全在稳态谷浓度的正常范围内（＜1.65mg/ L）。二甲双胍蓄积只能根据长期治疗耐受性良好期间实际达到的二甲双胍血药浓度来判断，但这样的估计实际上是复杂的，有以下几点原因：第一，目前无法定义二甲双胍血药蓄积的单一阈值浓度。第二，二甲双胍转运蛋白编码基因的变异会影响这些浓度。第三，二甲双胍的治疗浓度目前尚不明确。另外，解决这些问题也存在诸多困难。①在二甲双胍血药浓度的大型数据库中，除少数极高值外，浓度分布曲线是均匀的。②个体间差异非常大（平均20倍；最大80倍），这一数据来自接受二甲双胍1g、每日2次、持续24个月治疗的2型糖尿病患者队列。

那么如何判断二甲双胍是否存在蓄积呢？更准确地说，可以通过哪些询问来判断二甲双胍是否累积到足以触发乳酸酸中毒，或者甚至患者是否经历了足够长的二甲双胍累积已发展至乳酸酸中毒。因此，必须考虑到许多因素：

（1）如果二甲双胍的剂量很高，这种暴露的持续时间是多久？

（2）患者的肾脏状况如何？

（3）肾功能是否随时间变化（即入院前 vs 入院后）？

（4）肾衰竭是原发性的（即可能导致二甲双胍蓄积）还是继发性的（即乳酸酸中毒的实际原因，如败血性休克综合征）？

（5）是否可获得血液二甲双胍测定数据？

（6）如果二甲双胍测定数据可用，血浆和红细胞浓度是否已知？后者对于区分二甲双胍在细胞中的蓄积和最近给药期间相关的血浆峰浓度非常重要。与血浆浓度相比，红细胞浓度可以更好地反映药物作用的人体组织，如肠、肝、肌肉和脂肪组织等。

（7）如果二甲双胍测定数据可用，血浆和红细胞浓度之间的比率是多少（用于区分急性和慢性二甲双胍蓄积）？

（8）如果二甲双胍测定数据可用，是否在入院后不久要求进行检测？在紧急情况下，这种测量通常不是优先事项。

（9）如果二甲双胍测定数据可用，是否在同一时间点测定血乳酸和动脉 pH（以正确评估二甲双胍和乳酸酸中毒之间的联系）？

（10）如果二甲双胍测定数据可用，是否考虑了药物和其他因素对二甲双胍转运和消除的影响？例如，透析、使用血管活性药物、药物相互作用和疾病因素的潜在影响等。

（11）如果未同时测定血乳酸、动脉 pH 和血二甲双胍，则何时测定？如果在入院后很长时间内进行二甲双胍测定，患者的乳酸酸中毒状态可能会发生变化。

（12）如果观察到高水平的二甲双胍，积累存在多久？二甲双胍在两个阶段的过程中被消除。大多数药物的消除半衰期约为5小时，终末相约为20小时。因此，药物蓄积后二甲双胍从血浆中快速初始消除并不意味着所有二甲双胍快速清除。事实上，至少在2周内，甚至在透析后，血浆中仍可检测到药物。

总之，只有通过测定二甲双胍浓度并考虑二甲双胍摄入与测定之间的时间间隔，才能可靠地评估二甲双胍与其对乳酸代谢影响之间的相关性。红细胞浓度的知识尤其相关。在重症监护环境中，事后证实最初怀疑的二甲双胍使用与乳酸酸中毒发生之间的联系是有用的。

（二）二甲双胍与乳酸酸中毒的关系

二甲双胍与乳酸酸中毒的关系不仅仅是一个确定因果因素或非因果因素的问题。最终，二甲双胍蓄积可能引发乳酸酸中毒（如二甲双胍中毒），可能作为潜在因素（例如，慢性肾脏病中的长期二甲双胍蓄积）或可能作为相关因素（例如，当二甲双胍在急性肾衰竭患者中蓄积时）。相反，病理状况可能是一个潜在因素（如肝衰竭）、相关因素（如上所述）或促发因素（如脓毒症或出血）。在缺乏临床背景精确描述的情况下，二甲双胍在乳酸酸中毒中的作用总是被高估。因此，应尽可能详细地描述临床环境：

（1）是否有关于患者合并症（即乳酸酸中毒的潜在因素）的详细准确信息？

（2）是否有关于临床背景的详细、准确的信息（即乳酸酸中毒的触发因素）？

（3）乳酸酸中毒是否伴随二甲双胍中毒？

（4）在二甲双胍过量的情况下，是否有同时服用药物的信息？

（5）在伴有相关疾病或休克综合征引起的器官衰竭的患者中，是否已明确确立了各种事件之间的时间顺序？

（三）二甲双胍在禁忌人群中的使用

二甲双胍的禁忌证阈值限制了一部分患者使用二甲双胍，而这部分患者二甲双胍血浆浓度不会显著超过＜2μg/ml的“典型”治疗范围，并且从未达到或超过5μg/ml（与MALA相关的浓度）。许多糖尿病患者继续接受二甲双胍治疗，尽管病情使他们面临乳酸酸中毒的风险。据估计，约25%的二甲双胍患者有一种或多种禁忌证。美国FDA最近更改了CKD患者使用二甲双胍的禁忌证，规定可以在估计肾小球滤过率（eGFR）为45～60ml/min的患者中开始使用二甲双胍，并可以在eGFR为30～45ml/min的患者中继续使用二甲双胍，只要密切监测肾功能。当eGFR低于30ml/min时，二甲双胍仍然是禁忌用药。重度CKD患者的乳酸酸中毒可能是由二甲双胍过量蓄积介导的，二甲双胍可经肾脏清除，但二甲双胍本身无肾脏毒性。虽然有研究已经表明即使在重度肾损害患者中使用较低剂量的二甲双胍（如500～1000mg/d）也是安全的，但这种剂量是否能提供有意义的血糖控制仍存在疑问。

FDA敦促在给急性心力衰竭患者开具二甲双胍时要谨慎，“特别是当伴有低灌注和低氧血症时”。在稳定代偿性心力衰竭和充分终末器官灌注的患者中，二甲双胍似乎是安全的。FDA还对肝衰竭中二甲双胍诱导的乳酸酸中毒表示担忧，这“可能是由于乳酸清除受损”。对于肝功能正常的慢性肝病患者，没有证据表明二甲双胍会增加风险。由于碘化造影剂可能损害肾功能，FDA建议eGFR低于60ml/min、有心力衰竭、肝衰竭或酒精中毒病史的患者及任何使用动脉内造影剂的患者在碘化造影剂成像程序时或之前停用二甲双胍。

四、二甲双胍相关性乳酸酸中毒发生的临床表现

患者往往表现出非特异性的体征和症状。他们最初可能会主诉胃肠道副作用，如恶心、呕吐、腹痛和（或）腹泻，这通常与二甲双胍的使用和毒性有关。在酸中毒的情况下，患者还可能主诉呼吸困难、头晕、疲劳或全身不适。更严重的病例可能表现为精神状态改变或昏迷。

体格检查应首先对气道、呼吸和循环进行全面的评估。MALA 的症状是非特异性的，但可能与其他疾病引起的酸血症相似，包括呼吸急促、高通气和心动过速。严重的酸血症一方面直接损害心肌收缩功能，另一方面降低机体对儿茶酚胺的反应性，导致休克和低体温。

五、二甲双胍相关性乳酸酸中毒的治疗

MALA 没有特异性治疗。治疗的主要内容是支持性治疗，旨在恢复生理酸碱状态，治疗伴随疾病，并在需要时加强消除二甲双胍。所有患者应至少观察 12 小时，观察其症状和实验室检查结果是否与 MALA 的发展一致。如果患者在摄入二甲双胍后早期出现，可以使用活性炭。由于吸收时间延长，延迟使用活性炭对于缓释制剂可能是合理的。使用活性炭的禁忌证包括肠梗阻、穿孔、低血压或肠道运动能力下降，相对禁忌证包括精神状态改变和无法保护气道。

最初的抢救侧重于气道、呼吸和循环。患者可能出现中枢神经抑制，需要插管进行气道保护。应对所有患者进行床旁血糖监测。在考虑给酸中毒患者插管时必须小心，因为在典型的肺部保护性通气设置下，机械通气可能会削弱生理补偿机制。如果需要插管，应选择更高的呼吸频率和（或）潮气量，以达到高分钟通气量，接近患者在酸中毒情况下的代偿努力。如果患者插管，应调整呼吸机设置，通过频繁监测动脉血气来补偿潜在的酸中毒。

严重酸中毒的治疗可包括碳酸氢钠输注。目前缺乏基于证据的使用碳酸氢钠的适应证，但一些学者主张在潜在心血管疾病和（或）血流动力学受损且 pH ＜ 7.20 的情况下开始碳酸氢盐输注。应该注意的是，碳酸氢钠在细胞外基础上起作用，而 MALA 的问题包括损害正常呼吸和葡萄糖利用的细胞内酸中毒。在一项关于二甲双胍毒性的综述中，碳酸氢盐给药对死亡率没有益处。另一篇综述建议，使用更高剂量的碳酸氢盐作为血液透析的桥接疗法，以提高生存率。碳酸氢钠也会导致过量的钠、高氯血症、二氧化碳产生增加及注射后的反射性血管舒张。一般通过静脉注射晶体和血管升压药来治疗低血压和休克。在难治性休克的情况下，可以辅助使用亚甲蓝。它在线粒体电子传输链中作为一氧化氮合酶抑制剂和绕过复合物 1 的替代电子载体发挥作用，并可能促进氧化磷酸化。

在血流动力学不稳定的患者中，可以通过血液透析或连续性肾脏替代治疗来增强清除和纠正酸碱状态。体外治疗建议在 pH ≤ 7.0、乳酸＞ 20mmol/L 和（或）合并症（包括休克、急性或慢性肾衰竭、肝衰竭及精神状态改变）的情况下开始血液透析。二甲双胍在透析能力方面表现出混合特征，它是亲脂性的并且分布体积大；然而，它也具有低蛋白结合和延长的半衰期。间歇性血液透析在清除二甲双胍和乳酸方面似乎比连续清除方式更有效。鉴于分布体积大，延长血液透析时间可能对二甲双胍和乳酸的成功清除有一定的作用。一些病例报告要求在急性肾衰竭的情况下持续治疗 21 ～ 31 小时才能完全清除。当乳酸水平低于 3mmol/L 且 pH 为 7.35 时，

可停止血液透析。

体外膜氧合（ECMO）可用于在血流动力学受损的情况下无法耐受血液透析清除的患者。在液体复苏、碳酸氢盐治疗和血管升压药难以治疗的血流动力学不稳定的情况下，静脉－动脉（VA）ECMO 可用于适当的患者。患者可以在使用 ECMO 回路的同时开始连续性肾脏替代治疗。

六、二甲双胍相关性乳酸酸中毒的预后及并发症

MALA 的最高死亡率估计可能高达 30% ～ 50%，但大多数都较低，目前报告的死亡率差异较大，可能与选择偏倚相关。初始 pH ＜ 7.1 和乳酸＞ 25mmol/L 的患者更有可能死亡。在一项检查 22 例 MALA 的系统综述中，83% 的 pH ＜ 6.9 和（或）血清乳酸浓度＞ 25mmol/L 的患者死亡。其他研究没有发现二甲双胍浓度、pH 和乳酸之间的明确相关性，也没有发现基于这些值的幸存者和非幸存者之间的主要差异。预后与肾衰竭、心力衰竭、肝衰竭、败血症和多种药物中毒密切相关。出现精神状态改变、昏迷、严重酸中毒、肾衰竭、肝衰竭或机械通气的患者需要进入重症监护室。没有任何酸中毒证据且在至少 12 小时的观察期后仍无症状的患者，可出院或进行精神病学检查，具体取决于其意愿。

在严重 MALA 的情况下，持续的肾功能障碍是一种潜在的并发症。有病例报告详细描述了急性 MALA 消退后持续的肾功能障碍。在一个病例中，一名患者故意服用过量二甲双胍，肌酐轻度升高，伴有高乳血症和代谢性酸中毒，接受连续性肾脏替代 CRRT 治疗。乳酸在 24 小时后清除，但后来出现无尿和肾功能恶化，需要在肾功能恢复前进行间歇性血液透析。

七、二甲双胍相关性乳酸酸中毒的预防

当处方二甲双胍时，应该预防的是乳酸酸中毒的危险因素。需注意的是，当患者存在可能真正危及生命的高危情况时（酸中毒已达危及生命的程度或并发重度肝衰竭），必须立即调整治疗方案。因为此类药物相关乳酸酸中毒虽总体少见，但可能在病理状态下急剧恶化。一项对基于人群的回顾性样本研究（总计约 2500 例经常忽视二甲双胍使用注意事项甚至禁忌证的患者）进行的审查仅观察到 1 例乳酸酸中毒病例，而且与二甲双胍无关（并发心肌梗死）。一个简单但必要的预防程序是告知和警告患者（特别是老年人及其亲属）乳酸酸中毒的风险和症状，发生乳酸酸中毒的风险因素，以及当风险因素存在时，特别是当症状发生时停止治疗的必要性。应特别注意可能诱发急性肾衰竭的情况和药物，即脱水、感染、碘化造影剂静脉给药和血管紧张素转化酶抑制剂或非甾体抗炎药（NSAID）的使用。

八、二甲双胍与乳酸盐增加

（一）临床前研究结果

在一项非临床研究中，通过植入胃（胃内）、回肠（回肠内）或外周静脉（静脉内）的长期留置导管，对血糖正常大鼠输注二甲双胍。与静脉给药相比，回肠内给药后的二甲双胍血浆浓度非常低（≤ 10μg/ml），静脉给药二甲双胍的血浆浓度比回肠内给药高 10 倍。胃内给药后

血浆二甲双胍水平的增加介于回肠内和静脉内二甲双胍给药。二甲双胍给药后血乳酸浓度的增加随二甲双胍剂量、二甲双胍循环浓度和给药途径的变化而变化。虽然最低检测二甲双胍剂量（300mg/kg）未导致胃内和回肠内给药途径的乳酸 AUC 显著增加，但在静脉给药后乳酸 AUC 确实显著增加。

在较高的二甲双胍试验剂量（500mg/kg 和 750mg/kg）下，二甲双胍静脉和胃内给药导致乳酸 AUC 出现统计学显著性增加，但在任一剂量下，回肠内给药均未导致乳酸 AUC 增加。重要的是，虽然之前已经证明二甲双胍会增加肠道中的乳酸盐浓度，但即使在非常高的剂量下，将二甲双胍直接给予回肠也不会导致血液乳酸盐浓度增加。相反，静脉和胃内给药后，血乳酸浓度显著升高，且其升高与二甲双胍血浆浓度升高密切相关。回肠输注后二甲双胍血浆浓度与血乳酸水平之间无相关性，很可能是因为该给药途径产生的二甲双胍血浆浓度非常低。

（二）临床研究成果

有研究探索了在应用二甲双胍治疗时不同肾功能状态的 2 型糖尿病患者与乳酸水平之间的关系。该研究们使用了一种研究性二甲双胍缓释制剂，旨在从远端小肠中释放二甲双胍，从而限制二甲双胍暴露于近端肠，在远端肠中二甲双胍激活肠道 L 细胞，导致释放激素，如胰高血糖素样肽 -1（GLP-1）和 YY 肽。该制剂与目前可用的二甲双胍产品不同，后者主要在近端小肠吸收，导致血浆二甲双胍水平较高。该研究证明此类新的二甲双胍保留了目前可用的二甲双胍制剂的全部降糖能力。

该研究结果显示尽管二甲双胍血浆浓度随肾功能下降而升高，但与传统 1000mg 剂量的二甲双胍相比，单次新型 1000mg 的二甲双胍给药后二甲双胍血浆 AUC 显著降低（25% ～ 50%）。此外，单次给予 1000mg 剂量的传统二甲双胍导致血浆二甲双胍浓度与安慰剂校正的血浆乳酸盐浓度相对于基线的变化之间存在显著相关性（$P < 0.0001$）。当新型二甲双胍在小肠远端给药时，未观察到血浆二甲双胍与血浆乳酸水平之间的关系（$P = 0.94$），这很可能是因为二甲双胍血浆浓度不够高。

应注意的是，传统二甲双胍的血浆乳酸盐浓度变化相对较小，与使用的低剂量一致，并且由于单次给药而缺乏二甲双胍蓄积的机会。然而，根据观察到的二甲双胍血浆浓度与乳酸盐浓度之间的关系，肾损害患者重复传统二甲双胍给药可能导致二甲双胍浓度升高，导致循环血浆乳酸盐水平出现具有临床意义的升高。这项研究的结果与前面讨论的大鼠的结果一致。

新型二甲双胍基本上通过激活下肠中的 L 细胞起作用的前提得到啮齿动物数据和早期临床数据的支持。与现有的二甲双胍制剂相比，新型二甲双胍的确切疗效和安全性特征仍有待进一步的临床研究证实，因为目前存在一些禁忌证。二甲双胍在目前无法从中获益的肾损害患者中的重要潜在用途也有待进一步的临床研究证实。

临床实践中对肾功能不全患者慎用二甲双胍的决策依据源于双胍相关乳酸酸中毒的病史，特别是使用苯乙双胍的经验。虽然在处方实践中需谨慎，但在中度肾损害患者中谨慎地使用二甲双胍是常见的，并得到了包括英国、加拿大和澳大利亚在内的多个卫生监管机构的批准。然而，二甲双胍作为一线糖尿病治疗的成功可能是保守适应证的直接结果，缺乏保守标签可能会导致患者风险过高，并像早期双胍治疗一样退出市场。鉴于二甲双胍的过量血浆蓄积是 MALA 的必要诱发条件，高风险糖尿病患者的替代服用二甲双胍的方法使其最小化全身暴露，同时维持降血糖功效。通过简单地给予较低剂量来限制暴露可能无法提供最佳的血糖控制。然而，靶向下肠道的二甲双胍研究制剂可能会给目前有治疗禁忌证的患者（如肾损害）或二甲双胍不耐受的患者带来新的希望。

（杨　娜　张化冰）

第5章

糖尿病性低血糖

第一节　糖尿病性低血糖的发病机制

糖尿病（diabetes mellitus，DM）是全球最流行的慢性疾病之一。由于人口老龄化、肥胖程度增加、不健康饮食、身体活动不足等因素，2021年全球糖尿病地图报告全球糖尿病患者已达到5.37亿，预计2030年全球糖尿病患者将达到6.43亿，2045年全球糖尿病患者将达到7.002亿。糖尿病的治疗目标为降低急、慢性并发症的发生风险，改善生活质量，延长生存期。低血糖是糖尿病常见的并发症，尤其是在强化降糖治疗的患者中，其发生率显著增加。

一、流行病学

低血糖是糖尿病常见的并发症，糖尿病患者降糖治疗过程中发生低血糖并不少见。强化降糖治疗在糖尿病慢性并发症防治中的益处逐渐明确，但接受强化降糖治疗的糖尿病患者在血糖控制获益的同时也面临着低血糖发生率上升的风险。廖淑金等的研究使用动态血糖仪进行监测，糖尿病患者低血糖发生率为17.1%，严重低血糖发生率为45.1%。50%的严重低血糖发生于夜间睡眠期间。

糖化血红蛋白（HbA1c）控制在6.5%～7. 0%有助于减少糖尿病大血管及微血管并发症，但强化降糖导致的严重低血糖造成的损害甚至超过其获益。应用强化降糖方案（平均HbA1c ≤ 7%）与常规降糖方案（平均HbA1c ≤ 9%）相比，糖尿病患者严重低血糖发生率升高2～3倍。若强化降糖方案患者HbA1c控制在正常范围内，严重低血糖的发生率呈指数增长。近期针对DCCT研究人群30年的随访研究表明，低血糖仍是糖尿病治疗中的重大挑战。

ACCORD（控制糖尿病患者心血管疾病风险性行动试验）研究中曾提示HbA1c水平与低血糖的发生呈负相关。HbA1c为7.0%～7.5%的T1DM患者低血糖发生风险最低；与HbA1c > 10%相比，HbA1c < 7%与严重低血糖显著相关；有研究提出，T1DM患者HbA1c水平与低血糖的风险关系呈“J”形，HbA1c为8.1%～8.6%者低血糖发生风险最低；另一项研究显示，HbA1c的变异率与T1DM和T2DM患者需要住院的低血糖相关。

（一）低血糖及严重低血糖发生率

糖尿病的类型和病程对低血糖的发生具有影响。T1DM 与 T2DM 患者之间低血糖的发生率有明显差异。T1DM 患者低血糖发生率高，症状性低血糖平均每周 2 次，严重低血糖平均每年至少 1 次，一生中可发作数千次低血糖。而病程＞ 5 年的 T2DM 患者随着强化治疗及严格的血糖控制，低血糖的风险会大大增加。

有文献报道，T1DM 患者轻度低血糖事件的发生率约为每位患者 30 次 / 年；严重低血糖事件（需要他人救助）的发生率为每位患者 1 ～ 3.2 次 / 年，可伴有癫痫或昏迷。T2DM 患者低血糖的发生率较 T1DM 患者低。T2DM 患者轻度低血糖事件的发生率为每位患者 2 ～ 10 次 / 年；严重低血糖事件的发生率为每位患者 0.1 ～ 0.7 次 / 年。但是，T2DM 的患病率约为 T1DM 的 20 倍，且大多数 T2DM 患者最终需要胰岛素治疗，故在发生低血糖症的糖尿病患者中，仍以 T2DM 患者占大多数。

尤其是应用胰岛素或胰岛素促泌剂治疗的患者，低血糖的发生率更高。英国低血糖症研究组（UKHGS）的资料显示，在胰岛素治疗时间＜ 5 年和＞ 15 年的 T1DM 患者中，严重低血糖症的发生率分别为每位患者 1.1 次 / 年和每位患者 3.2 次 / 年。严重低血糖事件在 T2DM 早期并不常见，但随着病情的进展，低血糖的发生和血糖控制的关系逐渐密切。在胰岛素治疗开始后的最初几年，低血糖风险相对较低，到病程后期，风险可显著增高。

（二）低血糖导致的死亡率

严重低血糖症可威胁患者的生命。在死亡的 T1DM 患者中，4% ～ 10% 可归因于低血糖症。2.8% 的应用强化降糖方案的糖尿病患者因低血糖而死亡。新加坡一项研究显示，发生严重低血糖的糖尿病患者出院 1 年后的死亡率高达 20.7%。

（三）夜间低血糖

夜间低血糖在糖尿病患者中很常见，30% ～ 60% 的 T1DM 患者会发生自发性夜间低血糖。一项全球多中心前瞻性观察性研究显示，40.6% 的 T1DM 患者发生了夜间低血糖，估计发生率为每位患者 11.3 次 / 年。在 T1DM 患者中，78% 的夜间低血糖无症状。有研究显示，T2DM 患者夜间低血糖的发生率要高于 T1DM 患者，动态血糖监测系统（CGMS）监测结果分析 T2DM 患者低血糖发生率高达 46.6%，其中 73.7% 发生在夜间。

（四）特殊糖尿病人群的低血糖发生率

1. *老年人*　多数老年糖尿病患者病程长，并发症多，且常伴有心、肝、肾等疾病，同时联用多种药物治疗，因此发生低血糖的风险明显高于年轻糖尿病人群。张艳荷等的一项研究包含了 200 例平均年龄在（54.8 ± 3）岁的糖尿病患者，其中 157 例出现了低血糖，占 78.5%。

2. *孕妇*　妊娠期低血糖多发生于妊娠合并糖尿病的孕妇中。1 型糖尿病孕妇的预后不佳，严重低血糖在妊娠早期的发生频率是妊娠前的 3 ～ 5 倍，而妊娠晚期则低于妊娠前。高达 45% 的 1 型糖尿病患者在妊娠期经历过严重的低血糖事件，并且首次发作往往在妊娠 20 周之前。尽管妊娠期严重低血糖发生率较高，但夜间严重低血糖事件（多发生在午夜至早晨 8:00 之间）

发生概率与非妊娠期间类似。超过 50% 的严重低血糖事件发生在睡眠期间，其中 37% 发生在夜间。无糖尿病的孕妇很少发生急性低血糖。

Philip E. Cryer 等指出，一次严重的医源性低血糖或由此诱发的心血管事件可能会抵消一生维持血糖在正常范围内所带来的益处。低血糖可诱发心血管及神经系统疾病，甚至威胁生命。长时间严重低血糖可能造成脑功能的永久性损害。对于糖尿病患者，血糖低于 3.9mmol/L 即为低血糖。低血糖已成为糖尿病患者血糖达标治疗的主要障碍之一，也是糖尿病控制的一个重要评判指标。

二、发病机制

（一）非糖尿病患者血糖降低时的病理生理学变化

生理情况下，空腹血浆葡萄糖维持在 3.9 ～ 6.1mmol/L 较为狭窄的范围内。当动脉血糖浓度降低到生理范围以下（＜ 3.9mmol/L）时，血 – 脑葡萄糖转运下降、不能满足大脑代谢需求，机体通过精细调节机制，使血糖维持在正常范围。维持血糖平衡依靠神经信号、激素及代谢底物的共同调控，其中胰岛素起着主要作用。正常情况下，当血糖浓度降至 3.6 ～ 3.9mmol/L 时，机体可以通过减少胰岛素分泌并增加胰高血糖素和肾上腺素的分泌等拮抗机制避免血糖浓度进一步下降，防止出现低血糖的中枢神经症状和认知障碍。

自主神经在血糖稳态调控过程中发挥重要作用。位于下丘脑的葡萄糖敏感神经元可感受来自门静脉和其他内脏感觉系统传入的低血糖信号，启动位于下丘脑和脑干的自主神经中枢。自主神经中枢启动后，一方面可通过释放去甲肾上腺素刺激交感神经，使患者出现心悸、震颤、觉醒（处于睡眠中的患者）等肾上腺素能神经症状；另一方面可通过释放乙酰胆碱刺激胆碱能神经，使患者出现多汗、饥饿等症状。这些低血糖反应的出现可促使患者主动进食，升高血糖。同时，中枢神经兴奋后，肾上腺髓质受刺激分泌肾上腺素，减少肌肉、肾脏、脂肪细胞等组织对葡萄糖的利用，间接升高血糖。

当血浆葡萄糖浓度降低时，胰岛素分泌也随之降低，并能通过增加糖原分解和糖异生使血糖维持在正常的生理范围内。因此，生理状况下，减少胰岛素分泌是防止低血糖发生的第一道防线。当血糖下降到低于生理范围时，胰岛素的反向调节激素（升糖激素）分泌增加，胰岛 α 细胞分泌的胰高血糖素的增加是防止低血糖发生的第二道防线。当胰高血糖素分泌仍不足以纠正低血糖时，肾上腺素分泌增加，这是防止低血糖发生的第三道防线。

当低血糖持续时间超过 4 小时，机体皮质醇、生长激素分泌增加，以促进葡萄糖的产生并限制葡萄糖的利用。

（二）糖尿病患者血糖降低时的病理生理学变化

随着病程延长或胰岛功能障碍的恶化，糖尿病患者的上述血糖自我调节机制可出现不同程度的受损，当这些防御因素仍然不能有效地恢复血糖水平时，血糖进一步降低，则会出现低血糖的症状和体征。

此外，糖尿病患者低血糖症的反复发作会导致自主神经系统激活阈值的转变和机体对低血糖反应的钝化，从而构成低血糖的恶性循环。不同程度的低血糖症相关性自主神经功能衰竭，即交感－肾上腺系统对血糖降低的反应性受损，阻碍机体对低血糖的自我调节能力。糖尿病自主神经病变和低血糖之间的相互作用可使患者进入一个低血糖→自主神经功能障碍→低血糖加重→自主神经功能障碍加重的恶性循环，严重影响患者降糖治疗的安全性和有效性。

睡眠期间反调节激素释放减少，机体对低血糖的反应也减弱。在夜间休息时，机体对低血糖的肾上腺素能反应显著减弱，进而导致夜间低血糖的发生率增加。

（三）特殊人群

1. *老年人*　老年糖尿病患者可能伴有多种并发症，如糖尿病肾病、糖尿病眼病和糖尿病神经病变，尤其是当患者存在糖尿病肾病时，肾功能的减退引起降糖药物排泄减少，药物在体内发生蓄积效应，从而导致低血糖的发生。合并垂体功能减退症、肾上腺皮质功能减退症等内分泌疾病时，也可因反向调节机制受损而增加低血糖症的风险。此外，老年糖尿病患者常因各种慢性疾病服用多种药物。糖尿病合并高血压的患者经常服用 β 受体阻滞剂和血管紧张素转化酶抑制剂（ACEI）。β 受体阻滞剂可抑制肝脏产生葡萄糖，提高肌肉对外周葡萄糖的摄取并间接减少葡萄糖异生，钝化肾上腺素的反向调节作用，这不仅导致低血糖的发生，还延长了病症的持续时间。ACEI 类药物经常作为糖尿病患者合并高血压的一线用药，有研究发现此类药物也可影响葡萄糖的代谢，使用胰岛素或口服降糖药同时应用 ACEI 类药物（如依那普利）时发生低血糖的风险可增加 2 ～ 4 倍，其机制可能为提高机体对胰岛素的敏感性、促进皮下胰岛素的吸收、降低肝内葡萄糖的产生，从而引起低血糖。

2. *孕妇*　正常妊娠的特征为分泌胰岛素的胰岛 β 细胞增生、胰岛素分泌增加和胰岛素敏感性早期增加之后出现进行性胰岛素抵抗。在妊娠期，空腹状态和餐后状态的胰岛素水平会更高，而孕妇的空腹葡萄糖浓度降低了 10% ～ 20%，原因包括：①组织糖原的储存增加；②外周葡萄糖的利用增加；③肝脏葡萄糖的生成减少；④胎儿消耗葡萄糖（尤其是在妊娠后期）。为了满足身体的能量需求，妊娠晚期葡萄糖产生率较非妊娠期高约 16%。母体胰岛素抵抗是一种正常现象，始于妊娠中期，在妊娠晚期达到高峰。这是由胎盘分泌的胎盘生乳素、生长激素、促肾上腺皮质激素释放激素和孕激素引起的。胎盘生乳素在母体胰岛素抵抗中发挥主要作用，在妊娠 30 周时达到峰值。但在妊娠的最后一个月，由于母体葡萄糖向胎儿的转运增加，胰岛素需求量可能会减少 20% ～ 30%。孕妇对热量消耗更为敏感，夜间血糖水平低于非妊娠状态，如果长期禁食，更易发生酮症，血糖和胰岛素水平的下降也比非妊娠期更为明显。由于妊娠期血容量增加引起血液“稀释”，妊娠期间的糖化血红蛋白水平往往低于妊娠前，妊娠期间严重低血糖发作的总次数与妊娠早期的平均糖化血红蛋白相关。此外，妊娠引起的激素反调节和肾素－血管紧张素系统的改变可能是妊娠合并糖尿病患者严重低血糖的影响因素。

三、对机体的影响

血糖稳态调节在机体正常生理功能的维系方面发挥重要作用，低血糖尤其是严重低血糖时可对机体多个器官、系统产生不同程度的损害。

（一）心血管系统

1. *血流动力学改变* 低血糖发生后，机体的自主神经系统被激活，胰岛β细胞分泌胰岛素减少，胰岛α细胞分泌胰高血糖素增加，同时交感肾上腺反应增强伴肾上腺素、去甲肾上腺素和促肾上腺皮质激素的大量分泌，引起一系列血流动力学的改变，如增加心率、心肌收缩力，同时减少血管阻力。这些代偿反应在一定程度上保证了糖尿病患者的心、脑的能量供应，但增加了其心脏负荷。研究表明，正常人在发生低血糖时，血管的弹性增加，但是在病史超过15年的糖尿病患者中常出现动脉粥样硬化，从而在患者出现低血糖时中心动脉压下降幅度减低。良好的血管弹性保证了冠状动脉在心脏舒张期时有足够的血液灌流，动脉粥样硬化的进行性发展导致反射的动脉压力波在收缩期晚期（而不是舒张期早期）更早地返回中央主动脉和心脏，这些生理改变可能减少冠状动脉的血流灌注，从而促进心肌缺血的发生。

2. *电生理改变* 低血糖时，肾上腺素及胰岛素的直接作用刺激了Na^+/K^+-ATP酶，使胞外血钾浓度降低，从而延长了心肌复极化的速度，导致QT间期延长。据统计，50%以上的糖尿病患者在发生严重低血糖时出现异常的QT间期延长。严重低血糖时，1型糖尿病患者多发生QTc间期延长。而2型糖尿病患者主要表现为与心血管死亡率相关的QTd延长。严重致死性低血糖最初可引起窦性心动过速和QT间期延长，随后发生心房颤动、房室期前收缩、一度房室传导阻滞和室性心动过速，甚至发展为二度和三度房室传导阻滞，最后出现心动过缓和心肺骤停，导致心源性猝死。此外，睡眠期间对低血糖反应的反调节不足，这可导致夜间低血糖持续时间延长，从而增加心动过缓的频率和室性心律失常的风险。

3. *炎性细胞分泌增加* 许多研究证实，炎性因子对内皮细胞的毒性损伤在心血管疾病的发病机制中发挥重要作用。病理条件下，炎性介质可以损伤内皮的屏障功能，导致通透性增高、表面黏附因子表达增加、单核细胞黏附聚集，从而造成血管功能障碍。低血糖时机体的炎性指标随之升高，如白细胞动员、单核细胞表面CD40表达增加、血浆sCD40L浓度升高、血小板-单核细胞聚集、黏附标志物表达增加。同时低血糖也会使包括白细胞介素-6、肿瘤坏死因子-α、内皮素-1等在内的炎性因子增加，并降低内源性一氧化氮介导的舒血管作用，损伤内皮细胞，促进动脉粥样硬化的发生。研究表明，低血糖持续时间越长，即使血糖水平较高，促炎标志物也会增加得越多。重要的是，过度治疗低血糖常导致反跳性高血糖。这种葡萄糖的变异性可能会诱发额外的炎症刺激。

4. *高凝状态* 低血糖诱导促凝和血栓形成，患者体内的凝血系统被广泛激活，表现为升高的凝血酶Ⅲ复合物（增加血管内凝血）、P选择素（增加血小板聚集性）及组织纤溶酶原复合物（紊乱的纤溶平衡）等。Kahal等进一步发现，低血糖通过损伤血小板的抑制通路导致血小板功能受损，进一步促进血液高凝，而活化通路不受影响。这种高凝状态为患者急性缺血性事件的发生率增加提供了生物学依据。Gajos等发现，当空腹血糖＜4.5mmol/L，尤其是在严格的血糖控制时（HbA1c＜6.0%），糖尿病患者凝血酶形成增强，致密纤维蛋白凝块溶解性降低。低血糖诱导内皮细胞和血小板释放血管性血友病因子（vWF），而vWF又促进血小板聚集，延长凝血因子Ⅷ的寿命。低血糖具有急性和持续性的血栓形成前效应，这种效应至少持续7天，并且在糖尿病患者中更为明显。这些凝血相关因素的增加可能对心血管系统造成严重的影响，导致主要心血管事件的发生，如心肌梗死或卒中。

以上 4 种机制共同作用，表现为心率加快、脉压增加、直立性低血压、静息期心肌缺血、心绞痛甚至心肌梗死。

（二）神经系统

大脑几乎完全依靠葡萄糖提供能量，由于大脑不能合成和储存葡萄糖，星形胶质细胞也不能储存大量糖原，需要持续地从循环中摄取充足的葡萄糖以维持正常的脑功能和生存需要。低血糖会诱发大脑代谢改变，后者是介导低血糖相关功能变化的核心机制之一。低血糖会通过调节多种途径增加大脑中其他呼吸底物（如酮体、糖原等）的应用，这会造成脑内葡萄糖反调节，引起大脑功能的损伤。

脑组织中几乎没有糖原和高能物质如三磷酸腺苷的储存，低血糖持续 5 ～ 15 分钟，脑内即可耗竭能够进入三羧酸循环产生高能磷酸键的物质。脑完全缺血时内源性葡萄糖在第一分钟即可耗竭，离子泵停止活动，细胞膜失去稳定性，环磷酸腺苷含量减少，导致突触传递障碍，引起大脑皮质和脑干网状结构的代谢紊乱。随着低血糖的时间延长，血浆渗透压降低，可出现细胞内外水肿；同时也引起脑血管内皮的肿胀、变性，使毛细血管管径变窄，导致脑循环障碍。低血糖昏迷持续 6 小时以上，可致脑组织损坏，可能是不可逆的，特别是在血液循环不畅的部位，如果抢救不及时，将导致严重后果。

1. *认知功能障碍*　认知功能是指思维和智力活动的各个方面，是完成许多日常任务的基础。认知功能障碍指的是各种原因导致的不同程度的认知功能损坏，包括轻度认知功能障碍和痴呆。在 60 岁以上的普通人群中，轻度认知障碍和痴呆的患病率分别为 6% 和 5%，而在糖尿病患者中，多达 20% 的 60 岁以上人口可能会发展成痴呆。短暂的低血糖可导致可逆性认知功能损害，而持续或严重的低血糖可造成永久性的神经元损伤，进一步使大脑结构损伤，导致认知功能改变。许多研究认为低血糖是糖尿病患者从轻度认知功能障碍发展至痴呆的危险因素，随着低血糖发作次数的增加，痴呆风险也增加。

近来的研究显示，频发或严重的低血糖与痴呆的发生有关。反复发作低血糖的患者常出现反应时间延长和注意力下降，使认知功能的损伤累加，对低血糖的敏感性降低，从而产生慢性后遗症。认知功能紊乱往往随低血糖的发作而迅速出现，而恢复过程却相当缓慢，通常在血糖恢复正常后 40 ～ 90 分钟才能完全恢复正常。低血糖感受性损伤是严格控制血糖的最大障碍。在日常血糖检测中频繁出现无症状性低血糖，提示该患者正在发展为低血糖感知功能性减退。

2. *癫痫和昏迷*　兴奋性氨基酸的释放及线粒体功能障碍等共同作用，除可引起认知损害、行为改变、精神运动异常外，在血糖浓度更低时可使糖尿病患者出现癫痫发作和昏迷。有研究发现，低血糖可以引起氧化应激、炎症和内皮功能损害。低血糖产生的活性氧自由基可促使 DNA 修复酶的激活，在神经细胞凋亡的产生中起重要作用。线粒体动力学中断、突触损伤及由此导致的认知功能损伤已被证明是 T2DM 患者脑损伤的病理特征。一旦出现低血糖，脑组织首先受损，受损从大脑皮质开始，波及皮质下中枢、中脑等，导致神经元完整性异常破坏，NH_3 水平增加及 GABA 和乳酸的水平减少，可致敏感细胞异常放电而诱发癫痫性发作。持续或反复低血糖可致脑组织充血、水肿、点状出血、坏死，最终导致神经功能缺失等永久性损害。

Foster 等认为中枢神经不同部位对缺氧、中毒和代谢异常等全身有害因素的敏感程度不同，这取决于不同部位细胞及能量供应的差异。低血糖导致癫痫发作，有的学者认为，糖代谢障碍引起转换机制负荷过重，导致酶学功能衰竭，代谢产物积聚，电解质紊乱，加之脑局部缺血，引起皮质细胞“转化”成“痫性细胞”，诱发癫痫发作。

（三）视网膜

葡萄糖是视网膜最重要的代谢底物，维持血糖正常是糖尿病患者的重要挑战。与视网膜葡萄糖需求相比，葡萄糖储存水平可以忽略不计，因此视网膜依赖于血液循环中的葡萄糖输送。早在 2015 年以前即有研究表明血糖波动与糖尿病微血管并发症具有正相关性。低血糖时，交感神经兴奋，肾上腺素分泌增多，导致眼底血管痉挛、缺血、缺氧，在糖尿病眼底动脉硬化及微血管瘤形成的基础上可诱发眼底出血。有研究发现，短暂的低血糖发作增强了缺氧诱导因子 -1α 的核积累，导致视网膜神经胶质细胞中葡萄糖转运蛋白 1 的表达增加，最终出现新生血管的渗漏及出血，使糖尿病相关眼病恶化。低血糖可使玻璃体中的葡萄糖水平明显减少，加重视网膜缺血性损害。因此，对于视网膜已有病变的糖尿病患者，应注意控制降糖速度，否则，当出现低血糖时，会使其视网膜病变加重，给患者的生理、心理带来不良影响。

（四）肾脏

机体血糖浓度较低时会影响肾脏的血流量，有研究表明低血糖状态时肾血流量减少约 22%，肾小球滤过率减少 19%。此外，糖尿病本身也可对肾脏造成损伤，当糖尿病患者发生低血糖时，会使肾脏功能严重受损，导致肾功能不全，如此恶性循环，会导致不可逆损伤。有研究证明，对于合并慢性肾脏病的患者，糖尿病性低血糖的发生使其死亡率增加。透析开始前经历了与低血糖相关的住院治疗（即严重低血糖事件）的患者比没有低血糖相关住院治疗的患者死亡风险高 25%。同样，美国的一项研究显示，慢性肾脏病患者的低血糖严重程度与短期死亡风险之间存在分级关联。

（五）特殊人群

1. *老年人*　老年患者的自身机体代谢能力随着年龄增长而逐步下降，降低了降糖药物的有效代谢，更易诱发低血糖症。而且老年糖尿病患者不易察觉早期的低血糖症状，导致机体对中度低血糖的调节能力降低，减少对其症状的警示作用，从而形成无症状低血糖。此外，老年患者自身血流速率较慢，更易发生血栓病症，还会因心肌负荷加重而引发心脑血管痉挛，诱发多种心脑相关复杂病症。

2. *孕妇*

（1）对母体的危害：严重低血糖引起的母体行为改变、意识障碍、晕厥是妊娠期严重低血糖的常见并发症，需住院治疗；低血糖导致的交通事故、昏迷、癫痫发作和孕产妇死亡较为罕见，但后果严重。在荷兰的一项全国调查中，Evers 等发现 324 名孕妇中有 2 人死亡，其中 1 人直接归因于低血糖。

（2）对胚胎和胎儿的危害：母体严重低血糖对胎儿的潜在风险尚未在大型临床研究中进

行前瞻性评估。但动物研究已经证明了母体低血糖可导致子代先天畸形和生长迟缓。目前有限的证据表明，妊娠期低血糖对胎儿不造成短期或长期的不利影响。葡萄糖是胎儿氧化代谢的重要底物，胎儿获得葡萄糖的多少取决于子宫 – 胎盘循环的维持和母胎界面葡萄糖的浓度梯度，因此母体低血糖也会相应导致胎儿低血糖。胎儿对低血糖的反应会根据器官功能成熟程度和营养生理状态而变化。母体低血糖对胎儿生长的影响较少受到关注。

（六）意外事件

先前的研究报道了糖尿病性低血糖患者发生跌倒和跌倒相关损伤的风险。在中国台湾的一项队列研究中，有低血糖病史的糖尿病患者与没有低血糖病史的糖尿病患者相比，跌倒风险升高。此外，低血糖可引发意外事件，如软组织损伤、骨折、脱位和颅脑损伤。

（七）其他

除了生理方面的影响，低血糖还会引起患者的负面情绪，如恐惧、焦虑、烦躁易怒，严重者还会影响与家人、朋友、同事的关系。低血糖对糖尿病管理也有负面影响。低血糖症的出现可导致患者对降糖药物治疗的担心，降低患者对药物治疗的依从性，从而使长期维持血糖控制达标变得更加困难。此外，低血糖反复发作也会加重糖尿病患者的经济负担。

（周新丽　张汝轩）

第二节　糖尿病性低血糖的诊断

在正常情况下，葡萄糖是大脑的主要代谢能源，大脑正常功能的维持依赖于血液循环中足量的葡萄糖供给。人体内存在精细而敏感的机制，使血浆中的葡萄糖浓度维持在一个狭窄的范围内（正常成人的空腹静脉血浆葡萄糖浓度为 4 ～ 6mmol/L），浓度太高会破坏组织的水平衡，引起尿糖，并且会加速组织糖基化，相反，浓度太低会造成脑功能障碍，最终导致昏迷和死亡。健康人并不出现有明显意识障碍的低血糖症，这是由于维持血糖稳态的内源性机制的作用，一旦这些机制被糖尿病及其治疗方法所破坏，就会发生临床低血糖症。

低血糖是糖尿病患者治疗过程中最常见的急性并发症之一，其严重影响糖尿病患者的血糖达标和治疗进程，甚至会威胁患者的生命，低血糖是糖尿病在血糖管理方面的主要限制性因素。有时，一次严重的低血糖症或由此诱发的心血管事件可抵消长期降糖治疗所带来的益处。糖尿病良好血糖控制的完整定义应包括不发生低血糖症（hypoglycemia）。低血糖风险最小化是糖尿病管理中需要解决的一个重要问题。

一、低血糖的定义

低血糖是由多种原因引起的血糖浓度过低状态，低血糖是一个生化指标，不涉及患者症状，只要血糖结果达到低血糖的诊断标准，就可以诊断为低血糖。如果患者符合低血糖诊断标准，同时伴有相应的低血糖症状（如心慌、出汗、手抖、饥饿等）及体征，称为低血糖症，如果没有明显症状，称为无症状性低血糖。另外，还有些患者尽管血糖不低，达不到低血糖标准，但却有饥饿感、心慌、手抖、出汗等低血糖症状，称为低血糖反应。随着糖尿病患病率的增加，糖尿病患者数量也越来越多，在糖尿病治疗过程中，低血糖普遍存在，对机体可造成多系统功能的损害及心理变化，严重影响患者生理、心理及躯体功能的恢复。低血糖症的发生与糖尿病患者的生活方式、降糖药物的治疗方案及血糖监测等有密切的关系。

二、糖尿病性低血糖的可能诱因

糖尿病患者容易出现低血糖，可能的诱发因素如下。

1. 外源性因素　外源性因素引起的低血糖发作主要与相对或绝对胰岛素过量有关，常见于：①注射胰岛素后进食过少，或未按时进餐，或活动量增加；②外源性胰岛素使用过量，或使用时间错误，或使用的胰岛素制剂不当；③胰岛素促泌剂使用不当或过量；④酒精摄入过量，尤其是空腹饮酒，酒精能直接导致低血糖，酒精有抑制肝糖原分解及糖异生的作用，同时可增强胰岛素的降糖作用，过量饮酒可增加低血糖的发生率。

2. 内源性因素　主要由血糖对抗调节受损引起，其原因主要有①低血糖反复发作导致血糖相关性自主神经功能障碍，更低的血糖水平仍不能激活交感 – 肾上腺系统释放儿茶酚胺，患者缺乏低血糖报警症状。②糖尿病患者常伴有自主神经功能障碍，自主神经功能障碍影响机体对低血糖的调节能力，增加发生严重低血糖的风险。同时，低血糖也可能诱发或加重患者自主神经功能障碍，形成恶性循环。③低血糖时，缺乏胰高血糖素和儿茶酚胺分泌反应及胰岛素分泌的抑制作用。④低血糖偶尔可由针对胰岛素或胰岛素受体的自身抗体引起，抗体可破坏血糖变化和胰岛素作用之间的协调关系，从而引起低血糖。⑤肝肾功能不全。⑥肾上腺、甲状腺或垂体功能减退等。

三、糖尿病性低血糖的分类与分级

（一）糖尿病性低血糖的分类

低血糖症的分类方法很多，按患者是否出现临床症状可分为有症状性及无症状性低血糖症；按低血糖发生与进食之间的关系可分为空腹性及非空腹性（或餐后）低血糖症；按低血糖进展的速度可分为急性、亚急性和慢性低血糖症等。

鉴于糖尿病性低血糖的特殊性，糖尿病患者机体血糖调节功能与普通人群存在差异，美国糖尿病协会（American Diabetes Association，ADA）低血糖工作组于 2005 年 6 月对糖尿病性低血糖症进行了临床分类。①严重低血糖症：需要他人提供帮助，可能表现为癫痫样发作或昏迷；②症状性低血糖症：有典型低血糖症状且测得血糖 ≤ 3.9mmol/L；③无症状性低血糖症：无心悸、出汗、饥饿及手抖等典型低血糖症状且血糖 ≤ 3.9mmol/L，多发生于糖尿病合并自主神经功能受损者；④可疑低血糖症：有低血糖症状但未检测血糖；⑤相对性低血糖症：有典型低血糖症状，但血糖 > 3.9mmol/L。有研究显示，无症状低血糖患者发生严重低血糖症的危险增加了 10 倍。按时间分类，低血糖可分为日间低血糖和夜间低血糖。由于夜间交感肾上腺反应性降低，低血糖发生时多无明显自觉症状。有学者报道 62.5% 的新诊断 2 型糖尿病患者血糖最低值出现在凌晨 01：00 ～ 06：00。

糖尿病性低血糖也可以分为①反应性低血糖：少数 2 型糖尿病患者在患病初期由于餐后胰岛素分泌高峰延迟，可出现反应性低血糖，大多发生在餐后 4 ～ 5 小时，尤以单纯进食碳水化合物时为著；②药物性低血糖，糖尿病患者最常见的低血糖症与药物治疗不当有关。胰岛素治疗中低血糖症最常见；口服降糖药物中磺酰脲类药物主要刺激胰岛素分泌，故磺酰脲类药物用法用量不当可导致低血糖的发生。

根据临床表现，糖尿病患者的低血糖症通常可分为轻度和严重低血糖症 2 个类型。①轻度低血糖症：患者能够自行处理的低血糖事件，可有自主神经症状，不伴或伴有中枢神经缺糖症状。②严重低血糖症：需要他人协助处理的低血糖事件，除典型的低血糖症状外，还可出现严重的意识障碍，其血糖水平通常≤ 2.8mmol/L。

（二）糖尿病性低血糖的分级

2023 年 ADA 关于低血糖分级的建议见表 5–1。1 级低血糖症定义为测得的血糖浓度小于 3.9mmol/L，但是≥ 3.0mmol/L。3.9mmol/L 的血糖浓度已被公认为非糖尿病患者血糖下降时神经内分泌反应的阈值。许多糖尿病患者表现出对低血糖的反调节反应受损和（或）低血糖时意识不清，因此血糖水平 3.9mmol/L 在临床上被认为是重要的（与急性低血糖症状的严重程度无关）。2 级低血糖（定义为血糖浓度＜ 3.0mmol/L）是神经低血糖症状开始出现的阈值，需要立即采取行动解决低血糖事件。如果患者有 2 级低血糖，但没有肾上腺素能或神经性低血糖症状，他们可能有未察觉到的低血糖。3 级低血糖被定义为以精神和（或）身体功能改变为特征，需要他人帮助恢复的严重事件。低血糖的症状包括但不限于颤抖、易怒、精神错乱、心动过速和饥饿，低血糖可能会对糖尿病患者造成不便和恐惧。3 级低血糖可被识别或不被识别，并可发展为意识丧失、癫痫、昏迷或死亡。低血糖可通过使用迅速起效的葡萄糖或胰高血糖素来纠正。低血糖会对糖尿病患者或其他人造成急性伤害，特别是当其导致跌倒、机动车事故或其他伤害时。经常发生 2 级和（或）3 级低血糖是一个紧急的医疗问题，需要对医疗治疗计划进行调整并在行为上进行干预，在某些情况下，还需要使用技术来协助预防和识别低血糖。

表 5–1　低血糖分级

级别	症状
1 级	血糖＜ 3.9mmol/L 且≥ 3.0mmol/L
2 级	血糖＜ 3.0mmol/L
3 级	出现精神症状和（或）身体状态改变的严重事件，需要他人帮助治疗的低血糖

2015 年，ADA 将糖尿病患者餐前血糖目标从 3.9 ～ 7.2mmol/L 调整为 4.4 ～ 7.2mmol/L，这一变化反映了国际依据 HbA1c 推测平均血糖水平（A1c–Derived Average Glucose，ADAG）研究的结果，即更高的血糖目标对应于 HbA1c 目标。提高血糖目标下限的另一个目标是限制过度治疗，并为将胰岛素等降糖药物滴定到血糖目标的患者提供一个安全阈值。

四、糖尿病性低血糖的诊断与鉴别诊断

（一）糖尿病性低血糖的临床表现

糖尿病性低血糖的临床表现与血糖水平及血糖的下降速度有关，可表现为交感神经兴奋（如心悸、焦虑、出汗、头晕、手抖、饥饿感等）和中枢神经症状（如神志改变、认知障碍、抽搐和昏迷）。老年患者发生低血糖时常可表现为行为异常或其他非典型症状。有些患者发生低血糖时可无明显的临床症状，称为无症状性低血糖，也称为无感知性低血糖或无意识性低血糖。有些患者屡发低血糖后，可表现为无先兆症状的低血糖昏迷。

低血糖的症状和体征是由神经元缺乏葡萄糖所致，可分为2类：自主神经系统症状和中枢神经系统症状。前者由自主神经系统兴奋引起，伴有肾上腺髓质释放肾上腺素进入血液循环及靶组织内交感神经末梢分泌去甲肾上腺素。后者是中枢神经系统缺乏葡萄糖所致。自主神经系统症状的出现往往早于中枢神经系统症状，持续性的严重低血糖会引起意识丧失，造成永久性的神经损伤甚至死亡。

成人低血糖的症状和体征见表5-2。

表5-2 成人低血糖的症状和体征

<table>
<tr><th colspan="2">自主神经系统症状和体征</th><th colspan="2">中枢神经系统症状和体征</th></tr>
<tr><th>症状</th><th>体征</th><th>症状</th><th>体征</th></tr>
<tr><td>出汗</td><td rowspan="7">面色苍白
心动过速
脉压增宽</td><td>虚弱、乏力</td><td rowspan="7">低体温
癫痫发作
步态不稳
中枢性失明
昏迷</td></tr>
<tr><td>心悸</td><td>头晕</td></tr>
<tr><td>饥饿感</td><td>行为异常</td></tr>
<tr><td>肢体颤抖</td><td>意识模糊</td></tr>
<tr><td>感觉异常</td><td>认知障碍</td></tr>
<tr><td>焦虑不安</td><td>视物模糊</td></tr>
<tr><td>恶心</td><td>思维迟钝</td></tr>
</table>

1. 低血糖的主要症状　发生低血糖的患者经常以交感神经兴奋症状为主要临床表现，患者可有心悸、出汗、饥饿感、焦虑、肢体颤抖、无力、眩晕、面色苍白等症状，这些症状的出现可归因于交感神经活动的增强和肾上腺素释放的增多。

随着血糖的进一步降低，部分患者可出现中枢神经系统症状，如神志改变、认知障碍、抽搐、昏迷、意识混乱、行为异常、视力障碍、木僵、癫痫、精神不振、头晕、思维迟钝、步态不稳，可有幻觉、躁动、舞蹈样动作、肌张力增高及痉挛等。如果患者发生低血糖昏迷，可出现体温降低的表现。但患者无论以哪一种类型的低血糖表现为主，患者的血糖水平都存在明显个体差异。

低血糖的症状在不同的糖尿病患者可出现完全不同的表现，但在同一个体，低血糖症状基本上是相似的。一般来说，引起交感神经兴奋症状的血糖降低速率较引起中枢神经系统症状快，

但低血糖程度相对较轻。随着病情发展，低血糖发作可逐渐变得越来越频繁，低血糖的持续时间也会越来越长，对脑功能的损害也会越来越严重。

2. *无症状性低血糖*　临床上有些患者，尤其是病程长或老年的糖尿病患者，在发生低血糖时并无明显的不适症状，称为无症状性低血糖。这就使得低血糖不能被及时地发现和处理，可导致严重后果。随着对低血糖认识的不断深入，自我血糖监测的不断普及，动态血糖监测系统的不断完善，无症状性低血糖的检出率大大提高，这就使更多的无症状低血糖患者能够及时被发现。发生在夜间的低血糖有相当一部分属于无症状性低血糖。有些患者在屡发低血糖尤其是严重低血糖之后，易于表现为无先兆症状的低血糖昏迷。

大多数患者在发生低血糖时会出现典型的交感神经兴奋症状或中枢神经系统症状，因此在大多数情况下，低血糖是可以被及时发现的。但是，针对某些特殊患者，尤其是一些老年糖尿病患者，发生低血糖时却并不出现典型的症状，这些患者可表现为行为异常或其他非典型症状，如失眠、多梦等，这些非典型症状的出现为及时发现低血糖带来了很多困难。

与中青年糖尿病患者相比，老年患者正常的代谢和分泌功能下降，对血糖的调控能力较差。随着年龄增长，老年人垂体前叶和肾上腺对低血糖的反应能力降低，体内升血糖激素如生长激素和肾上腺素等分泌减少，致使老年患者对血糖的调节能力减弱；合并交感神经退行性病变时会引起老年患者对儿茶酚胺等物质不敏感，发生低血糖后交感神经兴奋症状不明显；且老年人认知能力减弱，对低血糖症状的认识不到位，表述症状不确切，易延误病情，诱发严重的低血糖事件。

大脑不同区域的能量需求、摄取葡萄糖的适应性变化及利用替代能源的能力各异。因此，反复发生低血糖后，大脑部分区域可提高对葡萄糖的摄取能力，以维持正常代谢和功能，而其他区域对低血糖引发的功能障碍仍较敏感。临床上反复发作低血糖的患者可能不出现低血糖警示症状，当血糖浓度降至界限阈值时，不能做出迅速反应以避免严重的低血糖昏迷。严重而持久的低血糖发作可造成神经细胞死亡，导致永久性大脑功能损伤，但若能得到有效处理，即使是严重的低血糖也有可能完全恢复，反复发生低血糖可对智力造成永久性损伤。

（二）糖尿病性低血糖的诊断

对具体患者来讲，个体的低血糖标准可能有较大的差异，症状与血糖值可能不同步。对非糖尿病患者来说，低血糖症的诊断标准为血糖＜ 2.8mmol/L。而接受药物治疗的糖尿病患者只要血糖＜ 3.9mmol/L 就可诊断为低血糖。

糖尿病时，低血糖症也通常依据其他的临床表现来界定，急性低血糖症有症状，表现为 Whipple 三联征。虽然 Whipple 三联征由一名研究胰岛素瘤的外科医师定义，但是对于确定糖尿病性低血糖发作仍然有指导意义。用于诊断治疗中糖尿病患者的低血糖 Whipple 三联征：①出现与低血浆葡萄糖浓度相符合的症状和（或）体征；②确切的低血浆葡萄糖浓度；③血浆葡萄糖浓度恢复后症状迅速缓解。

（三）糖尿病性低血糖的鉴别诊断

低血糖症的症状与体征常为非特异性的表现，通常以交感神经兴奋症状为主者易于识别，以脑缺糖表现的脑功能障碍为主者较难及时确诊，患者可被误诊为精神病、神经系统疾病。详细询问病史、全面体格检查、及时测定包含血糖在内的实验室指标，有助于明确低血糖症及其复杂的多种原因，并与非低血糖症相鉴别。

糖尿病性低血糖的鉴别诊断见表 5-3。

表 5-3 糖尿病性低血糖的鉴别诊断

鉴别项目	症状、疾病
胰岛素或胰岛素样因子过多	胰岛 β 细胞瘤
	胰岛 β 细胞增生
	胰岛外肿瘤
胰岛素拮抗激素缺乏或不足（升血糖激素缺乏或不足）	生长激素或促肾上腺皮质激素（ACTH）缺乏症
	Addison 病
	腺垂体功能减退症
重症疾病	肝脏疾病
	心力衰竭
	肾衰竭
药物	胰岛素、磺酰脲类药物、饮酒
	含胰岛素促泌剂的其他药物
	水杨酸盐、其他药物
糖异生底物缺乏	妊娠和哺乳
	严重营养不良、剧烈运动
	儿童酮症性低血糖症
自身免疫性低血糖症	胰岛素自身免疫综合征
	胰岛素受体抗体导致的自身免疫性低血糖症
反应性低血糖症	功能性低血糖症
	反应性低血糖症
	胃肠术后
	特发性餐后低血糖症
	早期 2 型糖尿病
先天性糖代谢酶缺乏症	遗传性果糖不耐受、半乳糖血症

（周新丽）

第三节　降糖药物所致的低血糖

在临床上，易引起低血糖的降糖药物包括胰岛素、磺酰脲类和非磺酰脲类胰岛素促泌剂等。新型降糖药，如 GLP–1 受体激动剂、二肽基肽酶 4（DPP–4）抑制剂及 SGLT2 抑制剂等低血糖风险小；其他种类的降糖药，如阿卡波糖、二甲双胍和格列酮类药物等，单独使用时一般不会导致低血糖，但同上述易引发低血糖的药物合用时也可增加低血糖的发生风险。

一、胰岛素促泌剂

1. *磺酰脲类药物*　作为一种胰岛素促泌剂，磺酰脲类药物易导致低血糖，尤其是老年糖尿病患者。在磺酰脲类药物中，氯磺丙脲和格列本脲更常与严重低血糖相关。所有磺酰脲类药物引起的严重低血糖病例的一个共同特征是，一旦发生低血糖昏迷，往往需要长时间的高糖治疗。因此，及时识别磺酰脲类药物导致的低血糖并进行积极救治非常关键。

降糖机制：磺酰脲类药物与 ATP 敏感钾通道（KATP）的一个组成部分磺酰脲受体（SUR1）结合，并触发 KATP 的关闭，诱导胰岛素的胞外分泌。其可通过刺激内源性胰岛素的释放引发血浆 C 肽水平升高。

（1）低血糖原因

1）磺酰脲类药物在血液循环中半衰期长，老年糖尿病患者若存在心、肝、肾等器官功能衰退，则磺酰脲类药物在体内长时间蓄积，易发生低血糖。

2）使用磺酰脲类药物剂量过大，未严格遵循规律饮食的习惯，出现漏餐或进食过少，摄入酒精（乙醇）时应用磺酰脲类药物易发生低血糖。

3）在应用磺酰脲类降糖药物期间，若同时服用易加剧低血糖的药物，低血糖发生风险随之增加，如保泰松、阿司匹林、磺胺类药、普萘洛尔、吗啡、咪康唑、血管紧张素转化酶抑制剂、贝特类和复方磺胺甲噁唑等药物与磺酰脲类口服降糖药物同时服用时，可加强磺酰脲类药物的降糖作用，从而引起低血糖。

4）磺酰脲类降糖药（如格列齐特）的代谢产物主要通过肾脏排泄，糖尿病肾病透析患者透析过程中应用磺酰脲类药物会发生低血糖。

（2）循证医学证据：一些胰岛素促泌剂，如磺酰脲类药物，尤其是血浆半衰期较长的药物，容易导致患者低血糖的发生风险升高。不同促泌剂致低血糖发生率存在差异，传统磺酰脲类药物致低血糖发生率相对较高。来自 216 项对照试验和队列研究的 Meta 分析研究对有关口服降糖药在 2 型糖尿病患者中的应用进行总结，发现使用磺酰脲类药物（尤其是格列本脲）治疗的患者低血糖发生率显著高于使用二甲双胍或噻唑烷二酮类药物的患者。此外，使用磺酰脲类药物联合其他药物治疗的患者，其低血糖的发生率显著高于使用二甲双胍或磺酰脲类药物单药治疗的患者。因此，对于低血糖高危人群，推荐使用低血糖风险较小的药物。

1）英国前瞻性糖尿病研究（UKPDS）：发现应用胰岛素促泌剂时，氯磺丙脲组导致低血糖事件年发生率为 1.0%，而格列本脲组为 1.4%。虽然 UKPDS 研究在新诊断的成人 2 型糖尿病患者中没有发现心血管并发症显著减少，但一项为期 10 年的随访研究显示强化治疗患者发生心血管风险的比例中度降低，而强化治疗后出现严重低血糖的比例较高。

2）ADVANCE（the Action in Diabetes and Vascular Disease：Preterax and Diamicron Modified Release Controlled Evaluation trial）研究：随机分配到强化组的受试者比随机分配到标准治疗组的受试者经历了更多的低血糖发作。在以格列齐特缓释片为基础的强化治疗组，严重低血糖发生率仅为 UKPDS 研究中强化治疗组的 1/4。

3）糖尿病控制与并发症试验 / 糖尿病干预和并发症流行病学研究（DCCT/EDIC）：在病程为 1 ～ 15 年的 1 型糖尿病患者中，强化胰岛素治疗和严格血糖控制虽在限制超过 12 年的血管并发症风险方面是有益的，但这些益处与严重低血糖的发生率增加了 3 倍相关。

4）退伍军人糖尿病（VADT）研究：在 2 型糖尿病血糖控制不佳的退伍军人中进行的 VADT 研究将心血管高危患者随机分配到强化血糖控制组或标准治疗组，结果显示，与标准治疗组相比，强化治疗组患者发生低血糖的风险更高，且严重低血糖发作与随后死亡的风险增加有关。强化降糖未见有心血管方面的益处。

5）控制糖尿病患者心血管疾病风险性行动（ACCORD 研究）：ACCORD 研究纳入有心血管疾病或多种相关危险因素的 2 型糖尿病患者，强调了强化血糖控制致低血糖发生的潜在风险。研究由于强化治疗组总死亡率和心血管死亡率增加而提前中断。研究发现低血糖（包括确诊和未确诊）在强化组比在标准组更常见。接受胰岛素治疗的患者如果出现低血糖，住院时间会更长。与未接受胰岛素治疗的患者相比，接受胰岛素治疗的患者出现低血糖的住院死亡率也更高（分别为 11.0% 和 12.9%）。两个研究组中有一次或多次严重低血糖发作的患者死亡率都高于无此类发作的患者。而低血糖与较高的心血管疾病死亡率相关。

6）ORIGIN 研究：对伴有心血管危险因素并伴有空腹血糖受损、糖耐量受损及 2 型糖尿病的患者进行分析表明，与常规治疗组相比，强化降糖治疗与严重低血糖风险增加相关，但对心血管结局的影响无明显差异。

7）GUIDE 研究：格列齐特缓释片与格列美脲疗效相当，但发生低血糖的人数减少 50%。

2. 格列奈类　是一种类似磺酰脲类药物的胰岛素促泌剂。虽然格列奈类降糖药物与磺酰脲类药物在结构上不相关，但格列奈类降糖药也能结合 SUR1 受体发挥促进胰岛素分泌的作用。与磺酰脲类药物相比，格列奈类是作用更短的胰岛素分泌剂，因此它们引起低血糖的风险更低。有研究报道，格列奈类降糖药整体低血糖风险较低，瑞格列奈使用时低血糖发生风险为 1%。

3. 胰岛素促泌剂的低血糖防治

（1）糖尿病肾病透析患者禁用磺酰脲类降糖药物。

（2）对于反复低血糖发作的老年或肾功能不全患者，应注意避免格列本脲的使用。格列吡嗪主要通过肝脏代谢，被认为是更安全的磺酰脲类药物，但其在老年人中的应用仍可导致低血糖，故使用时应进行药物剂量的调整。

（3）若出现磺酰脲类药物导致的低血糖，早期治疗必须立即开始。

1）静脉输注葡萄糖，必要时通过中心静脉输注，输注量应可维持轻度高血糖，通常需要 36 小时或更长时间，这取决于所摄入磺酰脲类药物的剂量和性质。

2）二氮氧化合物是一种抗磺酰脲类引起的低血糖的特殊药物。

3）如果单纯恢复正常血糖不能在 15 ～ 20 分钟恢复意识，则应开始静脉注射氢化可的松和采取其他对抗长期低血糖昏迷的措施，包括静脉注射地塞米松和输注甘露醇。

4）奥曲肽可抑制磺酰脲类药物引起的胰岛素释放，通常用于静脉注射氢化可的松和其他对抗长期低血糖昏迷的措施难以保持血糖水平升高时。

大多数患者可完全康复，无后遗症，但对于少数老年患者，磺酰脲类药物导致的低血糖也可能导致死亡。

二、胰岛素

胰岛素根据来源和结构的不同分为动物胰岛素、人胰岛素和胰岛素类似物。根据胰岛素的作用时间不同，分为超短效胰岛素、短效胰岛素、中效胰岛素、长效胰岛素及预混胰岛素五类。目前，不同种类胰岛素在临床中均广泛应用。相较于其他胰岛素，预混人胰岛素是最容易发生低血糖的胰岛素制剂，其次是中长效人胰岛素，最后是短效人胰岛素。现对不同种类胰岛素导致低血糖的相关风险进行介绍。

1. 低血糖原因

（1）胰岛素用量过大、胰岛素制剂选择不当或血糖控制好转后未及时减少胰岛素的治疗剂量。

（2）进食量减少时，没及时相应减少胰岛素的使用剂量；或在胰岛素作用达到高峰之前没有按时进食或加餐。

（3）活动量明显增加时未相应加餐或减少胰岛素的用量。

（4）患者未识别 Somogyi 效应，监测空腹血糖升高时，自行加量胰岛素，致夜间低血糖发生。

（5）糖尿病肾病透析患者肾功能下降，肾脏对胰岛素的清除、排泄和灭活能力进行性下降，胰岛素属于大分子物质，不易通过透析膜，血液透析时若不改变原有的胰岛素用量，将增加低血糖的发生风险。

2. 不同种类胰岛素发生低血糖的风险及特点

（1）动物胰岛素：由于使用动物胰岛素较容易出现过敏反应，目前已较少在临床上使用。临床上常用的普通胰岛素（胰岛素注射液）为猪胰岛素，多于静脉使用以短期降糖。动物胰岛素长期应用后体内产生胰岛素抵抗，致使胰岛素的使用剂量逐渐增加甚至失效，可能导致高血糖与低血糖交替出现。

（2）重组人胰岛素

1）短效胰岛素：代表药物有普通胰岛素、生物合成人胰岛素（诺和灵®R）、精蛋白锌重组人胰岛素（优泌林®R）、重组人胰岛素（重和林®R、甘舒霖®R、优思灵®R）等。短效人胰岛素容易发生低血糖的时段通常在下一餐前。

2）中效胰岛素：可单独使用或作为基础胰岛素与超短效或短效胰岛素混合于餐前使用。代表药物有精蛋白生物合成人胰岛素（诺和灵®N）、精蛋白锌重组人胰岛素（优泌林®N）、精蛋白重组人胰岛素（重和林®N、优思灵®N）、低精蛋白重组人胰岛素（甘舒霖®N）、低精蛋白锌胰岛素（NPH，万苏林®）等。使用中效胰岛素易在夜间发生低血糖。研究数据显示，在接受 NPH 单药治疗的患者中，严重低血糖的年发生率为 0 ～ 3%。

（3）胰岛素类似物：与重组人胰岛素的降糖能力相似，但在模拟生理性胰岛素分泌和减少低血糖发生风险方面优于重组人胰岛素。目前在临床上已广泛使用。

1）超短效胰岛素：需在餐前立即皮下注射，也可用于临时高血糖的降糖治疗。代表药物有门冬胰岛素（诺和锐®）、赖脯胰岛素（优泌乐®、速秀霖®）、谷赖胰岛素（艾倍得®）等。

研究显示，加权平均随访时间1.3年，使用赖脯胰岛素发生严重低血糖的合并发生率为3.6%。此外，在6个月的加权平均随访时间内，严重低血糖的合并发生率为0.2%。另有研究显示，赖脯胰岛素与谷赖胰岛素发生低血糖的风险相似（赖脯胰岛素0.1%、谷赖胰岛素0.6%）。

2）长效胰岛素：作为基础胰岛素使用，每日注射1～2次。代表药物有甘精胰岛素（来得时®）、地特胰岛素（诺和平®）等。

使用长效胰岛素容易发生低血糖的时段在夜间。甘精胰岛素与地特胰岛素低血糖发生风险相似。三项长期研究报道甘精胰岛素严重低血糖合并发病率为4.1%，五项短期研究报道严重低血糖合并发病率为1.6%。另外两项Meta分析结果显示，甘精胰岛素发生严重低血糖的风险分别为3.2%和1.9%。另有研究显示，地特胰岛素与严重低血糖发生率低（＜1%）相关。此外，有随机对照试验、Meta分析和实际证据表明，与使用100U/ml甘精胰岛素相比，使用第二代基础胰岛素类似物（甘精胰岛素U300）可减少低血糖，且不影响HbA1c的控制。

（4）预混胰岛素：将超短效或短效胰岛素与中效胰岛素按一定比例预先混合而成，短效成分可快速降餐后血糖，中效部分缓慢持续释放，起到代替基础胰岛素的作用。代表药物有门冬胰岛素30（诺和锐30®）、精蛋白生物合成人胰岛素（诺和灵30R®、诺和灵50R®）、精蛋白锌重组赖脯胰岛素混合注射液（优泌乐25®、优泌乐50®）、精蛋白锌重组人胰岛素混合注射液（优泌林70/30®）等。

预混人胰岛素含有短效及中效两种胰岛素，故其发生低血糖的风险较高，发生低血糖的时段既有下一餐前也有夜间。

3. 循证医学证据　胰岛素治疗可显著增加患者低血糖的发生风险，尤其是严重低血糖的发生风险。

研究表明，使用胰岛素的患者低血糖的发生率为52.02%，而未使用胰岛素的患者低血糖的发生率为13.41%。

UKPDS研究发现，在新诊断2型糖尿病的非肥胖人群中，使用磺酰脲类药物或胰岛素进行强化治疗的患者6年内低血糖累积发生率最高，分别为45%和76%。然而，使用胰岛素治疗的患者严重低血糖事件的发生率（11.2%）较使用磺酰脲类药物治疗的患者严重低血糖事件发生率（3.3%）成比例增加。强化治疗组HbA1c目标为7%时，接受常规治疗或胰岛素治疗的2型糖尿病患者严重低血糖的年发病率分别为0.7%及1.8%。

Meta分析结果显示，长效胰岛素类似物的使用可降低2型糖尿病患者所有低血糖事件，而速效胰岛素类似物可降低2型糖尿病患者夜间低血糖的发生率。

Rosenstock等对使用甘精胰岛素和NPH的临床试验进行Meta分析发现，与使用NPH患者相比，使用甘精胰岛素的2型糖尿病患者血糖达标比例类似，但所有低血糖事件减少11%，夜间低血糖减少26%，尤其值得强调的是，严重低血糖事件风险和严重夜间低血糖事件风险分别降低46%和59%。另有研究显示，与中效人胰岛素相比，使用长效基础胰岛素类似物可以降低症状性和夜间低血糖的发生率。此外，对地特胰岛素与NPH进行为期26周的随机对照研究同样显示，两组治疗 HbA1c 控制水平类似，但地特胰岛素组所有低血糖风险降低 47%，夜间低血糖风险降低 55%。

Victor D. 等筛选 3300 篇文献，纳入 41 项 RCT 研究进行系统综述，比较了长效胰岛素类似物和人基础胰岛素（中性鱼精蛋白 NPH），结果发现与 NPH 相比，使用长效胰岛素与轻度至中度低血糖和严重低血糖发生比例降低相关。另外，该团队筛选了 2466 篇文献后，纳入了 50 项 RCT 研究，比较了使用速效胰岛素类似物和短效人胰岛素（常规胰岛素）发生低血糖的相关风险。结果发现，与常规胰岛素相比，速效胰岛素与更少的严重低血糖发作相关，但更多的患者出现轻度至中度低血糖。

另有研究分析了多个比较速效胰岛素类似物和常规（短效）胰岛素的随机对照试验。研究发现，与人胰岛素相比，使用速效胰岛素类似物可能导致更少的严重低血糖发作。与应用人胰岛素的患者相比，使用速效胰岛素类似物可能导致更多患者出现轻度至中度低血糖。此外，有一项前瞻性随机、开放标签、盲终点交叉试验在 1 型糖尿病和复发性严重低血糖患者中进行，该研究表明，与人胰岛素相比，餐时胰岛素类似物治疗可显著降低严重低血糖的发生率。此外，一项 Meta 分析在 2 型糖尿病和 1 型糖尿病个体中评估短效胰岛素类似物与常规人胰岛素的使用，发现应用短效胰岛素类似物时低血糖事件和夜间低血糖发生减少。

此外，一项将速效胰岛素类似物与预混胰岛素进行随机交叉双盲对照的研究发现，使用门冬胰岛素 30 和诺和灵 30R 的患者相比，24 小时内整体低血糖率并无显著差异，但门冬胰岛素组夜间低血糖事件的发生率显著降低。

而同样作为长效胰岛素类似物，与甘精胰岛素相比，超长效胰岛素（德谷胰岛素）在 1 型糖尿病患者（SWITCH 1 试验）和 2 型糖尿病患者（SWITCH 2 试验）中使用与较低的低血糖发生率相关。在另一项随机对照临床试验中，Pan 等对 833 名初始应用胰岛素的 2 型糖尿病患者进行研究发现，随机分组 26 周后，与甘精胰岛素 U100 相比，应用德谷胰岛素降低了总体低血糖的风险和夜间低血糖。此外，Terauchi 等对 241 例 2 型糖尿病患者进行研究发现，随机分组 26 周后，与甘精胰岛素 U100 相比，应用甘精胰岛素 U300 后夜间低血糖风险显著降低。在另一项回顾性研究中，Shimoda 等研究了 1 型糖尿病或 2 型糖尿病患者从甘精胰岛素或地特胰岛素转向德谷胰岛素时的低血糖发生风险，发现转为德谷胰岛素后总低血糖发生和夜间低血糖发生均减少。

最新一项Ⅱ期临床试验发现重组基础胰岛素周制剂相较于德谷胰岛素，在达到相近长期血糖控制效果的基础上能显著减少低血糖的发生。

4. *防治*　多项临床研究均显示，严格的血糖控制会增加低血糖发生的风险。在胰岛素治疗过程中必须重视低血糖的预防，应“防重于治”，为了避免应用胰岛素时发生低血糖，在血糖管理过程中，应根据患者个体情况设定合理的血糖控制目标。

（1）根据患者糖尿病类型，合理选择起始胰岛素，并应根据患者个体特征及血糖控制水平，合理选择胰岛素制剂。

（2）注意及时调整胰岛素剂量，尤其是在进食量减少时，应及时相应减少胰岛素的使用剂量。

（3）活动量明显增加时应注意相应减少胰岛素用量。老年糖尿病患者应制订合理的运动计划，适量适时地进行运动锻炼。如在运动前注射胰岛素，应避免注射于手臂和大腿等运动关节处，因为运动时运动关节处血流量增加，使胰岛素的吸收加快，进而导致血糖水平快速下降，引起低血糖。

（4）使用预混胰岛素或中长效胰岛素制剂的糖尿病患者应密切警惕夜间低血糖的发生，尤其是对于老年糖尿病患者，需警惕夜间无症状低血糖的发生。

（5）长效胰岛素所导致的低血糖往往持续时间较长，不易纠正，除了进食含糖食物、静脉注射 50% 高糖溶液，还需持续静脉输注葡萄糖溶液，并严密监测血糖，观察患者意识及生命体征情况。

（6）对于胰岛素所致低血糖，应及时调整降糖方案。伴有意识障碍者，可放松短期内的血糖控制目标。意识恢复后，应持续监测血糖 24 ～ 48 小时。

（7）对于糖尿病肾病患者，当肾小球滤过率降至 10 ～ 50ml/min 时，胰岛素剂量减少 25%；当肾小球滤过率降至 10ml/min 时，胰岛素剂量进一步降至 50%。糖尿病肾病透析患者的胰岛素治疗应遵循个体化原则，从小剂量开始，根据血糖情况调整胰岛素用量，防止低血糖发生。

（8）与每日多次胰岛素注射方式相比，使用持续皮下胰岛素输注（continuous subcutaneous insulin infusion，CSII）的 1 型糖尿病患者夜间低血糖发作较少。CSII 与动态血糖监测（continuous glucose monitoring，CGM）结合可有效减少夜间低血糖，并降低低血糖时间百分比。

（9）闭环系统能够对患者进行个体化血糖及胰岛素给药智能管理，显著改善血糖在目标范围内的时间（TIR），减少夜间低血糖发作。

（10）对于因注射预混胰岛素而发生低血糖的 2 型糖尿病患者，可以将 NPH 和常规或预混胰岛素 1 天 2 次的方案，改为基础 + 强化治疗方案，后者用长效胰岛素类似物作为基础量。采用该方案治疗的患者，如夜间或黎明发生低血糖，提示基础胰岛素过量；如白天发生低血糖，则说明餐前胰岛素过量。使用速效胰岛素类似物可减少夜间低血糖的发生。如已发生或怀疑夜间发生低血糖，睡前血糖监测尤为重要。血糖持续监测有助于发现夜间低血糖。若使用胰岛素的患者常在运动过程中或运动后不久发生低血糖，锻炼前应进食适量碳水化合物和（或）减少胰岛素用量。如临时决定进行运动，应先测定血糖水平，根据血糖水平提醒患者适当进食或减少胰岛素用量。

（11）胰岛素相关低血糖患者使用胰岛素时应避免导致相对或绝对治疗性高胰岛素血症的因素，包括使用过量、不合时宜或错误类型的胰岛素剂量；外源性葡萄糖输送减少（缺餐、过夜禁食或延迟葡萄糖吸收）；葡萄糖消耗增加的时间（运动期间和运动后不久）；内源性葡萄糖生成减少的时间（饮酒后）；胰岛素敏感性的变化（在半夜或减肥时期、健康改善或血糖控制改善后）或胰岛素清除率降低（肾衰竭）等。

三、其他降糖药物

（一）GLP-1 受体激动剂

胰高血糖素样肽 -1（GLP-1）受体激动剂是一种肠促胰岛素类似物，可模仿肠促胰岛素生理活性而发挥作用，肠促胰岛素是一组在营养摄入时分泌的肠道肽，与高血糖协同刺激胰岛素分泌。即 GLP-1 受体激动剂以葡萄糖依赖的方式刺激胰岛素分泌。

在临床应用中，除非与其他降糖药联合使用，否则肠促胰岛素治疗不太可能出现明显的低血糖。当 GLP-1 受体激动剂与磺酰脲类药物合用时，发生低血糖的风险似乎与单用磺酰脲类药物相似。

研究表明，单用艾塞那肽罕见低血糖发作，低血糖常发生于艾塞那肽与磺酰脲类药物合用时。此外，另有研究显示，与应用利拉鲁肽 1.2mg 相比，应用利拉鲁肽 1.8mg 更易发生低血糖。

（二）二肽基肽酶 4 抑制剂（DPP-4i）

DPP-4i 可抑制 DPP-4 对 GLP-1 的快速降解，同时增加胰岛素分泌，发挥降糖作用。DPP-4i 具有良好的耐受性，其导致不良事件发生情况与安慰剂相似。由于 DPP-4i 具有葡萄糖依赖性的促胰岛素和抑制胰高血糖素的作用，低血糖的发生频率和严重程度通常很低，无论是它们单独使用还是与其他已知不会引起低血糖的药物（如二甲双胍及噻唑烷二酮类降糖药）联合应用。但 DPP-4i 与磺酰脲类药物或胰岛素联合应用时，由于后者固有的降血糖特性，低血糖的风险可能会增加，因此，建议在这种情况下减少磺酰脲类药物或胰岛素的剂量，以避免低血糖发生。

使用西格列汀罕见有低血糖发生风险相关报道。一项涉及 279 例患者的多中心开放标签随机临床试验探讨了西格列汀的安全性和有效性，纳入患者在住院期间接受基础剂量胰岛素及基础胰岛素加西格列汀治疗，结果发现两组在血糖控制方面无统计学差异，而基础胰岛素加西格列汀组低血糖发生风险更低。另有一项开放标签多中心随机试验研究了利格列汀在非心脏手术患者中的应用情况。患者随机分为利格列汀组和对照组，两组均根据需要接受胰岛素治疗。结果显示利格列汀组低血糖的相对风险降低了 86%。

（三）双胍类

当与磺酰脲类药物联用时，双胍类药物二甲双胍和苯乙双胍可能增加磺酰脲类药物引起的低血糖。服用过量的苯乙双胍可导致低血糖，但目前苯乙双胍在临床上不常应用。单独服用二甲双胍通常不会引起低血糖，少数报道二甲双胍过量引起的低血糖与乳酸酸中毒相关，可能是由急性肝衰竭导致。

（四）α- 葡萄糖苷酶抑制剂

α- 葡萄糖苷酶抑制剂通过抑制小肠黏膜刷状缘的 α- 葡萄糖苷酶以延缓碳水化合物的吸收，降低餐后高血糖。单独使用本类药物通常不会引发低血糖，与磺酰脲类药物联用时会增加低血糖发生的风险。由于该药能持续抑制餐后高血糖而降低胰岛素的需要量，故与磺酰脲类药物联用时可减少磺酰脲类药物剂量。

（五）钠 - 葡萄糖共转运蛋白 2 抑制剂（SGLT2i）

SGLT2i 通过抑制肾脏葡萄糖重吸收改善高血糖，减少糖尿病患者的心血管事件和肾脏损害。临床研究表明，SGLT2i 与安慰剂或其他口服药物（二甲双胍、DPP-4i、噻唑烷二酮类药物和 α- 葡萄糖苷酶抑制剂）作为单药治疗时发生低血糖的风险相似。SGLT2i 联合磺酰脲类药物可显著增加低血糖的发生。因此，糖尿病患者联合应用磺酰脲类药物及 SGLT2i 时，应注意减少磺酰脲类降糖药的用药剂量。

（六）噻唑烷二酮类（TZD）

TZD 类降糖药通过激活过氧化物酶体增殖物激活受体γ（PPARγ）促进脂肪组织储存游离脂肪酸（FFA），从而降低血浆 FFA 浓度和肝脏内 FFA 的蓄积，FFA 的减少可以增强骨骼肌和肝脏的胰岛素敏感性，从而改善胰岛素抵抗，发挥降低血糖的作用。TZD 与其他口服降糖药或胰岛素联合应用时，有发生低血糖的可能，使用 TZD 药物期间需要根据实际血糖情况酌情调整药物的剂量。

四、降糖药物联合用药

1. 联合用药与低血糖发生风险　不同作用机制互补的降糖药物联合应用对于有效控制或缓解高血糖至关重要，早期联合治疗可使2型糖尿病患者的血糖尽早得到有效控制，从而改善预后。联合用药方案应使低血糖风险和严重程度最小化，不良反应无叠加。但不同二联治疗方案在致低血糖发生风险方面有所不同。研究显示，非心脏手术糖尿病患者在接受胰岛素治疗的基础上，联用利格列汀发生低血糖的相对风险降低了 86%，表明利格列汀与胰岛素联用相对安全，并不增加低血糖发生风险。

二甲双胍与不同胰岛素促泌剂联用，低血糖发生风险不尽相同。在一项针对初发 2 型糖尿病患者的随机研究中，接受瑞格列奈联用二甲双胍治疗的患者未发生严重的低血糖事件，并且瑞格列奈加二甲双胍联合治疗的低血糖发生率低于磺酰脲类药物联合二甲双胍治疗组。此外，另一项旨在评估那格列奈联合二甲双胍治疗老年 2 型糖尿病患者的疗效和耐受性的双盲、多中心、随机研究显示，那格列奈联合二甲双胍组中，有 1 例轻度低血糖发作，而格列本脲联合二甲双胍组中发生 8 例低血糖事件，表明二甲双胍与格列奈类降糖药联用，低风险发生风险低于二甲双胍与磺酰脲类药物联用。因此，针对不同患者合理联合应用降糖药物需综合考量药物的疗效及安全性等因素，选择最适合患者的治疗方案，以使患者受益达到最大化。

2. 联合用药发生低血糖的原因　联合用药仍是临床糖尿病患者尤其是老年糖尿病患者发生低血糖的常见原因。

（1）老年糖尿病患者常存在多器官功能减退、代谢缓慢、机体降解降糖药物的能力降低等问题，特别是合并肝、肾功能不全的患者更易出现降糖药物蓄积，因为许多降糖药的半衰期比年轻人显著延长，治疗过程中如不考虑药物代谢问题，极易因药物的蓄积过量而发生低血糖。

（2）老年糖尿病患者往往合并多种心脑血管并发症，用药复杂，使用阿司匹林、β 受体阻滞剂会对降糖药物的降糖效果起协同作用，导致降糖疗效增强。此外，部分治疗心血管疾病的药物在一定程度上也会影响糖尿病患者的血糖代谢，从而引发低血糖。

3. 循证医学证据　强化降糖治疗，HbA1c 值越接近理想值，越易发生低血糖，并显著增加全因死亡风险。多项研究显示，单用二甲双胍或 GLP-1 受体激动剂等降糖药物并不会增加患者低血糖的风险。但上述药物中的任何一类与胰岛素或胰岛素促泌剂（磺酰脲类、格列奈类等）联合服用时，都可能增加患者发生低血糖的风险。

ACCORD 研究结果显示，与常规治疗组相比，强化降糖治疗组低血糖发生风险显著增高（常规组 5.1%，强化组 16.2%）。ADVANCE 研究结果显示，与常规治疗组相比，强化降糖治疗组低血糖发生风险显著增高（常规组 1.5%，强化组 2.7%）。VADT 研究结果显示，与常规治疗组相比，强化降糖治疗组低血糖发生风险显著增高（常规组 3.1%，强化组 8.5%）。VACSDM 研究结果显示，与常规治疗组相比，强化降糖治疗组低血糖发生风险显著增高（常规组 2.6%，强化组 6.6%）。UKPDS 研究结果显示，与常规治疗组相比，强化降糖治疗组低血糖发生风险显著增高（常规组 0.7%，强化组 1.1%）。

4. 防治

（1）向糖尿病患者普及胰岛素及磺酰脲类药物不良反应相关知识，对于高风险人群如高龄、认知功能障碍、合并急性危重疾病的糖尿病患者，应用降糖药物期间应密切监测血糖尤其是夜间血糖，必要时进行动态血糖监测，以及时调整治疗方案。

（2）老年糖尿病患者应尽量选择半衰期短、作用相对较弱的药物，降糖药物宜从较小剂量开始，逐渐增加剂量，注意监测血糖，依据血糖情况及时调整药物剂量，避免联合用药时有不合理用药现象。

（3）严格按照药物性能选择给药时间，服药后定时进食，避免服药后、进食前剧烈运动，联合应用降糖药要严密观察病情和血糖变化，避免同时使用诱发低血糖的其他药物。

（4）老年人血糖控制目标应相对放宽，不应过分强调血糖达标而造成低血糖发生。

（5）限制碳水化合物摄入及合并肝功能不全的糖尿病患者易出现低血糖，此类患者在选择联合降糖方案时应尽量避免使用增加低血糖风险的降糖药物。

五、不同类型糖尿病发生低血糖风险

1. 2 型糖尿病

（1）循证医学证据：Hanna E. Bloomfield 等回顾 60 项临床研究发现，大多数研究显示 2 型糖尿病单药治疗严重低血糖的总发生率低于 1%，特别是二甲双胍（＜ 1%），GLP-1 受体激动剂（＜ 1%），DPP-4i（＜ 1%）、地特胰岛素（＜ 1%）、格列奈类（0）和噻唑烷二酮类（＜ 1%）。磺酰脲类药物和以下胰岛素制剂的年严重低血糖发生率大于 1%，包括中性鱼精蛋白 Hagedorn（NPH）、甘精胰岛素、赖脯胰岛素和谷赖胰岛素。与常规对照相比，接受强化治疗的 2 型糖尿病患者严重低血糖发病率高 2 倍以上。常规对照组严重低血糖 5 年发病率为 2% ～ 3%，强化对照组严重低血糖 5 年发病率为 5% ～ 7%。

接受降糖药物治疗的 2 型糖尿病患者发生严重低血糖的独立危险因素：包括强化血糖控制、低血糖史、肾功能不全、微血管并发症史、糖尿病病程较长、受教育程度较低、非裔美国人种族（黑种人比白种人患严重低血糖的风险更高）和痴呆史。性别、年龄和较低的体重指数并不总是与低血糖风险相关，尽管在两项最大的研究（ACCORD 与 ADVANCE 研究）中，年龄越大、体重指数越低与低血糖风险越高有关。

（2）防治：一些新型降糖药物如葡萄糖依赖性促胰岛素多肽及胰高血糖素样肽 -1 双重受体激动剂替西帕肽在 2 型糖尿病患者降糖、减重等方面有良好获益的同时可降低低血糖的发生风险。

2.1 型糖尿病

（1）循证医学证据：Meta 分析结果显示，长效胰岛素类似物的使用可降低 1 型糖尿病患者所有低血糖事件，而速效胰岛素类似物可降低 1 型糖尿病患者所有低血糖和夜间低血糖的发生。1 型糖尿病患者中，与 NPH 联合短效胰岛素相比，地特胰岛素与门冬胰岛素联合使用，低血糖风险显著降低，其中所有低血糖风险减少 21%，夜间低血糖风险减少 55%。另外，在 1 型糖尿病孕妇中进行的多中心、开放、平行对照研究显示，与短效胰岛素相比，速效胰岛素类似物虽在血糖控制水平上无显著差异，但全天低血糖风险降低 28%，夜间低血糖风险降低 52%，白天低血糖风险降低 15%。因此，对于 1 型糖尿病患者，包括儿童、成人及妊娠期妇女，均推荐采用基础 + 餐时胰岛素治疗方案，以长效胰岛素类似物作为基础量，餐时推荐使用速效胰岛素类似物，尽可能减少低血糖事件的发生。

有关每日多次胰岛素注射（MDI）或持续胰岛素输注（CSII）的低血糖风险，目前尚不明确。部分学者提出，CSII 与 MDI 相比，可有效改善血糖控制，并降低严重低血糖发生风险。但对 15 项比较 CSII 与 MDI 的 RCT 研究进行系统综述（其中 13 项在 1 型糖尿病患者中进行）的结果显示，与使用 MDI 患者相比，使用 CSII 的患者轻度、夜间及严重低血糖事件存在改善的趋势，但结果无统计学意义。

长效胰岛素类似物具有峰值及变异性相对较小的特征，可降低 1 型糖尿病患者夜间低血糖的发生率。第二代基础胰岛素类似物在降低夜间低血糖风险方面优于第一代和常规基础胰岛素类似物。与接受甘精胰岛素 U100 治疗的患者相比，使用甘精胰岛素 U300 治疗的患者夜间低血糖发生率降低 19%，具有临床意义的夜间低血糖发生率降低 25%。在容易发生夜间严重低血糖的 1 型糖尿病患者中，与甘精胰岛素 U100 相比，德谷胰岛素显著降低了夜间低血糖的发生率。

（2）防治：新型辅助药物的应用对于纠正 1 型糖尿病患者低血糖有显著作用。

1）新型药物泰普利单抗（teplizumab）治疗可逆转 1 型糖尿病前期患者 C 肽水平的下降，改善胰岛 β 细胞的功能，包括分泌胰岛素的能力，从而延缓疾病进展。

2）特布他林可预防夜间低血糖，但可导致次日早晨血糖水平和心率显著增加。

3）ZT01（一种新的生长抑素受体 2 拮抗剂）可有效恢复胰高血糖素反应，并预防 1 型糖尿病患者低血糖的发生。

（周新丽　许春梅）

第四节　非降糖药物所致的低血糖

一、病因

据国外多项研究报道，约 80% 的 1 型糖尿病患者曾出现症状性低血糖，20% ～ 45% 的 1 型糖尿病患者曾出现严重低血糖。与 2 型糖尿病患者相比，1 型糖尿病患者发生严重低血糖的风险升高 5 ～ 10 倍。其中，非降糖药物所致的低血糖并不常见，可能由多种病因引起。任何破坏血糖动态平衡的因素均可引起低血糖症。与糖代谢关系最密切的器官或系统包括肝脏、神经系统、内分泌系统等，这些器官或系统的任何病变或功能紊乱均可引起低血糖症。根据病因可归纳为以下四类。

（1）摄入不足：饥饿、消化道疾病及其他单糖转化为葡萄糖不足等。

（2）消耗过多：如剧烈运动、发热、重度腹泻、肾性糖尿、恶性肿瘤等。

（3）糖原分解与糖异生不足：如肝病、糖原贮积症、升糖激素缺乏等。

（4）糖原合成或转化为非糖物质过多：如胰岛素瘤等。

总结病因，可简分为以下三大类：器质性低血糖、功能性低血糖和外源性低血糖。

（一）器质性低血糖

1. *胰岛素分泌功能亢进* 如胰岛素瘤和胰岛 β 细胞增生等，导致胰岛素自主分泌过多，进而引起低血糖症。胰岛素瘤发病率为 1/250 000 人年，多数为良性，恶性占比不足 10%。起病隐匿，约 94% 的肿瘤为散发性。主要在空腹时引起低血糖，但也可能在餐后出现症状。出现低血糖时，患者的胰岛素、C 肽和胰岛素原水平升高，β- 羟丁酸水平降低。非胰岛素瘤性胰源性低血糖患者多存在胰岛细胞增生（胰岛肥大、增生，胰岛 β 细胞细胞核增大、深染），患者通常在餐后出现低血糖。

2. *胰外肿瘤* 非胰岛细胞肿瘤引起的低血糖症罕见，这些肿瘤大多数是大的间质肿瘤和上皮肿瘤，如肉瘤、间皮瘤、纤维瘤、血管外皮细胞瘤和肝细胞癌。发病机制复杂，肿瘤可分泌胰岛素样物质，导致外周组织对葡萄糖的摄取增加，肝糖生成受抑制，或肿瘤本身引起碳水化合物消耗过多，进而导致低血糖症。临床症状与胰岛素瘤相似，以神经低血糖症为突出特征。

3. *严重的肝脏疾病* 可因肝糖原分解及糖异生障碍引起低血糖症。正常肝脏生成葡萄糖的能力很强，仅在肝实质广泛破坏或葡萄糖利用增加时才出现低血糖症。有报道低血糖症可见于中毒性肝炎、暴发性病毒性肝炎、脂肪肝、酒精性肝炎或胆管炎等所致的严重肝衰竭，并与死亡风险增加相关。

4. *肾脏疾病* 肾衰竭患者中发生低血糖很常见，原因包括多方面：肾脏糖异生减少、热量摄入减少、肾脏胰岛素清除率降低及对一些可引起低血糖的药物代谢能力减弱。尿毒症患者在启动肾脏替代治疗后，胰岛素敏感性可能会改善，进而增加低血糖的风险。有研究发现，终末期肾衰竭的住院患者中约 3.6% 曾发生低血糖症。

5. *内分泌疾病* 主要见于肾上腺糖皮质激素不足，此外，生长激素、肾上腺素、甲状腺激素、胰高血糖素不足也可引起低血糖症。任何导致促肾上腺皮质激素（ACTH）缺乏或直接干扰皮质醇分泌的疾病都可能引起低血糖，因此低血糖时应考虑原发性和继发性肾上腺功能不全。肾上腺功能不全有多种病因，包括但不限于自身免疫、感染、出血或梗死等。长时间禁食后也可能出现与皮质醇或生长激素缺乏相关的低血糖。

6. *自身免疫相关性低血糖症* 包括自身免疫性胰岛素综合征及抗胰岛素受体抗体性低血糖症等。自身免疫性胰岛素综合征多见于日本人，多发生于餐后，也可见于空腹，患者在进食或葡萄糖负荷后立刻出现高血糖，2 ～ 3 小时后出现低血糖。患者可同时伴有其他自身免疫性疾病如 Graves 病、系统性红斑狼疮或类风湿关节炎等。胰岛素受体抗体引起的低血糖症多发生在女性，常有自身免疫性疾病病史。低血糖症可发生在空腹或餐后，常表现为严重的神经低血糖症。胰岛素受体抗体的生物学功能具有多样性，即使同一患者，在不同时期的表现也可不同，其机制未明。胰岛素受体抗体引起的低血糖症患者预后不良，因可伴发严重的自身免疫性疾病、恶性肿瘤或严重低血糖症，死亡率很高。

7. 其他　严重感染，如肺炎、蜂窝织炎、脓毒血症和败血症等，也可出现低血糖，原因可能与炎症介质和反调节激素的激活相关。脓毒血症患者常发生低血糖，脓毒血症发展期间，β_2受体基因表达的转录和转录后水平调节可影响肝脏的葡萄糖代谢。脓毒血症时富含巨噬细胞的组织，如肝、脾、肺等葡萄糖利用增加，细胞因子如白细胞介素 –1、白细胞介素 –6 和肿瘤坏死因子 –α 释放，也可增加胰岛素分泌，刺激葡萄糖转运，导致葡萄糖生成和利用之间出现不平衡。虽然低血糖的出现通常与胰岛素治疗有关，但这些患者在不应用胰岛素治疗的情况下也会出现低血糖，并且与疾病的严重程度和死亡率相关。此外，营养不良和需要进行血液透析的患者出现低血糖的风险更高。另外，严重营养不良和某些中枢神经系统疾病等也可出现低血糖症。在体脂肪和肌肉大量消耗的情况下，由于糖异生和糖原分解的底物有限，也可引起低血糖。此外，长期摄入低热量处于饥饿状态时，如果突然恢复进食，会引起各种代谢和电解质紊乱，被称为再喂养综合征。此时，体内的胰岛素分泌陡增、胰高血糖素产生被抑制，与出现餐后低血糖有关。

（二）功能性低血糖

患者无直接引起低血糖的器质性疾病，多为进食后胰岛 β 细胞受刺激分泌胰岛素过多引起。包括以下几种。

1. 反应性低血糖症　自主神经功能紊乱，迷走神经兴奋性增强，导致胰岛素分泌过多。

2. 倾倒综合征　因胃切除术等引起餐后葡萄糖吸收过快，强烈刺激胰岛素分泌，导致低血糖症。根据临床症状出现距离进餐时间的早晚，倾倒综合征分为早期和晚期，早期倾倒综合征的常见症状为腹胀、腹痛、恶心等消化系统不适，以及心悸、出汗、血压下降、面色潮红等血管舒缩症状，一般发生在进餐后半小时内。晚期倾倒综合征主要表现为低血糖，常发生于进餐后 1 ～ 3 小时。晚期倾倒综合征的病理生理学机制是胃切除术后胃容积减少、幽门缺如及胃空肠吻合术后十二指肠反馈性抑制胃排空功能丧失等导致胃排空加速，使食物中碳水化合物快速进入小肠，引起胰高血糖素样肽 –1 等胃肠激素水平升高，刺激胰岛素过度分泌，从而引起低血糖。胃切除术后，患者通常 3 个月至 1 年后才会出现低血糖症状，原因可能与胰岛素敏感性随体重减轻而增加有关。对于疑似倾倒综合征的患者，可通过基于症状的问卷调查、口服葡萄糖耐量试验及其他诊断方法来确诊，首选诊断方法为口服葡萄糖耐量试验。

3. 早期非胰岛素依赖型糖尿病引起　患者的胰岛素快速分泌相出现障碍，分泌高峰常延迟到下一餐之前，由于此时患者的血糖并不过高，容易出现低血糖症。

（三）外源性低血糖

由摄入某些营养物质或药物导致的低血糖症。

1. 口服降糖药和胰岛素过量　见本章第三节“降糖药物所致的低血糖”。

2. 某些营养物质　亮氨酸、精氨酸、果糖、半乳糖、乙醇、荔枝等可刺激胰岛素分泌，可在对这些物质敏感的患者中引起低血糖症。

乙醇可通过抑制糖异生而降低血糖。乙醇在肝脏代谢，由乙醇脱氢酶转化为乙醛，然后在乙醛脱氢酶的作用下转化为乙酸，这些反应过程可产生大量自由氢离子，使 NAD 还原生成 NADH 而减少。肝脏 NAD 储备耗竭抑制了糖异生途径前体物质的代谢，包括抑制乳酸转化为丙酮酸、三羧酸循环中的若干步骤，以及甘油转化为葡萄糖。乙醇还抑制低血糖症反应中促皮质激素、皮质醇和生长激素的释放，也可能延迟胰高血糖素和肾上腺素的反应，但尚未有定论，拮抗调节激素激活障碍也可能是空腹低血糖发生的原因之一。酒精除了诱发空腹低血糖症，还增加反应性低血糖症的危险。中等量饮酒可增加葡萄糖刺激的胰岛素分泌，因此，酒精和蔗糖的混合物可使胰岛素过度分泌而诱发餐后反应性低血糖。酒精过量是抑制糖异生的药源性低血糖症中最常见的原因。虽然在急诊室就诊的酒精中毒患者中发生低血糖症的比例低于 1%，但由于酒精中毒十分常见，远超过所有其他引起低血糖症的原因，在因持续性低血糖进入急诊室的就诊患者中，18% ～ 52% 与酒精有关。

荔枝被认为含有亚甲基环丙基甘氨酸（一种次甘氨酸 A 的类似物），进而干扰糖异生和脂肪酸 β 氧化。在营养不良儿童中，由于肝糖原储备耗尽，过量食用荔枝时亚甲基环丙基甘氨酸循环水平升高，可导致低血糖，甚至引起脂肪酸的糖异生和 β 氧化受阻，导致严重的脑病。

3. 其他药物　水杨酸制剂、吲哚美辛、血管紧张素转化酶抑制剂（ACEI）、非选择性 β 受体阻滞剂、抗甲状腺药物、单胺氧化酶抑制剂、酚妥拉明、西苯唑啉、喷他脒、奎宁、喹诺酮类、青蒿素类、胰岛素样生长因子 -1（IGF-1）、羟氯喹、丙吡胺、异烟肼、肼屈嗪、普鲁卡因胺、α 干扰素、双香豆素、氟哌啶醇、氯丙嗪、锂制剂、奥曲肽、酮康唑、司来吉兰、苯妥英钠等药物可引起低血糖，相关机制见表 5-4。

表 5-4　引起低血糖症的非降糖类药物

胰岛素增加	胰岛素敏感性增加	自身免疫机制	其他及机制不明
丙吡胺	β 受体阻滞剂	肼屈嗪	水杨酸盐
奎宁	ACEI	普鲁卡因胺	抗凝药物（双香豆素、丙酮苄羟香豆素）
喷他脒		异烟肼	消炎镇痛药（吲哚美辛、秋水仙碱、对乙酰氨基酚）
羟苄麻黄碱		α 干扰素	抗精神病药物（氟哌啶醇、氯丙嗪、锂制剂）
异烟肼		含巯基药物（甲巯咪唑、青霉胺、卡托普利、金硫葡糖	酮康唑
羟氯喹			司来吉兰（抗震颤麻痹药物）
			奥曲肽
			苯妥英钠

（1）促进胰岛素分泌和增强胰岛素敏感性的药物：抗疟疾药物奎宁及其衍生物抗心律失常药物奎尼丁已被证实可引起高胰岛素血症性低血糖。奎宁类药物可刺激胰岛β细胞分泌胰岛素，引起血糖水平的轻度降低，其在健康人群中通常不足以引起低血糖症状，但在肾衰竭患者中由于药物清除率降低，血药浓度高，奎宁所引起的低血糖作用变得较为明显。此外，抗疟疾药物羟氯喹也可以引起低血糖，机制可能与胰岛素清除率和降解率降低及C肽分泌增加有关，也有研究发现羟氯喹可减少内源性胰岛素受体复合物的降解，提高胰岛素敏感性和脂联素水平，从而达到降糖作用。除此之外，急性疟疾患者易出现低血糖的另一原因是疟原虫可消耗葡萄糖。

丙吡胺在临床上可用于抗心律失常，可促进胰岛β细胞分泌胰岛素，进而引起高胰岛素血症性低血糖。这类药物可关闭β细胞KATP通道。丙吡胺多用于老年人，这些患者可合并肾功能损害，对药物引起的低血糖也更为敏感。近期研究发现非卧床患者使用丙吡胺并不增加发生低血糖的风险，提示在普通人群中此类药物引起血糖降低的程度较轻，仅在特定的高危人群中才有临床意义。尽管如此，丙吡胺仍然是非降糖药引起的药源性低血糖最常见的原因之一。

喹诺酮类药物的使用也与低血糖的发生有关。有报道称患者服用环丙沙星、左氧氟沙星、莫西沙星和加诺沙星后出现低血糖，加替沙星由于存在引起严重低血糖的报道，目前已从美国市场撤出。其机制可能为喹诺酮类药物可通过抑制胰岛β细胞中ATP敏感性钾离子通道的Kir6.2亚基，进而不同程度地增加胰岛素的分泌。

喷他脒可用于治疗艾滋病患者合并卡氏肺囊虫性肺炎及寄生虫感染，包括锥虫病和利什曼病等，此药物可直接损伤胰岛β细胞，引起胰岛素的急性释放，先引起低血糖症，随后血糖升高，甚至导致永久性糖尿病。全身给药对β细胞的毒性作用更为常见和严重，并与药物的蓄积量有关。

酚妥拉明属于α受体阻滞剂，可用于治疗周围血管疾病，如肢端动脉痉挛症、手足发绀、感染中毒性休克，也可用于肾上腺嗜铬细胞瘤的诊断试验。也有报道称酚妥拉明可引起低血糖的发生，机制为酚妥拉明可抑制胰岛细胞的α_2受体，促进胰岛素分泌，进而引起低血糖反应。

非选择性β受体阻滞剂可损害肝脏和肾脏的葡萄糖输出，拮抗儿茶酚胺对葡萄糖的摄取和脂肪分解的抑制作用，增加骨骼肌对葡萄糖的摄取，脂肪分解受抑制使血浆游离脂肪酸减少，由此增加胰岛素敏感性并间接减少糖异生，进而引起低血糖。此外，此类药物也会抑制胰岛β细胞分泌胰岛素，因此，应用胰岛素治疗的糖尿病患者对β受体阻滞剂的降低血糖效应更为敏感，而口服降糖药物或饮食控制的糖尿病患者则可能出现高血糖恶化而不是低血糖。β受体阻滞剂可阻断肾上腺素能神经对低血糖症的反应，导致非感知性低血糖的发生，临床表现以神经低血糖症状为主。此外，β受体阻滞剂可抑制儿茶酚胺介导的葡萄糖拮抗调节，使低血糖症状的恢复延迟，在胰高血糖素缺乏的1型糖尿病患者中显得更为重要。

也有病例报道表明ACEI可引起低血糖，有研究称因低血糖症状住院的患者中14%可能与ACEI有关。ACEI与低血糖的关系不能用糖尿病治疗方案或充血性心力衰竭等解释，高胰岛素－正葡萄糖钳夹试验显示卡托普利治疗期间患者的胰岛素敏感性增强，此外，ACEI还可降低胰岛素诱导的肾上腺素和去甲肾上腺素的升高，也可增加血液循环中的激肽水平，引起血管扩张和肌肉组织中葡萄糖摄取的增加，进而间接增强胰岛素敏感性。

（2）自身免疫机制：有研究结果显示，约 47% 的胰岛素自身免疫综合征患者接触过含巯基或代谢物含巯基的药物，如甲巯咪唑、卡托普利、青霉胺、吡啶醇、亚胺培南和青霉胺等。机制为药物所含巯基（—SH）与胰岛素分子的 S—S 键相互作用，使内源性胰岛素发生可逆性变构，触发免疫反应而产生胰岛素自身抗体，当进食或口服葡萄糖后，血糖浓度升高可持续刺激胰岛素分泌，由于胰岛素自身抗体具有高结合力，可结合胰岛素形成抗原抗体复合物，使内源性胰岛素无法发挥作用。餐后血糖升高可持续刺激胰岛 β 细胞产生胰岛素，同时胰岛素自身抗体具有低亲和力的特点，又可导致已结合的胰岛素进一步释放，使游离胰岛素水平升高，故呈现高胰岛素血症性低血糖。停药后胰岛素自身抗体逐渐消失，低血糖逐渐缓解。

虽然氯吡格雷的分子中不含巯基，但其经细胞色素 P450 酶系激活后的活性代谢物与胰岛素分子中的二硫键结合，使胰岛素分子产生免疫原性，从而导致低血糖的发生。氯吡格雷相关胰岛素自身免疫综合征患者多在用药 2 ～ 3 周后出现头晕、出汗、心悸和晕厥等典型低血糖症状，但较容易被忽视是由氯吡格雷引起的，在停药或进行相关治疗后可恢复正常。此外，α 干扰素及可引起药物性狼疮的肼屈嗪、普鲁卡因胺和异烟肼等也可产生胰岛素自身抗体，引起低血糖症。

（3）其他机制：奥曲肽也可诱发低血糖的不良反应，其影响血糖的机制较为复杂，可以通过与生长抑素受体（SSTR）结合后抑制生长激素、胰岛素及胰高血糖素的分泌，进而影响血糖水平。研究表明，奥曲肽对 SSTR2 和 SSTR5 受体的亲和性远强于生长抑素，且与生长抑素相比，奥曲肽对 SSTR2 的选择性更高。SSTR2 受体在胰腺中主要分布于分泌胰高血糖素的胰岛 α 细胞内，因此奥曲肽对胰高血糖素的抑制作用较强，而对胰岛素的分泌抑制作用较弱，这是奥曲肽在临床使用中导致低血糖的主要原因。此外，由于奥曲肽对生长激素的选择性抑制作用较强，抑制了生长激素的释放，进而间接抑制了生长激素的升血糖作用，从而降低患者的血糖水平。

氟哌啶醇是一种广泛应用的抗精神病药物，可用于包括精神分裂症、痴呆和双相情感障碍等多种精神疾病的长期治疗。虽然有研究报道氟哌啶醇诱导的低血糖中存在高水平或相对高水平的胰岛素，但其引起低血糖的确切机制尚不清楚。

二、糖尿病患者低血糖原因鉴别相关评估方法

（一）初步评估

对出现 Whipple 三联征的患者应进行初步评估。首先应详细回顾患者的病史，包括症状的类型、发作时间、与食物摄入的关系、合并症、用药情况等。应在出现低血糖症状的同时测定血浆葡萄糖、胰岛素、C 肽、胰岛素原和 β- 羟丁酸，并筛查药物使用情况。给予胰高血糖素 1mg 静脉注射，每 10 分钟监测血糖反应，持续至 30 分钟，有助于区分低血糖是由高胰岛素血症（内源性和外源性）还是由其他原因引起（表 5–5）的。当考虑肾上腺功能不全时，应检测清晨血皮质醇水平和（或）ACTH 水平，必要时行 ACTH 激发试验。测量毛细血管血糖的准确性较差，不应用于低血糖的诊断。

表 5-5 糖尿病患者低血糖原因初步评估

低血糖症状	血糖（mg/dl）	胰岛素（μU/ml）	C 肽（nmol/L）	胰岛素原（pmol/L）	β-羟丁酸（mmol/L）	胰高血糖素后血糖增加（mg/dl）	口服降糖药	胰岛素抗体	鉴别原因
无	＜55	＜3	＜0.2	＜5	＞2.7	＜25	否	（-）	正常
有	＜55	远大于3	＜0.2	＜5	≤2.7	＞25	否	（-）/（+）	外源性胰岛素
有	＜55	≥3	≥0.2	≥5	≤2.7	＞25	否	（-）	胰岛素瘤、非胰岛素瘤胰源性低血糖、胃旁路术后
有	＜55	≥3	≥0.2	≥5	≤2.7	＞25	是	（-）	口服降糖药
有	＜55	远大于3	远大于0.2*	远大于5*	≤2.7	＞25	否	（+）	自身免疫性
有	＜55	＜3	＜0.2	＜5	≤2.7	＞25	否	（-）	胰岛素样生长因子（IGF）
有	＜55	＜3	＜0.2	＜5	＞2.7	＜25	否	（-）	非胰岛素 /IGF 介导

注：* 游离 C 肽和胰岛素原水平低。

（二）72 小时禁食试验

72 小时禁食试验是评估低血糖的金标准。患者在 72 小时的禁食期间不允许进食，但可饮用不含热量、不含咖啡因的饮料，禁食期间应停用所有非必需药物。患者开始禁食时及每间隔 4 ～ 6 小时检测胰岛素、C 肽和血糖水平。当血糖降至 60mg/dl 以下时，应密切监测患者情况，并改为每 1 ～ 2 小时检测上述指标。禁食持续至血糖低于 45mg/dl（2.5mmol/L），如果患者之前曾出现 Whipple 三联征，血糖低于 55mg/dl（3.0mmol/L）即可终止禁食。终止禁食时检测血糖、胰岛素、C 肽、胰岛素原和 β- 羟丁酸水平。结果判读见表 5-6。禁食试验的局限性包括：①正常试验者，尤其是年轻女性，偶可出现血浆葡萄糖水平低于 40mg/dl（2.2mmol/L）。②极为罕见的胰岛素瘤在低血糖时可出现抑制胰岛素释放的情况。③在存在胰岛素自身抗体的情况下，胰岛素水平有时可自行升高。

表 5-6 72 小时禁食试验结果判读

口服降糖药	胰岛素（μU/ml）	C 肽（nmol/L）	胰岛素原（pmol/L）	结果
否	远大于 3	＜0.2	＜5	外源性胰岛素
否	≥3	≥0.2	≥5	内源性胰岛素（胰岛素瘤，非胰岛素瘤胰源性低血糖，倾倒综合征）
是	≥3	≥0.2	≥5	口服降糖药

（三）胰高血糖素耐量试验

胰高血糖素耐量试验可作为补充试验，以帮助确定低血糖的病因。在禁食一晚后（或在 72 小时禁食试验结束时），于 2 分钟内静脉注射 1mg 胰高血糖素。分别于基线、注射胰高血糖素后 10 分钟、20 分钟和 30 分钟时测定血浆葡萄糖和胰岛素水平。在禁食试验结束的患者中，注射胰高血糖素后，血浆葡萄糖升高超过 25mg/dl（1.4mmol/L）提示由胰岛素介导的病因。胰岛素瘤患者对胰高血糖素的反应很强，在注射后 15 ～ 30 分钟，胰岛素水平通常超过 160μU/ml。营养不良或肝病患者可能由于肝糖原储存耗尽，注射胰高血糖素后无法出现高血糖，患者的胰岛素反应可能会增加，但程度不及胰岛素瘤患者。该试验在 90 ～ 180 分钟后可引起低血糖及恶心、呕吐症状，甚至可能出现严重低血糖，所以在试验过程中需有医师在场。

（四）混合餐耐量试验

餐后数小时出现低血糖症状的患者，可进行混合餐耐量试验。试验方法目前仍无统一标准，通常在禁食一夜后进行。嘱患者吃的食物与出现低血糖症状时所吃食物相似，然后观察数小时。于餐前测定血浆葡萄糖、胰岛素、C 肽和胰岛素原水平，餐后每 30 ～ 60 分钟检测上述指标，持续至餐后 5 小时。如果患者在试验结束前出现低血糖症状，则立即测定上述指标，后可嘱患者进食。试验结果解释同 72 小时禁食试验。

（五）自身免疫性低血糖检测

当低血糖伴高胰岛素血症（通常超过 100μU/ml）和 C 肽水平不完全被抑制时，应怀疑由胰岛素自身抗体引起的自身免疫性低血糖。由胰岛素瘤引起的低血糖，胰岛素水平很少会超过 100μU/ml。接受外源性胰岛素治疗的患者也可出现胰岛素水平升高，但 C 肽水平通常很低。自身免疫性低血糖也可能由胰岛素受体抗体引起。这类患者会出现胰岛素水平轻度升高和 C 肽水平被抑制，可同时合并其他自身免疫性疾病。需通过胰岛素、胰岛素原和（或）胰岛素受体抗体检测来明确自身免疫性低血糖的诊断。

（六）C 肽抑制试验

C 肽水平是内源性胰岛素分泌情况的良好标志，C 肽抑制试验很少用于鉴别胰岛素瘤，但可提供补充信息，特别是当禁食试验结果不明确时。C 肽抑制试验过程中需注意，患者静脉注射胰岛素后可出现低血糖。试验在禁食一夜后进行。给患者静脉注射常规剂量胰岛素（0.125U/kg），分别于 0、30 分钟、60 分钟、90 分钟和 120 分钟时，从对侧手臂采血测定血浆葡萄糖、胰岛素和 C 肽水平。将患者的体重指数和年龄所对应的标准数据进行对比，当 60 分钟时 C 肽下降百分比降低即为异常。该试验存在一些局限性，某些胰岛素瘤患者的 C 肽下降百分比可表现为正常，此外，该试验存在诱发严重低血糖的风险。

（七）动态血糖监测

动态血糖监测可用于糖尿病患者以帮助指导治疗。据报道，在倾倒综合征患者中，使用动态血糖监测较混合餐耐量试验可检测到更多的低血糖事件。然而，虽然动态血糖监测可能有助于检测出某些患者的低血糖，但目前不建议将其用于非降糖药物导致的低血糖。

（八）影像学检查

当怀疑内源性高胰岛素血症性低血糖时，应进行影像学检查，包括CT、MRI（磁共振成像）、经腹和内镜超声检查和（或）PET（正电子发射体层摄影）。约75%的胰岛素瘤可通过影像学检查发现，术中胰腺超声检查也可用于定位其他影像学检查未能发现的小胰岛素瘤。应注意胰岛素瘤通常小于1cm，因此影像学结果阴性并不能排除胰岛素瘤。

（白　哲　周新丽）

第五节　胰岛素诱发的自身免疫性低血糖

自身免疫性低血糖是一种较为罕见的低血糖症原因，是由人体内产生针对胰岛素的自身抗体而引起低血糖症的一种疾病，也被命名为胰岛素自身免疫综合征（insulin autoimmune syndrome，IAS）。经典的IAS特征包括高低血糖交替、显著升高的胰岛素和胰岛素自身抗体，但应无外源性胰岛素接触史。IAS与遗传因素相关，通常由某些药物诱发，最常见的药物为含巯基类药物如甲巯咪唑、卡托普利，少见的药物还有氯吡格雷、奥美拉唑等。

胰岛素是治疗糖尿病的常用药物。近年来，越来越多的病例报道使用胰岛素治疗的糖尿病患者出现血糖波动大、反复低血糖发作且血清中可检测到高滴度的胰岛素抗体（IAb），即出现类似IAS的表现。这种在使用外源性胰岛素或胰岛素类似物后出现的以胰岛素药代动力学改变及药效学变化而导致类似IAS临床表现的疾病称为外源性胰岛素抗体综合征（exogenous insulin antibody syndrome，EIAS），即胰岛素诱发的自身免疫性低血糖。

一、流行病学

20世纪20年代，伴随着Banting和Best将胰岛素用于糖尿病患者降血糖治疗，胰岛素的免疫原性即被发现。1995年，Berson和Yalow首次报道了在接受外源性动物胰岛素治疗的患者中检测到IAb，并认为其与临床超敏反应及胰岛素抵抗相关。其后的研究发现高达78%的接受胰岛素治疗的糖尿病患者血清中检测到IAb阳性，其中大部分患者使用的是纯化的猪胰岛素。近年来，随着胰岛素技术的进步，重组人胰岛素及胰岛素类似物面市，胰岛素免疫原性减低，使用胰岛素后产生IAb的情况减少，但并未完全消失。一项研究报道，仍有40%～60%接受胰岛素治疗的患者存在IAb阳性。

尽管接受胰岛素治疗的患者中IAb阳性的比例不低，但真正引起临床事件（如胰岛素抵抗、反复发生的DKA、不明原因的低血糖等）从而导致EIAS者罕见，即使是在亚洲人群中。前述报道IAb阳性率高达78%的研究中，并未发现IAb与代谢控制、胰岛素用量及低血糖症相关。近期一项纳入516例使用预混胰岛素治疗2型糖尿病患者的回顾性研究发现，IAb与血清胰岛素升高和注射部位的局部反应相关，但与血糖控制及低血糖无关。由于EIAS罕见，目前关于

EIAS 的文献仍多为个案报道或病例系列总结，目前尚缺乏具体的流行病学数据。

二、高危因素

外源性 IAb 的产生主要与以下因素有关。

1. 胰岛素相关因素　IAb 的产生与胰岛素相关因素密切相关，包括胰岛素纯度、胰岛素分子结构、胰岛素储存条件、配方、辅料及二聚体和氧化产物。目前胰岛素制剂包括动物胰岛素（猪胰岛素、牛胰岛素）、重组人胰岛素、胰岛素类似物。

（1）动物胰岛素的氨基酸序列与人胰岛素不同，免疫原性高。半合成或重组人胰岛素氨基酸序列与人胰岛素一致，免疫原性较动物胰岛素更低，但仍可诱发 IAb 产生。既往 2 项研究发现在 1 型糖尿病患者中使用半合成人胰岛素治疗的患者产生 IAb 的比例为 14% ～ 44%，而使用非人胰岛素治疗的患者产生 IAb 的比例为 29% ～ 59%；另一项为期 1 年的研究发现在未使用过胰岛素的 1 型糖尿病患者中，60% 使用纯化猪胰岛素的患者和 44% 使用重组人胰岛素的患者产生明显升高的 IAb。个案报道发现重组人胰岛素亦可导致胰岛素抵抗和（或）全身超敏反应。

（2）胰岛素类似物的氨基酸序列经过轻微调整或修饰，与人胰岛素分子结构类似。速效胰岛素类似物之间及其与重组人胰岛素产生 IAb 的情况类似，但也有研究发现胰岛素类似物免疫原性较重组人胰岛素更高。关于长效胰岛素类似物的临床研究未呈现 IAb 的相关数据，但有研究发现地特胰岛素可导致Ⅲ型超敏反应及严重的局部皮肤反应，既往使用过胰岛素的患者加用甘精胰岛素并未导致 IAb 进一步升高。此外，使用鱼精蛋白制成的预混中性胰岛素可能产生针对鱼精蛋白的抗体或与鱼精蛋白交叉反应的抗体，从而引起过敏反应。

2. 胰岛素使用方式和剂量因素

（1）IAb 的产生也与胰岛素的使用方式相关：胰岛素使用方式包括传统皮下注射（1 ～ 2 次 / 日）、多次皮下注射（3 ～ 4 次 / 日）、持续皮下泵入、可植入式胰岛素泵、鼻腔吸入。有研究发现胰岛素持续皮下泵入和胰岛素多次注射比胰岛素每日 2 次注射产生的 IAb 更高。多项研究发现植入式胰岛素泵使血清 IAb 明显升高，可能与胰岛素在泵储存器中的储存或表面活性剂、聚乙二醇的存在相关。另外，研究发现胰岛素持续腹腔注射比皮下注射产生更多的抗体。吸入胰岛素较皮下注射产生的抗体更高，但是临床应用很少。

（2）临床研究未发现胰岛素剂量与抗体产生之间存在相关性：一项研究纳入 46 例新诊断的 1 型糖尿病患者，在任何治疗的时间点均未发现 IAb 与胰岛素剂量相关。此外，关于动物胰岛素、重组人胰岛素、胰岛素类似物及吸入人胰岛素在既往使用或未使用过胰岛素的患者中进行的前瞻性临床研究均未发现 IAb 水平与胰岛素剂量存在显著相关。

3. 患者因素

（1）遗传因素：IAb 的产生部分与遗传因素相关。既往研究发现组织相容性白细胞抗原（HLA）-B15、HLA-DR4 和 HLA-DR7 是 IAb 形成的危险因素，而 HLA-B8 和 HLA-DR3 具有相反的作用。然而，另一项前瞻性研究发现，HLA-DR3、HLA-DR4 或它们的组合对 IAb 的形成没有影响。文献报道中 EIAS 病例多来自亚洲人群，提示亚裔人群产生 IAb 的风险增加。

（2）免疫因素：治疗前胰岛素自身抗体（IAA）阳性的患者在使用外源性胰岛素后可能产

生更高的IAb。一项研究发现IAA阳性患者使用胰岛素治疗1年后较IAA阴性患者IAb水平更高；2个研究发现1型糖尿病患者较2型糖尿病患者产生更高的IAb，推测可能与调节T细胞功能缺陷相关。但是，也有研究发现IAb产生与基础IAA是否阳性无关。此外，研究发现自身免疫性内分泌疾病的患者更容易产生IAb，如Graves病、桥本甲状腺炎等患者。

（3）年龄因素：研究发现年龄也会影响IAb的产生。随着个体年龄的增长，免疫能力下降，导致高亲和力抗体形成能力下降，产生长期记忆细胞的能力下降，以及迟发型超敏反应延迟，因此年龄越大，IAb产生的风险越低。一项纳入744例未使用过胰岛素治疗患者的研究发现，年龄每增长1岁，使用外源性胰岛素治疗1年后，产生IAb的风险降低3%。

（4）内源性胰岛素水平：系列研究发现IAb产生与C肽呈显著负相关。一项纳入744例未使用过胰岛素治疗患者的研究发现，C肽每升高1nmol/L，外源性胰岛素治疗1年后产生IAb的风险降低46%。

三、病理生理机制

外源性胰岛素诱发的IAb可以为任何免疫球蛋白类型，最常见的是IgG型，IgA型、IgE型等也有报道。不同亚型的免疫球蛋白和临床表现的关系存在争议。IgG型、IgM型与胰岛素抵抗相关，且IgM型出现在胰岛素使用早期。过敏反应可能与IgA型或IgE型相关，但也有研究报道过敏反应与免疫球蛋白是否产生无关。

近期一项研究报道了516例使用预混胰岛素治疗的糖尿病患者，98名（19.0%）总IAb阳性，92名患者有IAb亚类，其中IgG–IA是主要的亚类，其次是IgE–IA。IAb与血清总胰岛素增加和局部注射部位反应有关，但与血糖控制和低血糖无关。在IA阳性患者的亚组分析中，IgE–IA和IA亚类数量与血清总胰岛素水平升高更相关。此外，IgE–IA可能与局部反应更相关，与低血糖相关性较弱，而IgM–IA可能与低血糖相关性更强。

正常生理情况下，葡萄糖刺激胰岛素释放，胰岛素进入血液后，与血浆中的蛋白质结合，然后被转运至靶器官，如肝脏、肌肉和脂肪组织。胰岛素与其受体结合后，激活受体内的信号转导通路，进而调节糖、脂肪和蛋白质等物质的代谢。发挥完生理作用后，胰岛素被酶降解成小分子物质，然后通过肾脏等途径从体内清除。通常情况下，自身分泌的胰岛素在血液中的半衰期是5～10分钟。

在各种原因引起的病理情况下，人体外周血液中存在异常增多的IAb，升高的IAb与分泌入血的胰岛素结合，形成巨大的胰岛素储存库，减少运送至靶器官发挥作用的胰岛素，诱导免疫性胰岛素抵抗，减少胰岛素作用的能力，从而引起高血糖，通常表现为餐后血糖峰值升高。研究发现高滴度的IAb与胰岛素抵抗有关，表现为胰岛素需求的增加，且胰岛素水平与IAb滴度高度相关。但IAb引起胰岛素抵抗的机制尚未阐明。

然而，IAb与胰岛素的结合通常是可逆的。IAb作为载体，可增强和延长胰岛素的药效作用，IAb首先与循环中的胰岛素结合，但在某些情况下，抗体可与胰岛素发生解离，大量具有生物活性的胰岛素释放入血，游离胰岛素增加，激活细胞胰岛素受体，引起不同严重程度的低血糖症。虽早期研究发现低血糖事件发生率与IAb水平无关，但近期一些研究发现高水平的IAb与临床低血糖事件相关。一项研究发现超过15%的胰岛素和抗体结合与1型糖尿病患儿不明原因的低血糖相关。另一项研究发现，IAb 阳性患者的低血糖风险较 IAb 阴性患者更高。

四、诊断与治疗

（一）EIAS 的临床表现

外源性胰岛素诱发的IAb通常与一些临床事件相关，包括超敏反应、血糖变异性、代谢控制、妊娠不良结局等。EIAS 的主要表现为在胰岛素治疗过程中出现不明原因的血糖波动大，胰岛素需求量增加，胰岛素抵抗 / 显著高血糖，不明原因的反复低血糖，甚至在减少或停用胰岛素及其他降糖药物之后仍反复出现。

一项研究总结了文献报道的 122 例 EIAS 患者的临床特征，平均年龄为 67 岁，72% 的患者为男性，超过 95% 的患者来自亚洲，超过 90% 的患者为 2 型糖尿病患者，超过 60% 的患者使用预混胰岛素，25% 的患者使用胰岛素类似物，16% 的患者使用重组人胰岛素，3.5% 的患者使用动物胰岛素。在 104 例报道了 EIAS 临床特征的患者中，90 例（86.54%）主要表现为低血糖，其中 27 例（30.00%）同时伴有高血糖。11 例患者（10.58%）因高血糖住院，其中 4 例患者并发糖尿病酮症酸中毒（36.36%）。14 例（13.46%）患者在低血糖出现的同时表现出过敏反应，包括皮疹、瘙痒、发红和肿胀。以低血糖为主要表现的患者中，48 例患者（53.33%）出现自主神经系统症状，包括心悸、出汗、饥饿和手抖，27 例患者出现神经性低血糖（30.00%），包括头晕、昏迷、意识模糊、焦虑、恐惧、行为异常和大小便失禁。此外，37 例患者（35.58%）出现反复发作的有症状低血糖，22 例患者（21.15%）夜间出现低血糖伴日间高血糖。67 例患者（64.42%）在停用胰岛素后仍反复出现低血糖。在 86 例低血糖发生的患者中，68 例患者（79.07%）的低血糖发生时间主要在夜间、清晨及禁食时，16 例患者（25.53%）在餐前发生，9 例患者（13.24%）在餐后 3 ～ 5 小时发生。

北京协和医院近期发表的一项回顾性研究总结了 23 例 EIAS 患者，其中 65% 的患者为女性，61% 的患者为 2 型糖尿病，该研究发现 EIAS 患者合并自身免疫性并发症（21.7%）、食物或药物过敏（48%）、胰岛素过敏（30%）、胰岛素注射部位脂肪营养不良（22%）和抗核抗体阳性（25%）的概率很高。在 90% 以上的患者中观察到高血糖和低血糖的交替。

（二）EIAS 的实验室检查

1. *血清胰岛素、C 肽、胰岛素原*　若以低血糖为主要表现，EIAS 本质上为内源性高胰岛素性低血糖症，在血糖＜ 3mmol/L 时，胰岛素＞ 3μU/ml，C 肽＞ 0.6ng/ml，胰岛素原＞ 5pmol/L。在此基础上，还会出现血清胰岛素显著升高，常大于 100μU/ml，且与 C 肽升高程度不匹配。上述纳入 122 例 EIAS 患者的研究发现，EIAS 患者在低血糖发作时平均血糖为 2.21mmol/L，40% 的患者低血糖发作时胰岛素≥ 1000μU/ml，95% 的患者低血糖发作时胰岛素≥ 100 ～ 1000μU/ml，超过 85% 的患者低血糖发作时 C 肽≤ 10ng/ml；平均空腹血糖为 5.59mmol/L，85% 以上的患者空腹胰岛素≥ 100μU/ml 伴随 C 肽≤ 10ng/ml。此外，可通过计算胰岛素 /C 肽摩尔比来判断胰岛素和 C 肽是否平行升高。EIAS 患者常表现为胰岛素 /C 肽摩尔比升高。北京协和医院总结的 23 例 EIAS 患者中，＞ 85% 的患者胰岛素 /C 肽摩尔比＞ 7。

2. 胰岛素自身抗体 绝大多数 EIAS 患者血清中可检测到高滴度 IAA 阳性。

3. 聚乙二醇沉淀试验或凝胶层析试验 证实存在胰岛素抗原抗体复合物。

4. HLA 分型 若有条件，可行 HLA 分型检测。上述纳入 122 例 EIAS 患者的研究中 9 例患者检测 HLA 分型，其中 7 例与 HLA-DR4 相关，4 例与 HLA-DQ3 相关。

5. 其他 IgE 升高，其他自身抗体阳性等。

（三）EIAS 的治疗

EIAS 通常需要综合治疗，治疗的原则为降低 IAb 及保持血糖平稳。主要治疗方法如下。

1. 一般治疗方法 分餐、少食多餐，低碳水化合物饮食，低血糖严重时可使用生玉米淀粉加餐。

2. 停用胰岛素或联合使用口服降糖药物 IAb 在体内的半衰期很长。一项小型前瞻性研究发现，IAb 在停用胰岛素后 1 个月内逐渐下降，但完全消失可能需要 1 年或 2 年以上的时间。以高血糖为主要表现的患者停用胰岛素后若血糖升高，可考虑加用口服降糖药物协助降低血糖。可根据患者的体型、胰岛 β 细胞功能等选择合适的药物，包括二甲双胍、α- 糖苷酶抑制剂、SGLT2 抑制剂、GLP-1 受体激动剂等，为了减少低血糖风险，尽量不选择胰岛素促泌剂。

3. 更换胰岛素制剂 由于人胰岛素的免疫原性低于动物胰岛素及胰岛素类似物，对于使用非人胰岛素出现 EIAS 的患者，可考虑更换为重组人胰岛素。然而，对于一些由于使用重组人胰岛素产生 EIAS 的患者，在必须使用胰岛素的情况下，也可尝试换用胰岛素类似物。

4. 免疫抑制治疗 EIAS 是一种免疫性疾病，因此可以用糖皮质激素或免疫抑制剂治疗。其中，糖皮质激素包括泼尼松、泼尼松龙等，免疫抑制剂包括吗替麦考酚酯、环磷酰胺等。也有文献报道使用血液透析滤过或血浆置换，或联合糖皮质激素及免疫抑制剂治疗。糖皮质激素可能抑制 IAb 的产生或促进胰岛素抗体免疫复合物的解离。免疫抑制剂如环磷酰胺和吗替麦考酚酯，可以特异性抑制 T 细胞和 B 细胞，从而减少 IAb 的产生。此外，文献报道对于 IAb 滴度高且对类固醇治疗无反应的患者，每周一次肌内注射免疫球蛋白可能是一种有效的治疗方法。

（四）EIAS 的预后及预防

绝大多数 EIAS 患者预后良好。在上述研究中，所有患者均停用 EIAS 相关的外源性胰岛素治疗，并进行了少食多餐和低碳水化合物的饮食调整。共有 68 名患者（55.74%）转用口服降糖药，33 名患者（27.05%）转用其他胰岛素类型，20 名患者（16.39%）采用了无降糖药的生活方式调整，39 名患者（31.97%）接受了糖皮质激素治疗，4 名患者（3.28%）接受了血浆置换治疗，1 名患者仅在医学营养治疗后得到缓解。糖皮质激素治疗组低血糖消失的中位时间为 1 个月，非糖皮质激素治疗组为 2 个月。IAA 转阴的中位时间为 6 个月。中位随访 6 个月后，没有患者再出现 EIAS 相关的低血糖发作。

北京协和医院总结的 23 例 EIAS 患者中，所有患者均接受饮食干预。近 50% 患者服用了 α- 葡萄糖抑制剂。3 名患者接受了糖皮质激素治疗，1 名患者接受了血浆置换治疗。至少 69.6% 的患者在饮食干预、停用胰岛素、更换胰岛素制剂或服用 α- 葡萄糖苷酶抑制剂后出现自发缓解，平均缓解时间为 1.5 个月。

总结经验，对于具有产生 IAb 高危因素的糖尿病患者，应尽量避免使用胰岛素，若必须使用，也建议使用免疫原性相对较低的重组人胰岛素，并需要在治疗过程中密切监测血糖控制情况，定期监测胰岛素水平。

五、病例

患者，女，66 岁，主因“口渴、多饮、易饿 22 年，血糖控制不佳 1 个月”入院。2000 年诊断糖尿病，最初服用二甲双胍血糖控制好。之后联用二甲双胍及格列齐特，血糖控制欠佳。2011 年短期使用门冬胰岛素 30，后改为二甲双胍及诺和龙（瑞格列奈片）。2016 年因血糖控制不佳再次应用胰岛素治疗，先后应用地特胰岛素 / 甘精胰岛素 /NPH 30U 睡前、门冬胰岛素 14U 三餐前皮下注射，联合二甲双胍 0.5g qid，格列齐特 30mg bid，利格列汀 5mg qd 治疗，监测空腹血糖达 11 ～ 13mmol/L，餐后 2 小时血糖 12 ～ 14mmol/L。2018 年调整治疗方案为二甲双胍 0.5g tid、利格列汀 5mg qd、拜唐苹（阿卡波糖片）50mg tid 口服，门冬胰岛素 20U、16U、16U 三餐前及甘精胰岛素 36U 睡前皮下注射，监测空腹血糖 8 ～ 9mmol/L，餐后血糖 10 ～ 12mmol/L，HbA1c 6.3% ～ 6.7%，根据血糖调整并减量胰岛素：NPH 30U 睡前，门冬胰岛素 10U 三餐前皮下注射，二甲双胍 0.5g tid，利格列汀 5mg qd，停用阿卡波糖。1 个月前无明确诱因出现血糖控制不佳，空腹血糖 20 ～ 23mmol/L，餐后血糖 27 ～ 30mmol/L，无低血糖症状。外院调整降糖方案：地特胰岛素 30U bid，门冬胰岛素 25U tid，利拉鲁肽 0.6mg qd 皮下注射，利格列汀 5mg qd，食欲较前下降，监测血糖无明显改变。为进一步诊治，入院治疗。病程中有视物模糊，左上肢麻木，体位变动时有头晕，天气变化及劳累时偶有胸闷。2018 年至今体重增加 6kg。既往史：冠心病、冠状动脉支架置入术、扩张型心肌病、心力衰竭、高尿酸血症、慢性肾功能不全（CKD 3a 期）、左乳乳腺癌术后放化疗史等病史。个人史、婚育史无殊。家族史：母亲有“糖尿病、高血压、心脏病”病史。入院体格检查：BMI 27.76kg/m^2，腰围 100cm，胸骨左缘第 3、4 肋间闻及 3/6 级收缩期杂音，腹部检查无殊，双下肢不肿。入院诊断：2 型糖尿病、胰岛素抵抗、慢性肾功能不全（CKD 3a 期）、冠状动脉粥样硬化性心脏病、扩张型心肌病、高血压、高脂血症、高尿酸血症。

诊治经过。入院后完善相关检查：血常规、尿常规未见明显异常；生化：Na 133mmol/L，Glu 22.6mmol/L，UA 621μmol/L，TG 8.14mmol/L，Cr（E）175μmol/L，LDL-C 2.21mmol/L，ALT 40U/L；HbA1c 9.8%；GA% 31.9%；IAA 阳性（+）110.34RU/ml；空腹 C 肽 3.83ng/ml，C 肽（2 小时）3.89ng/ml，空腹 INS 238.8μU/ml，INS（餐后 2 小时）861.7μU/ml；复测空腹 INS 137.5μU/ml，INS（餐后 2 小时）603.1μU/ml。聚乙二醇沉淀法测定：INS 82.7μU/ml，INS（餐后 2 小时）210.6μU/ml。入院后先后调整治疗方案：更换胰岛素类型，减量胰岛素，增加口服降糖药物，患者血糖无明显变化，空腹血糖 15 ～ 20mmol/L，餐后血糖 25 ～ 30mmol/L。根据血清胰岛素升高、IAA 滴度阳性，且无其他自身免疫性疾病证据，考虑外源性胰岛素自身免疫综合征诊断成立，于 6 月 29 日加用泼尼松 30mg qd 治疗，静脉胰岛素持续泵入降糖治疗，胰岛素用量由 177U/d 调至 120U/d，IAA、胰岛素水平下降不显著，7 月 12 日加用吗替麦考酚酯 1.0g bid 治疗，监测血糖空腹≤ 10mmol/L，餐后≤ 20mmol/L，逐渐下调每日胰岛素泵入剂量，于 7

月 23 日尝试应用人胰岛素 10U 三餐前肌内注射治疗 4 天，过渡为甘精胰岛素联合门冬胰岛素皮下注射。同时治疗期间多次复查 IAA：110.34 RU/ml（6 月 7 日）→ 29.85 RU/ml（7 月 21 日）。普通检测 INS：238.8μU/ml（6 月 7 日）→ 30.0μU/ml（7 月 21 日），聚乙二醇沉淀后 INS：82.7μU/ml（6 月 10 日）→ 24.2μU/ml（7 月 21 日）。出院时降糖方案如下：阿卡波糖 100mg tid，瑞格列奈 4mg tid，利拉鲁肽 1.8mg qd，甘精胰岛素 30U qd，门冬胰岛素 14U、22U、22U 三餐前皮下注射。监测空腹血糖 9 ～ 10mmol/L，餐后血糖 15.0mmol/L 左右，无低血糖发生。

出院诊断：2 型糖尿病、外源性胰岛素抗体综合征、慢性肾功能不全（CKD 3b 期）、冠状动脉粥样硬化性心脏病、扩张型心肌病、高血压、高脂血症、高尿酸血症。

（余　洁　张化冰）

第六节　糖尿病性低血糖的防治

低血糖症（hypoglycemia）是一组由多种病因引起的以静脉血浆葡萄糖浓度过低为特征的可危及生命的综合征。低血糖不但可引起包括出汗、饥饿、心慌、颤抖、面色苍白等的交感神经系统症状，还会在短时间内抑制中枢神经系统，造成血压下降乃至昏迷，威胁生命。

低血糖在非糖尿病患者中较为罕见，但在糖尿病患者治疗过程中较为常见。虽然糖尿病患者可以与非糖尿病患者具有相同的低血糖表现，但糖尿病性低血糖发作通常是糖尿病治疗的结果。此外，糖尿病性低血糖的病理生理学是独特的，其诊断和管理方法不同于那些非糖尿病的个体。糖尿病性低血糖与糖尿病患者身体损伤、心血管事件和死亡的风险密切相关。由于糖尿病性低血糖是糖尿病患者长期维持正常血糖水平的制约因素，应该引起特别关注。

通过及时进行血糖检测、合理调整降糖方案、早期诱发因素的识别与消除，开展及时有针对性的治疗，并对接受胰岛素或胰岛素促泌剂的患者进行低血糖健康教育，可以显著减少糖尿病性低血糖的发生率、预防糖尿病性低血糖导致的严重后果。糖尿病性低血糖紧急治疗措施包括积极进食、静脉注射葡萄糖，或加用糖皮质激素、肌内注射胰高血糖素等药物。此外，在纠正低血糖后降低未来发生低血糖的风险同样至关重要。了解发生低血糖的原因，调整用药，伴意识障碍者可以放松短期内的血糖控制目标；规律性进行自我血糖监测，有条件者可进行动态葡萄糖监测。

一、糖尿病性低血糖的治疗

糖尿病性低血糖是一种可带来严重后果的糖尿病急症，需要进行迅速而积极的治疗。鉴于其发生迅速且在糖尿病患者中较为常见，糖尿病性低血糖的治疗不但需要专业的医疗人员提供，也需要患者及其家属在经过培训后进行自我救治。总体来说，当糖尿病患者血糖＜ 3.9mmol/L 时，即需要启动治疗程序，除了发现并记录低血糖情况及给予紧急处理外，还应当找到导致低血糖的机制，以便减少和预防反复的低血糖发作。治疗包括对症治疗和对因治疗。对症治疗包括少量多餐、定时进餐、摄入葡萄糖或含糖食物、密切监测血糖等；严重低血糖的患者需要根据患者的具体血糖情况和意识状态给予相应的治疗和监护。对因治疗则是在识别糖尿病性低血糖的原因后，去除诱因（如药物等），对原发病进行积极治疗（包括手术、药物、放射治疗等）。具体流程参见图 5-1。

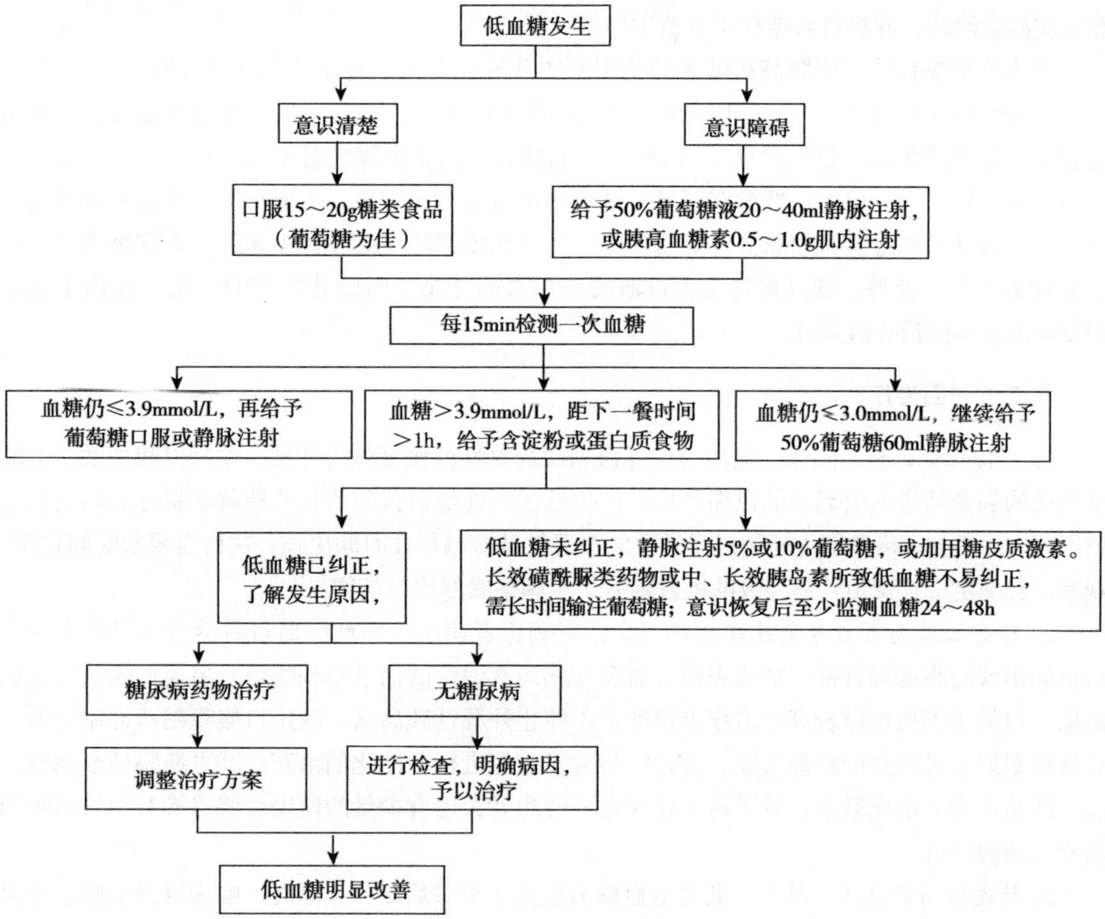

图 5-1　低血糖的诊治流程

（一）对症治疗：低血糖症发作时的紧急处理

1. *轻症患者摄入食物或口服葡萄糖片*　大多数有症状性低血糖和自我监测或者 CGM 监测到的无症状性低血糖可以通过摄入葡萄糖片或碳水化合物得到缓解。研究提示，葡萄糖片对低血糖的纠正作用比膳食中的糖更强。通常服用 20g 葡萄糖即可纠正低血糖，15 ～ 20 分钟后临床症状即可缓解。

2. *重症患者应立即给予肠外治疗*　发生伴有意识和（或）躯体改变的严重事件、需要他人帮助的低血糖的患者即为重症低血糖患者，需要立即启动低血糖的肠外治疗。低血糖症肠外治疗常用药物包括葡萄糖和胰高血糖素等。低血糖的葡萄糖肠外治疗过程如下：①立即静脉注射 50% 葡萄糖溶液。多数患者可清醒，继而进食。未恢复者可反复注射直至清醒。意识恢复者也需继续观察数小时至数天，直至病情完全稳定为止。②经静脉注射葡萄糖后血糖仍不升高，可使用氢化可的松 100mg 静脉注射，视患者病情可再使用 100mg，加入葡萄糖溶液 500ml 中缓慢滴注，全天总量在 200 ～ 400mg。③若血糖恢复正常以后患者意识仍未恢复超过 30 分钟者，按低血糖症合并脑水肿进行处理，给予静脉输注 20% 甘露醇 200ml（20 分钟内输完）和（或）糖皮质激素滴注，并维持血糖在正常范围内。

成人低血糖症治疗中胰高血糖素的使用方式及剂量为皮下或者肌内注射 1.0mg。一般在注射后数分钟内血糖即可升高。但 1.0mg 胰高血糖素通常会引起短时、严重的高血糖，并可引起恶心、呕吐等症状。较小剂量（如 150μg）的胰高血糖素重复注射可以避免以上副作用。若注射胰高血糖素后，患者血糖没有明显升高或升高持续时间较短，需要重复注射胰高血糖素。因为胰高血糖素通过刺激糖原分解而起作用，所以在糖原缺乏的个体中无效（如在酗酒后、重度肝病患者）。此外，胰高血糖素可以激活胰岛素的分泌，因此其在 T2DM 患者体内不如在 T1DM 患者体内治疗效果好。

（二）对因治疗

1. *药物性低血糖*　临床上糖尿病性低血糖以药物性低血糖最为常见，尤其以胰岛素、磺酰脲类药物和酒精摄入引起的低血糖多见。产生糖尿病性低血糖的药物的药效学特性会影响低血糖的时间。例如，磺酰脲类药物过量导致的严重性低血糖往往时间更长，往往需要长时间住院、观察。在确定或怀疑由药物导致的低血糖后，应调整或停用该药物。

2. *外源性胰岛素自身免疫综合征*　是糖尿病患者使用外源性胰岛素后诱发自身产生胰岛素抗体出现的临床综合征，临床表现为血糖与胰岛素治疗的剂量不相吻合，出现夜晚及空腹低血糖，白天及餐后血糖较高。治疗上包括：①停止外源性胰岛素，改用口服降糖药控制血糖。具体可根据患者自身的胰岛功能、合并症与并发症等进行个体化的给药。②更换胰岛素剂型。③二线治疗为糖皮质激素，对于对上述疗效差的患者，也有少量的使用血浆置换及免疫抑制剂治疗成功的报道。

3. *特发性功能性低血糖症*　此类低血糖多发生于早餐后 2 ～ 4 小时，临床以肾上腺素分泌过多的表现为主，如心悸、心慌、出汗、手足震颤、血压偏高等。对此类患者应加强宣传教育，调整饮食方式和结构，少食多餐，采用低糖、高蛋白、高脂、高纤维饮食模式，避免进食吸收快的碳水化合物。

4. *胰岛素瘤*　胰岛素瘤是一种以分泌大量胰岛素而引起发作性低血糖症候群为特征的疾病，为器质性低血糖症中较常见的病因，常有典型的 Whipple 三联征（即①自发性发作低血糖症状、昏迷及其他精神神经症状，以空腹或劳动后发作多见；②发作时血糖低于 2.8mmol/L；③口服或静脉注射葡萄糖后，症状可立即消失）。良性胰岛素瘤通过手术切除通常是可以治愈的。对于肿瘤不可切除的患者，可以尝试经验性治疗（饮食、二氮嗪、奥曲肽）；此外，化疗对该类患者也有一定的疗效。

5. *肝源性低血糖*　肝源性低血糖是指当肝功能严重损伤时，肝脏储存糖原及糖异生功能低下、肝内胰岛素灭活功能减弱等导致的低血糖。该类低血糖在碳水化合物摄入不足时更易发生，该类患者也可出现高血糖和低血糖交替发生。应积极治疗原发病，避免摄入不足、消耗过多。

6. 伴肿瘤的低血糖症　许多胰腺外的肿瘤可以伴发低血糖症，最常见为低度恶性的或者是良性的结缔组织肿瘤及原发性肝癌。其临床表现与胰岛素瘤所致的低血糖症相似，发作的时候血糖很低，但是血中胰岛素的含量也很低，因此可以与胰岛素瘤相鉴别。对于此类患者，应尽可能手术切除肿瘤。

此外，糖尿病性低血糖患者也可能合并胰岛素自身免疫综合征。尽管该类患者可能有胰岛细胞增生，但目前不主张手术治疗。该类患者在停用诱发药物后，部分患者可缓解或自愈。对于难以缓解的严重低血糖反复昏迷病例，可以使用糖皮质激素和免疫抑制剂治疗。

二、糖尿病性低血糖的预防策略

在糖尿病患者的降糖方案选择上，要尽可能安全地控制血糖水平，降低低血糖风险、防范严重低血糖的发生。这需要在患者糖尿病教育和自我血糖监测的基础上，针对低血糖的各种风险因素，避免可能的诱因，制订个体化的血糖目标，实行富有弹性的血糖控制方案，及时调整药物剂量，达到既可控制血糖，又可最大限度地降低患者低血糖风险的目的。具体措施应包括以下几点。

（一）糖尿病患者教育和自我管理

作为一种慢性疾病，糖尿病患者的日常行为和自我管理能力是影响血糖控制和低血糖事件发生的关键因素之一，因此糖尿病的管理不能仅仅依靠医护人员，而要在最大程度上发挥患者的自我管理能力。为了降低低血糖的发生概率，首先要教育患者及其家属明确低血糖危害，同时也要减少患者对低血糖的恐惧和担忧。教育糖尿病患者学习如何在家中检测血糖，根据医师的建议对血糖进行定期的自我监测。教育患者学会识别糖尿病性低血糖的症状和体征，如心悸、焦虑、出汗、头晕、手抖、饥饿感等。学会处理低血糖，测量并记录最低血糖值，评估低血糖发作时的知觉程度。一旦发现有疑似低血糖的症状，应及时检测明确诊断，不能检测血糖时也视为低血糖处理，应立即进食，若发现患者神志改变或者出现昏迷情况，应立即寻求医疗帮助。

此外，医护人员也要与每一位患者保持定期随访和联系，监测患者糖尿病的治疗情况。每次随访过程中均应详细询问患者低血糖的发生情况，特别是对使用胰岛素和胰岛素促泌剂的患者，帮助挖掘发现一些患者本人未意识到的低血糖线索。

（二）自我血糖监测

糖尿病患者的自我血糖监测是观察自我血糖变化和预防糖尿病性低血糖，特别是严重低血糖症发生和夜间无知觉低血糖症的重要手段。建议所有的糖尿病患者都应该进行自我血糖监测。在使用胰岛素治疗的患者中，自我血糖监测可以改善代谢控制，并减少糖尿病相关终点事件。严格的血糖监测记录也可以帮助发现低血糖。如果血糖不稳定，建议可以采用持续性实时血糖监测系统详细了解 24 小时血糖变化，根据血糖读数调整饮食、运动和（或）药物治疗。根据《中国血糖监测临床应用指南（2021 年版）》，建议使用口服降糖药的患者可每周监测 2 ～ 4 次空腹或餐后 2 小时血糖，使用胰岛素治疗的患者应该更积极地监测不同时间段的血糖，注射基础胰岛素的患者应更关注空腹血糖，注射预混胰岛素的患者应该更关注空腹和晚餐前血糖，当怀疑有低血糖时，应随时加测血糖。对于特殊人群，如低血糖高危人群、危重症患者、1 型糖尿病、围手术期患者及妊娠糖尿病患者，应实行个体化的监测方式。不同人群的血糖监测时间点范围见表 5-7。

表 5-7　血糖监测时间点适用范围

时间	适用范围
餐前	空腹血糖较高，或有低血糖风险时（老年人、血糖控制较好者）
餐后 2 小时	空腹血糖已经得到良好的控制但糖化血红蛋白仍然未达标的患者，了解饮食和运动对血糖的影响
睡前	注射胰岛素的患者，特别是晚餐前注射胰岛素的患者
夜间	经过治疗后血糖已经接近达标的患者，但空腹血糖仍然高；或者疑似出现夜间低血糖
其他	出现低血糖症状时应及时监测血糖；剧烈运动前后宜监测血糖

（三）了解和预防低血糖风险因素

对于糖尿病性低血糖症，必须要做到“防大于治”，了解低血糖发作的相关风险因素并据此做出防范是预防低血糖发生的重要手段。引发糖尿病患者低血糖发作的主要风险因素包括以下几点。

（1）未按时进食或者进食过少：患者应定时、定量进餐，如果进餐量减少，则相应减少降糖药物剂量，当遇到有可能误餐的情况时也应提前做好准备。

（2）疾病造成的呕吐、腹泻：呕吐及腹泻造成患者热量摄入减少，特别是碳水化合物摄入减少，从而诱发低血糖发作。但另一方面，疾病状态时体内升糖激素可能大量分泌，从而出现高血糖，因此如果患者出现呕吐、腹泻等症状，应加强血糖监测，根据血糖监测情况酌情调整治疗方案，必要时通过互联网医院等咨询专业医师。

（3）肝、肾功能不全：会引起食欲缺乏及糖异生能力降低，因此合并肝、肾功能不全的糖尿病患者易于发生低血糖，该类患者应加强血糖监测，根据病情及时调整降糖方案。

（4）血糖控制目标过严：过于严格的血糖控制目标会增加患者的低血糖风险，且严重低血糖的发生可能与患者死亡风险增加有关。因此，对于频繁发生低血糖尤其是发生严重低血糖的患者，除调整治疗方案外，还应适当放宽血糖控制目标。

（5）自主神经功能障碍：糖尿病患者常伴发自主神经功能障碍。自主神经功能障碍将减弱机体对血糖的调节能力，且很可能出现对低血糖感知不敏感的情况，发生无症状性低血糖，增加严重低血糖的发生风险。同时，低血糖发作也可能诱发或加重患者自主神经功能障碍，形成恶性循环。

（四）制订个体化的血糖控制目标

血糖达标是预防和缓解糖尿病并发症的重要措施，良好的血糖控制对糖尿病患者有长期益处。尽管目前推荐糖尿病患者在安全的前提下采用最低的血糖水平作为血糖的控制目标，但仍需要根据患者的自身情况制订个体化的治疗方案，以达到疗效最大化和低血糖风险最小化的双重获益。《中国成人 2 型糖尿病患者糖化血红蛋白控制目标及达标策略专家共识》推荐个体化的降糖方案如下：对于糖尿病病程较长、已有脑血管疾病（CVD）病史或 CVD 极高风险的 T2DM 患者，推荐 HbA1c 的控制目标为＜ 8.0%；对于糖尿病病程大于 15 年、曾经发生无感知性低血糖、有严重伴发疾病（如肝、肾功能不全）或全天血糖波动较大或反复出现低血糖症状的患者，建议将 HbA1c 的控制目标设定为 7.0% ～ 9.0%（表 5–8）。

表 5–8　T2DM 患者 HbA1c 控制目标推荐

HbA1c 控制目标	适用范围
＜ 6.5%	年轻、病程较短、预期寿命长、无并发症、不合并 CVD 的 T2DM 患者，HbA1c 控制目标为＜ 6.5% 甚至接近正常；计划妊娠的糖尿病患者 HbA1c 控制目标为＜ 6.5%
＜ 7.0%	对于大多数成人 T2DM 患者，推荐 HbA1c 控制目标为＜ 7.0%
＜ 7.5%	健康状况良好的老年患者，推荐 HbA1c 控制目标为＜ 7.5%；对于合并阿尔茨海默病的患者或合并恶性肿瘤的患者，若预期寿命较长，则 HbA1c 控制目标为＜ 7.5%
＜ 8.0%	对于糖尿病病程较长、已有 CVD 病史或 CVD 风险极高的 T2DM 患者，以及健康状况中度受损的老年患者，推荐 HbA1c 的控制目标为＜ 8.0%
7.0% ～ 9.0%	糖尿病病程大于 15 年、曾经发生无感知性低血糖、有严重伴发疾病（如肝、肾功能不全）或全天血糖波动较大或反复出现低血糖症状的患者，建议将 HbA1c 的控制目标设定为 7.0% ～ 9.0%
＜ 9.0%	健康状态差的老年患者；合并阿尔茨海默病且预期寿命＜ 5 年；合并恶性肿瘤且预期寿命＜ 5 年；对于执行治疗方案较困难，如精神或智力障碍、视力减退等患者，推荐 HbA1c 的控制目标为＜ 9.0%

（五）了解各种糖尿病治疗方案的低血糖风险、合理用药

胰岛素、磺酰脲类降糖药和非磺酰脲类胰岛素促泌剂在使用过程中均可引起低血糖反应。二甲双胍、α– 糖苷酶抑制剂、噻唑烷二酮类、DPP–4i、胰高血糖素样肽 –1 受体激动剂（GLP–1RA）和 SGLT2 抑制剂单用一般不诱发低血糖，但和胰岛素及胰岛素促泌剂联合治疗时则可引起低血糖。对于目前正在使用可能出现低血糖反应药物的患者，要考虑可能出现的无症状性低血糖，需要筛查和评估无症状性低血糖的风险。在了解各种药物的低血糖风险后，合理用药是预防药物性低血糖的关键。对于可诱发低血糖发作的胰岛素及胰岛素促泌剂类药物，应从小剂量开始使用，逐渐增加剂量，并做好血糖监测。此外，相同作用机制但不同亚类的药物的低血糖风险也不同。在 T1DM 患者中，长效胰岛素类似物比中效胰岛素（NPH）能更加有效地降低空腹血糖和糖化血红蛋白，而且其发生低血糖的风险明显低于 NPH。在日间用餐前使用速效胰岛素代替短效（常规）胰岛素可以减少夜间低血糖的发生率。临床实践中需要根据患者的情况选择不

同的药物。

（六）饮食管理

糖尿病患者的饮食管理是糖尿病全程管理的重要组成部分，包括进行个体化的营养评估、制订个体化的营养干预策略并在一定时期内实施和监测效果。通过营养管理可以改善糖尿病患者的糖化血红蛋白，有助于达到并维持理想体重，减少低血糖事件及不良结局的发生。糖尿病患者的饮食需要根据病情变化、个人生活方式等进行调整。总的来说，需要秉承以下几个原则。①总量控制、均衡饮食：可以根据患者的体型和运动量个体化定制每日所需能量，见表 5-9。糖尿病患者的饮食应力求均衡，需要包含碳水化合物、脂肪、蛋白质、维生素等营养物质。②少食多餐，定时定量进餐。③严格限制单糖类食物摄取量，尽量少吃精制及加工产品，避免食用或少食用糖分高的水果及果汁。④戒烟禁酒。

表 5-9 糖尿病患者每日能量需要量 [kcal/kg]

活动水平	消瘦体型（BMI ＜ 18.5kg/m²）	中等体型（BMI 18.5 ～ 23.9kg/m²）	超重或肥胖体型（BMI ≥ 24kg/m²）
重体力劳动（如搬运工）	45 ～ 50	40	35
中等体力劳动（如电工）	40	30 ～ 35	30
轻体力劳动（如坐式工作）	35	25 ～ 30	20 ～ 25
休息状态（如卧床）	25 ～ 30	20 ～ 25	15 ～ 20

注：BMI ≤ 18.5kg/m² 为低体重，18.6 ～ 23.8kg/m² 为正常体重，24.0 ～ 27.9kg/m² 为超重，≥ 28.0kg/m² 为肥胖。1kcal=4.19kJ。

除糖尿病患者的一般饮食指导外，低血糖患者的饮食要特别注意以下几点。①根据食物的血糖指数（glycemic index，GI）选择食物。血糖指数反映了某种食物与葡萄糖相比升高血糖的速度和能力，不同食物的血糖指数分类见表 5-10。发生低血糖时更加适合选择血糖指数高的食物，如糖果、糖水等。②补充富含蛋白质的食物，如牛奶、鸡蛋、瘦肉等。③多吃富含维生素的食物，如新鲜蔬菜、水果等，有助于促进新陈代谢。④适当摄入富含膳食纤维的食物，如全麦面包、燕麦等，有助于维持肠道健康，改善血糖控制。

表 5-10 常见食物血糖指数分类

血糖指数分类	谷类	水果	蔬菜	豆及豆制品
低血糖指数食物	藜麦、全麦（全谷）面、荞麦面、粉丝、黑米、黑米粥、粟米	西梅、苹果、鸭梨、橙、桃、提子、沙田柚、雪梨、车厘子、柚子	魔芋、大白菜、黄瓜、苦瓜、芹菜、茄子、青椒、金针菇	黄豆、鸡心豆、豆腐、豆角、绿豆、扁豆、四季豆
中血糖指数食物	红米饭、糙米饭、西米、小麦粉面条、麦包（小麦粉、红糖）、麦片、燕麦片	木瓜、提子干、菠萝、香蕉、杧果、哈密瓜、奇异果	番薯、芋头、马铃薯、莲藕、牛蒡	

续表

血糖指数分类	谷类	水果	蔬菜	豆及豆制品
高血糖指数食物	米饭、馒头、油条、糯米饭、白面包、拉面、炒饭、爆米花、通心粉、藕粉	西瓜、荔枝、龙眼、凤梨、枣	南瓜、红薯	

（七）运动管理

运动在糖尿病的综合管理中占有重要地位。为了防止运动时及运动后发生低血糖，需要尽量注意以下几点。

（1）运动方式及运动时间的制订需要遵循个性化原则，所选运动项目要与患者的年龄、病情、身体承受能力相适应，同时也要兼顾患者的个人喜好。做好定期评估，适时调整运动计划。

（2）糖尿病患者的运动治疗宜在相关专业人员指导下进行，运动前可以进行必要的健康评测和运动能力评估，有助于保证运动治疗的安全性和科学性。成年糖尿病患者应每周至少进行 150 分钟的中等强度有氧运动。如果没有相关禁忌证，糖尿病患者最好每周进行 2 ～ 3 次的抗阻运动（两次锻炼间隔≥ 48 小时），以达到锻炼肌肉力量和耐力的目的。

（3）运动时间的选择：糖尿病患者应尽可能在饭后 1 ～ 2 小时进行运动，因为此时的血糖较高，不易出现低血糖事件。并且避免在胰岛素或口服降糖药作用最强时运动，如在短效胰岛素注射后 1 小时左右不参加运动。糖尿病患者一般不要在空腹时进行运动，有些患者可能有晨练的习惯，根据血糖的具体数值可分为以下几种情况：①若空腹血糖在 6.1mmol/L 以上，可以进行运动。②若空腹血糖低于 6.1mmol/L，则需要在运动前进食补充能量，如喝一杯牛奶。此外，在进餐后不要马上运动，可以在进食 10 分钟之后再开始热身。③如果糖尿病患者空腹血糖低于 6.1mmol/L，晚餐前又使用长效胰岛素或口服降糖药治疗，也可以适当将降糖药量减少之后再运动。

（4）如果从事中等强度以上的运动且持续时间较长，可适当减少胰岛素和口服降糖药的剂量，也可在运动前和运动中适当进食。长时间、大运动量的运动需要警惕运动 12 小时以后仍有可能发生低血糖事件。因而在运动结束后也需要适量加餐。此外，也需要在运动过程中时刻随身携带食物或者糖块，一旦出现低血糖症状，如饥饿感、心慌、四肢无力、手抖、出冷汗等，需要立即停止运动并进食。

（5）有条件的糖尿病患者可以在运动前后各进行一次血糖测量。这样不但可以及时发现低血糖，也可以了解自身适合何种运动，多大的运动量既可以锻炼身体、降低血糖，又不引起低血糖的发生，从而为制订个体化的运动方式提供依据。

（6）当患者出现严重低血糖、糖尿病酮症酸中毒等急性代谢并发症，或者合并急性感染、增殖性视网膜病变、严重心脑血管疾病（不稳定型心绞痛、严重心律失常、短暂性脑缺血发作）等情况时，应禁忌运动，待病情控制稳定后才能逐步恢复运动。

（许岭翎　李子怡）

第6章 胰岛素过敏

第一节　胰岛素过敏的机制

胰岛素过敏（insulin allergy）是指糖尿病患者接受胰岛素治疗过程中发生的过敏性反应。全球糖尿病的患病人数不断增加，尽管降糖药物种类不断增加，但胰岛素治疗具有不可替代性。无论哪种类型的糖尿病，均可能需要使用胰岛素治疗，尤其是出现糖尿病急性并发症或合并急性疾病时。即使是非糖尿病患者，也可能出现需要胰岛素治疗纠正应激状态下的急性高血糖状态，因此均可能在治疗过程中突然发生胰岛素过敏。对于合并妊娠的糖尿病患者或妊娠糖尿病患者，胰岛素也是中国相关治疗指南首选推荐的治疗药物。

胰岛素过敏属于胰岛素治疗的不良反应之一，但由于发生率较低，发生胰岛素过敏可能存在滞后性，临床中存在观察评估不足的情况。局部的胰岛素过敏反应经对症治疗可耐受缓解，但也存在难治性的过敏反应或严重的全身过敏反应，从而可能导致严重的不良后果。胰岛素过敏的不良事件会影响患者的治疗过程，更换为非胰岛素类药物可能导致患者的血糖难以控制达标，再次出现高血糖时仍需面临出现胰岛素过敏的挑战。因此，当患者胰岛素治疗中出现胰岛素过敏时，需仔细分析过敏原因，及时进行胰岛素脱敏等合理治疗，避免使患者面临需要胰岛素治疗而难以用药的困境。发生多种胰岛素过敏的患者可能为过敏体质，存在脱敏治疗后再次过敏的可能，需要在胰岛素治疗过程中持续关注。

目前尚无关于胰岛素过敏的管理指南，缺少对胰岛素脱敏治疗的规范化路径流程，仍需不断累积治疗经验及开展相关研究。

一、流行病学

（一）胰岛素过敏的流行病学变化趋势

自 1922 年胰岛素问世后，其拯救了无数糖尿病患者的生命。此时的胰岛素均为动物胰岛素，需从动物的胰腺组织提纯生产，常被报道引起过敏反应及注射部位脂肪萎缩，发生率可达到 30%。随着基因重组人胰岛素上市及提纯技术的进步，原来由胰岛素制剂含有的胰岛素原、C 肽及其他肽类杂质导致的胰岛素抗体发生率降低，由此导致的胰岛素过敏及注射部位脂肪萎缩的发生率显著降低，同时外源性人胰岛素与人体内分泌的胰岛素具有同源性，胰岛素过敏的发生率降低至 1% ～ 3%。并且随着临床病例管理经验的积累，分析发现胰岛素过敏仅 1/3 是直接由胰岛素分子导致的，其他胰岛素过敏可能是由制剂的辅料或注射过程的接触物导致的。

随着胰岛素类似物种类的增加和应用范围的扩大，胰岛素过敏发生率进一步降低。速效类胰岛素类似物通过加快注射到皮下组织的解离速度，进一步降低胰岛素过敏发生率。长效的基础胰岛素类似物尽管可能需要通过皮下的延迟吸收机制达到延长作用时间的目的，但相比于中效胰岛素，胰岛素过敏的发生率并未发现增加。

（二）影响因素

胰岛素过敏存在很大的个体差异，发生率难以针对人群一般特征进行分析。未发现胰岛素过敏与性别、年龄、糖尿病类型等存在相关性，主要与胰岛素制剂的生产工艺及患者的免疫调节机制相关。

有研究分析患者皮下脂肪厚度是否可能影响过敏发生频率，结果显示较薄的皮下脂肪组织可能加速胰岛素药液吸收入血，从而降低过敏发生率。另外，有研究对比无针注射与常规注射对胰岛素过敏的影响，尽管无针注射无法完全消除胰岛素过敏，但局部过敏的症状较常规针头注射的症状更轻，症状消失得也更快。

二、胰岛素过敏的原因

（一）胰岛素分子一级结构差异

动物胰岛素与人胰岛素的氨基酸序列不同，因而具有免疫原性，易产生抗体，动物胰岛素发生过敏的概率相对较高，氨基酸序列不同和动物胰岛素提纯技术不足，存在可致过敏的杂质。在基因重组人胰岛素上市之前，胰岛素过敏的发生率为 10% ～ 30%。

（二）对胰岛素分子本身过敏

胰岛素作为一种蛋白质大分子，本身具有一定抗原性。外源性胰岛素制剂多为高浓度的多聚体形式，添加锌离子维持为六聚体形态，注射到皮下后逐渐解离为二聚体或单体的胰岛素分子。这种三维空间构象的改变可导致产生抗原性。近年来陆续上市的胰岛素类似物在人胰岛素分子氨基酸序列上做了不同程度的修饰或添加，导致其分子构型进一步变化，可能出现抗原性改变。虽然速效胰岛素类似物可更快地分解为单体分子吸收入血，减少皮下持续时间，但仍有一定概率引起过敏反应。

基础胰岛素虽然由于皮下的延迟机制导致其吸收入血时间延长，但整体的过敏发生率并未明显高于人胰岛素。

（三）对商品制剂内的添加成分过敏

胰岛素制剂内的添加成品包括延长作用机制的鱼精蛋白，保持胰岛素分子六聚体构型的锌离子，还有微量的苯酚、间甲酚等防腐抗菌类分子，以及不同胰岛素类似物制剂维持药物稳定性的赋形剂（如甘油等），均可因患者的个体差异导致过敏反应的发生。

（四）遗传因素

目前尚无法确定哪些遗传因素调节可导致过敏体质。有研究认为胰岛素过敏受基因调控，与 HLA-DR4 强相关，与 HLA-DR2、HLA-DR3 弱相关。很多严重胰岛素过敏病例报告合并自身免疫性疾病如免疫性肠炎或有哮喘病史。

三、胰岛素过敏的类型及免疫机制

胰岛素过敏的机制尚不完全明确，针对外源性胰岛素制剂的免疫反应，既有细胞免疫又有体液免疫，可根据临床特征分为速发型、迟发型，或按照症状分布情况分为局部过敏反应或全身过敏反应。根据免疫介导不同可将胰岛素过敏分为三型，分别是Ⅰ型、Ⅲ型及Ⅳ型。

（一）Ⅰ型超敏反应

Ⅰ型超敏反应是胰岛素过敏最常见的反应类型，由 IgE 介导，多为速发型。患者可因反复暴露于过敏原导致致敏肥大细胞和嗜碱性粒细胞释放出组胺和白三烯等血管活性物质，症状特征性地在给予胰岛素后迅速发生，可能包括局部红斑和肿胀，或更全身的瘙痒、血管性水肿和荨麻疹。双相 IgE 介导的反应涉及注射后 15 分钟内的瘙痒和肿胀，然后可在初始注射后 2 ～ 6 小时发生第二次更强烈的反应。

（二）Ⅲ型超敏反应

Ⅲ型超敏反应又称免疫复合物型（超敏反应）。反应涉及抗原抗体复合物在血管或组织中的沉积，导致中性粒细胞募集和补体活化。与Ⅰ型超敏反应不同，Ⅲ型超敏反应以延迟方式出现，通常在胰岛素注射后 2 ～ 6 小时出现症状，主要具有局部症状。如果不能选择避免使用胰岛素，并且无法确定替代的非反应性制剂，需针对性选择免疫抑制剂进行治疗。

（三）Ⅳ型超敏反应

Ⅳ型超敏反应为局部迟发型过敏反应，多由胰岛素中的许多赋形剂和（或）防腐剂诱发，包括间甲酚、鱼精蛋白、锌等。区分对胰岛素分子过敏和对注射的非胰岛素成分过敏对于后续的管理至关重要。对于不能耐受特定赋形剂的患者，无须免疫抑制即可成功使用替代胰岛素制剂进行治疗。

对于是否可能存在复合超敏反应（患者同时出现Ⅰ/Ⅲ/Ⅳ型超敏反应），目前没有明确的报道。区分各型超敏反应需要结合过敏发生时间、与注射时间的相关性、皮肤试验、血清学抗体检测做综合判断。

（曾龙驿）

第二节　诊断和治疗

一、临床表现

（一）局部症状

出现在注射部位的局部反应，如产生风团、水疱、红肿硬结、伴有瘙痒及皮疹等。常出现在开始胰岛素治疗 1 周后，红斑、瘙痒等症状常可在 1 到数小时消退，风疹或风团在注射后 4 ～ 6 小时最明显，一般也可在 24 小时内消退。注射部位硬结常可持续几天时间才会消退。

（二）全身症状

较少发生，可引起寒战、高热、全身性皮疹、血管性水肿、荨麻疹、全身性潮红、出汗、胃肠道不适和呼吸困难，严重者可发生过敏性休克。过敏性休克需积极抢救，以避免危及生命。

（三）临床影响

首先，因胰岛素过敏导致的各种症状及不适感可能导致患者难以坚持治疗。其次，因过敏产生的硬结或脂肪萎缩会影响胰岛素的吸收，难以达到预期的治疗效果。最后，可能诱发胰岛素抗体，增加胰岛素抵抗，产生外源性胰岛素自身免疫综合征（exogenous insulin autoimmune syndrome），导致血糖剧烈波动而需要更换治疗药物。

脂肪萎缩在使用动物胰岛素时期常与胰岛素过敏伴随发生，使用人胰岛素及胰岛素类似物后发生率下降，不能确定是否是胰岛素过敏的临床症状之一，有病例报道患者发生胰岛素过敏后，非胰岛素注射部位出现脂肪萎缩，考虑是由胰岛素过敏后的抗体诱发产生的。

二、临床诊断

（一）胰岛素制剂过敏的诊断依据

①胰岛素注射后出现的过敏症状、体征；②胰岛素特异性 IgE 抗体存在；③皮肤试验阳性；④停用胰岛素后过敏反应消退。

胰岛素过敏的诊断需从是否为过敏体质、注射胰岛素后的临床表现、皮肤试验、特异性 IgE 测定、停止注射胰岛素后症状是否消退等方面来明确。病史采集方面需注意许多胰岛素过敏患者为过敏体质，既往对多种物质过敏。注射胰岛素后的症状及体征的出现、发展变化趋势与注射胰岛素的时间关系有助于诊断及分型。

（二）排除标准

①合并急性并发症：糖尿病酮症酸中毒或高血糖高渗状态患者；②合并严重的心、肾、肝病的患者；③合并恶性肿瘤的患者；④合并严重感染的患者；⑤临床存在因对胰岛素注射抵触心理而产生的躯体症状，常自述为过敏，也需要加以区分。

可根据以下特征加以鉴别: ①症状明显重于体征，或根本无相应体征；②注射点无局部反应，但却有全身症状；③症状出现与胰岛素注射时间关系不明确。

可以结合实验室检查及血清学检测进一步鉴别。

（三）实验室检查

1. 皮肤检查　常用的皮肤试验包括皮肤点刺试验及皮内试验两种，因点刺试验需要专业技术培训，普通病房多采用皮内试验。临床和组织学发现有助于鉴别Ⅰ型和Ⅲ型超敏反应，并可作为胰岛素脱敏治疗的药物选择参考。

（1）皮肤点刺试验（SPT）：在试验前至少 72 小时停止接受抗组胺药治疗，当风团直径比阴性对照至少大 3mm 时，结果被认为是阳性的，用盐水溶液和组胺作阴性和阳性对照。皮肤点刺试验的敏感性低于皮内试验。

（2）皮内试验：有助于可疑胰岛素过敏患者的确诊及过敏类型的判断。若接受试验的患者在 60 分钟内出现皮肤损伤，表明发生的是Ⅰ型超敏反应。

2. 血清学检测　测定血清中各种胰岛素特异性 IgE、鱼精蛋白特异性 IgE、IgG 及胰岛素抗体的水平，有助于诊断分型。

血清学检测中对应检测项目的变化规律有助于区分是对胰岛素分子还是对胰岛素制剂的添加成分过敏。

3. 皮肤活检　当患者皮内试验及血清学检测正常，但皮肤过敏症状持续存在时，皮肤活检有助于过敏的诊断。可以明确Ⅲ型与Ⅳ型过敏反应的炎症反应类型，尤其是过敏症状局限于皮肤组织的患者。

4. 停药后反应　观察停止注射胰岛素后患者的临床症状和体征是否消退也是协助诊断的一个环节。

由于血清学检测结果耗时较久，不同级别医院未能将其作为常规检测，胰岛素过敏的可疑患者进行皮肤点刺试验及排除其他过敏原后可诊断。血清学检测结果多用于评估过敏分型。

（四）胰岛素过敏症状及后续

胰岛素过敏症状可通过脱敏治疗、停药或替换胰岛素剂型而缓解，但存在复发及后续不同的临床表现，需留意观察患者的后续病情变化。有病例报告胰岛素过敏后患者出现酮症酸中毒，或发生暴发性 1 型糖尿病，虽然不能明确与前期的胰岛素过敏之间的因果联系，但可检测到患者体内的外源性胰岛素抗体水平升高。有研究分析在超敏反应急性期，效应 T 细胞（effector T cell）活化，维持免疫系统稳态及自身抗体耐受，后期随 T 细胞功能下降，体内潜伏病毒被激活并导致后续炎症反应，诱发自身免疫性的暴发性 1 型糖尿病。

脂肪萎缩可能出现在有胰岛素过敏史，后续需要长期胰岛素治疗的患者，伴有胰岛素抗体水平升高，推测与高浓度胰岛素注射引起的局部免疫–炎症级联反应相关。胰岛素作为一种抗原，重复皮下注射过程中可引起抗原呈递细胞反应，进一步活化 T 细胞、B 细胞，释放炎症细胞因子，导致局部炎症。在此过程中，可能由胰岛素过敏导致被激活的肥大细胞脱颗粒增加，其对胰岛素过敏与脂肪萎缩的发生可能有促进作用。

三、治疗

目前没有胰岛素过敏的预防与治疗指南，仍需临床根据患者的症状及分型，结合患者的治疗需要选择治疗方案。

（一）抗过敏药物

1. *抗组胺药物*　对于仅有局部症状、反应较轻且患者可以耐受的过敏反应，可加用抗组胺药物，减轻局部反应症状。

2. *糖皮质激素药物*　也可缓解局部症状，但糖皮质激素可引起血糖升高，只在急症抢救或严重过敏时使用，不建议常规使用。另有研究建议，可以在胰岛素泵脱敏治疗过程中联合使用糖皮质激素，可以增加胰岛素脱敏的成功率。

（二）脱敏治疗

对于胰岛素过敏，2 型糖尿病患者可以停用胰岛素，更换为其他降糖药物治疗，但当患者面临一些特殊状态（如围手术期或急性重症疾病），或者随着病程延长，使用其他降糖药物血糖控制不佳时，仍需要胰岛素治疗，因此在患者可以接受的情况下，可以尝试脱敏治疗。

脱敏治疗又称特异性免疫治疗（specific immunotherapy，SIT），是指通过接种免疫原使患者对过敏原产生耐受性，从而减轻或控制过敏症状。在脱敏治疗时应注意：①向患者及家属交代实验过程、方法及目的，签署知情同意书，取得患者的配合；②做好患者的心理疏导，患者由于有过敏史，存在焦虑、紧张情绪，需通过沟通教育，保持患者情绪稳定，避免接触以往生活中的可疑过敏物质，增加医患信任，减少患者不良情绪的发生；③监测血糖，脱敏治疗期间密切监测血糖，常规给予糖尿病饮食及适当运动指导，对于 2 型糖尿病患者，可联合口服降糖药物调节血糖，保持血糖相对稳定，以预防脱敏治疗期间急性并发症的发生；④脱敏治疗的规范操作流程保障，脱敏试剂准确制备，脱敏过程由专人负责确保操作准确执行并及时记录。治疗过程不能随意中断，以免脱敏疗法失效。

1. *传统脱敏治疗*　在目前有多种胰岛素及胰岛素类似物可供选择的情况下，先进行皮肤试验，选取局部反应最轻的一种制剂进行脱敏治疗。一般以稀释至胰岛素原液的 10^{-6} ～ 10^{-4} 作为起始剂量，然后以每 15 ～ 30 分钟逐渐增加浓度的方式进行皮下注射。为方便临床操作，一般采用 2、5、10 倍依次递增的方式进行，每一数量级试验 3 个浓度。如患者出现过敏反应，则退至上 1 ～ 2 级的剂量，并增加注射间隔时间，然后再将剂量增加的幅度减小，有助于脱敏成功。

超短效胰岛素类似物及超长效胰岛素类似物制剂通过对人胰岛素分子结构进行修饰，降低免疫原性，临床中多采用超短效胰岛素类似物进行脱敏试验，超长效基础胰岛素如甘精胰岛素也有脱敏治疗成功的病例，选择脱敏胰岛素时，优先根据患者的皮肤试验结果选择免疫原性更低的胰岛素。谷赖胰岛素也是一种超速效胰岛素类似物，制剂中不含锌离子，如果能够明确患者对含锌类胰岛素过敏，可以选择谷赖胰岛素进行脱敏治疗。

2. *胰岛素泵脱敏治疗*　随着胰岛素泵仪器不断改进，使用持续皮下胰岛素输注技术已成为一种较为方便的脱敏治疗方法。1988 年有首次使用胰岛素泵脱敏治疗成功的案例报告。目前应用胰岛素泵的脱敏治疗更加方便，可通过调整胰岛素泵的输注胰岛素速率，达到持续而微量释放胰岛素的效果，用逐渐增加输注速率的方法达到逐步平稳增加注射胰岛素剂量的效果，实现与传统的多次皮下注射脱敏治疗相同效果的目的。

胰岛素泵脱敏治疗操作步骤如下。

（1）治疗第1天选择皮肤试验中患者局部反应最轻的胰岛素制剂，稀释至原液的1%浓度，以0.01U/h为起始泵速基础率，每隔1小时将泵速基础率增加0.01U，至第一天结束时，泵速基础率达到0.24U/h。

（2）治疗第2天将胰岛素原液稀释至原液的10%浓度，以0.25U/h的泵速基础率起始，根据患者反应可将泵速基础率增加至1U/h。

（3）治疗第3天泵入胰岛素原液，根据患者局部反应及血糖情况，设定泵速基础率0.5～1U/h，如患者可耐受，可逐渐继续增加基础率。

（4）治疗第4天启用胰岛素泵的餐前大剂量泵入功能，观察患者反应，如患者可耐受，停用胰岛素泵，改用胰岛素皮下注射，观察后续反应。

（5）如患者可耐受多次胰岛素皮下注射，可转换为患者日常更易遵从且血糖可控制达标的治疗方案，如转换为皮下注射再次出现过敏症状，建议患者需应用胰岛素泵作为长期治疗方案。

使用胰岛素泵脱敏治疗的优势：操作简单易行，可减少反复注射给患者带来的痛苦，降低因操作复杂出现错误的概率。胰岛素泵脱敏治疗成功率高，并可减少胰岛素用量。

（三）其他治疗选择

1. *更换胰岛素制剂或改为非胰岛素治疗*　对于使用动物胰岛素或人胰岛素过敏的患者，可优先考虑更换为人胰岛素或胰岛素类似物，尤其适用于对胰岛素制剂中添加成分过敏的患者。如患者为2型糖尿病、尚有一定胰岛功能，且患者抵触继续使用胰岛素治疗，可暂时替代为其他降糖药物治疗。但随着2型糖尿病患者胰岛功能下降，应监测血糖情况，必要时进行胰岛素脱敏治疗，以便后续调整治疗方案时，可合理及时地起始胰岛素治疗。

2. *免疫抑制剂*　对于严重的胰岛素全身过敏患者，可选择免疫抑制剂如硫唑嘌呤、甲氨蝶呤治疗。近年来有病例报道使用靶向生物制剂如利妥昔单克隆抗体或奥马珠单克隆抗体联合使用泼尼松龙和吗替麦考酚酯治疗一例全身严重胰岛素过敏患者。

对于可以明确为Ⅳ型超敏反应的患者，可优先选择更换胰岛素制剂及联合免疫抑制剂治疗。

3. *血浆置换*　循环系统中的免疫复合物、抗体、补体、自身抗体、细胞因子及可溶性黏附因子可通过血浆置换从患者体内清除，可治疗胰岛素过敏症状。有病例报道1型糖尿病患者因多种胰岛素过敏且难以脱敏，而使用血浆置换治疗，患者的胰岛素过敏症状缓解好转，且原来由胰岛素抗体导致的严重胰岛素抵抗改善，胰岛素用量减少。但血浆置换治疗的效果不能持续，患者必须每1～3天进行一次血浆置换，难以长期维持治疗。

4. *胰腺移植*　对于致命性的胰岛素全身过敏反应，必要时可以选择胰腺移植。自1998年首次病例报道，目前仅有极少数病例报道。其中一例为1型糖尿病男性患者，使用胰岛素治疗后出现严重的全身过敏反应，多次出现震颤、心动过速、呼吸急促及晕厥等症状，皮肤点刺试验提示对鱼精蛋白、间甲酚为强阳性反应。经抗组胺药物、更换不含过敏成分的胰岛素及免疫抑制剂治疗仍不能缓解过敏症状，最终经胰腺移植治疗，过敏反应才得以彻底解决且血糖控制良好。

（四）长期随访及预后

局部的胰岛素过敏反应，后续大部分患者可自行缓解或在治疗后脱敏，可正常规律地继续接受胰岛素治疗。但也有病例观察到胰岛素过敏反应的反复复发，过敏症状进展加重，或者出现自身免疫性疾病。有病例报道胰岛素过敏治疗后发生肾功能下降，诊断为急性肾小管间质性肾炎。经及时对症治疗后患者肾功能恢复。有病例报道胰岛素过敏症状缓解后，出现酮症酸中毒或暴发性 1 型糖尿病，不能确定是否与胰岛素过敏导致的免疫调节变化及后续产生胰岛素抗体或诱发自身免疫性疾病有关。需注意胰岛素过敏后长期治疗的症状表现，及时发现并对症治疗。

使用胰岛素泵脱敏治疗后，如难以转为每日多次胰岛素皮下注射治疗模式，仍需要胰岛素泵持续皮下输注。

（五）预防

很多胰岛素过敏的患者是因注射过程的操作不恰当导致的，需在患者起始胰岛素治疗前给予正确的注射操作指导。

1. *正确的注射方法*　患者需要学习正确的注射操作方法，胰岛素笔的注射针头为一次性用品，长期使用胰岛素需经常变换注射部位，按照要求更换注射针头，正在应用的胰岛素制剂不要放在冰箱内，以免注射时温度过低而加重对皮肤的刺激。使用预混胰岛素或中效胰岛素时要充分摇匀，以免因药物浓度不均匀造成对皮肤的刺激，注射后如出现硬结，可局部热敷加速药液吸收。胰岛素过敏可发生在治疗后数小时、数天乃至数年后，因此需要长期坚持正确的注射操作。

2. *过敏体质患者*　建议从小剂量起始治疗，观察是否发生过敏反应。有条件者可以做胰岛素皮试，选择反应较小的胰岛素制剂，由小剂量起始，并缓慢调节剂量。

（六）总结

尽管胰岛素过敏在临床中发生率较低，且局部过敏反应一般可以自行缓解，不需特殊治疗，但如患者发生全身过敏反应，将对患者的血糖管理造成严重挑战，甚至可能危及生命。部分胰岛素过敏反应可能随后导致更严重的疾病状态，因此，对于胰岛素过敏患者，必须取得正确的诊断并给予有效治疗。通过合理选择治疗方案，大部分患者均能够得到理想的治疗。

（曾龙驿）

第 7 章 感染和糖尿病急症

第一节　发病机制

感染是指细菌、病毒、真菌、寄生虫等病原体侵入人体所引起的局部组织和全身性炎症反应。

糖尿病急症通常是指糖尿病急性并发症，是由糖尿病患者急性代谢紊乱所致，主要包括糖尿病酮症酸中毒（diabetic ketoacidosis，DKA）、HHS、糖尿病降糖治疗过程中出现的乳酸酸中毒及低血糖昏迷等。

在临床工作中，感染与糖尿病急性并发症有着千丝万缕的联系。一方面，感染引发的炎症反应可以继发胰岛素抵抗，进而引起血糖升高，在某些情况下表现为各类糖尿病急性并发症。另一方面，糖尿病患者由于基础疾病的影响，并发感染的概率增加，在临床诊治过程中，预判其发生与进展同样重要。本章节将对感染和糖尿病急症的关系做详细阐述，并探讨相关的诊治及预防侧重点。

一、流行病学

糖尿病患者易发生感染，其发生率为 35% ～ 90%，糖尿病合并感染者的症状多较血糖正常者严重，不易控制，而且感染通常会加剧糖尿病患者的碳水化合物、脂肪、蛋白质等的代谢紊乱，诱发高血糖危象（如 DKA 和 HHS），严重影响糖尿病患者的生存期和生活质量。

由于先天和体液免疫功能受到抑制，糖尿病和相关并发症可增加急性感染期间发病率和死亡率的风险。糖化血红蛋白（HbA1c）水平＞ 9% 可导致细菌感染期间住院和肺炎相关的风险增加 60%。在过去的病毒大流行中，多次证实糖尿病是病毒感染发病和死亡风险增加的危险因素。在 2002 ～ 2003 年严重急性呼吸系统综合征（severe acute respiratory syndrome）暴发期间，糖尿病被认为是并发症和死亡的独立危险因素。同样，在 2009 年甲型 H1N1 流感暴发期间，糖尿病的存在使住院风险增加了 2 倍，重症监护病房转入风险增加了 4 倍。2012 年中东呼吸综合征冠状病毒（Middle East respiratory syndrome coronavirus，MERS-CoV）暴发期间，在 68% 的病例和 66% 的死亡病例中发现了糖尿病，与总体人群相比，糖尿病队列中严重或危重 MERS-CoV 的优势比（odd ratio，OR）为 7.2 ～ 15.7。中东呼吸综合征合并糖尿病患者的死亡率为 35%。

感染的存在可能掩盖糖尿病的早期症状，并使诊断更加困难。Usher-Smith JA 等发现，一些患有 DKA 的儿童经历了诊断或治疗延迟。患有 DKA 的儿童症状平均持续 2 周，多达 1/3 的儿童在确诊前 1 周至少就诊过一次，误诊可导致 DKA 的风险增加 3 倍。然而，在 DKA 的风险评估中，医师误诊对 DKA 的影响在各研究中尚无一致结论。未出现 DKA 的 1 型糖尿病儿童也存在很高的误诊率，高达 86% 的儿童在首诊时未被诊断出糖尿病。常见的诊断错误包括误解症状（如多尿被误诊为尿路感染），只关注一种或多种症状（如口腔念珠菌病），以及未进行适当的检查（如血糖或尿液检查）。因此，临床医师应意识到诊断中的这些困难，并特别警惕高危人群的 DKA。通过糖尿病教育计划提高社区人群与一线医师对糖尿病早期症状的认识，也可以降低 DKA 的发病率。

二、病因与发病机制

（一）感染免疫反应与胰岛素抵抗

感染可激活免疫系统，引起广泛的代谢变化，从而抵抗致病因子的侵袭，有利于受损组织的恢复。在急性全身性感染中，急性反应期的典型病理生理变化包括发热、不适、肌痛、头痛、细胞代谢增高、多种酶反应、负氮平衡，肝脏合成急性期血清蛋白及高血糖伴胰岛素抵抗等。感染会引起炎症、促炎细胞因子释放和反调节反应，导致胰岛素抵抗和代谢失代偿。

在感染免疫反应中，参与胰岛素抵抗形成的因子很多，十分复杂。主要包括炎症细胞因子（如 TNF-α、IL-1、IL-6、IL-8、TNF-γ、PGF 等）和内分泌激素（如下丘脑 – 垂体 – 肾上腺轴，下丘脑 – 垂体 – 甲状腺轴及下丘脑 – 垂体 – 性腺轴分泌的激素，儿茶酚胺、糖皮质激素、升压素、生长激素、胰高血糖素、胰岛素等）。感染和炎症反应构成了一个复杂的体液交互反应网络系统，其中各介质相互交叉作用，共同引起各种临床表现。在炎症反应中，包括 TNF-α 在内的一些促炎细胞因子激活相关细胞通路，可导致胰岛素受体底物 -1（insulin receptor substrate-1，IRS-1）的抑制性丝氨酸磷酸化，降低胰岛素信号。在脓毒症的实验模型中，由于胰岛素受体（insulin receptor，IR）、IRS-1 和 IRS-2 的激活，酪氨酸磷酸化减少，肝脏和骨骼肌胰岛素信号通路受到抑制。

在对损伤或感染的反应中，儿茶酚胺和糖皮质激素等拮抗激素升高，可能促进胰岛素抵抗的发展，但其在诱导急性胰岛素抵抗中的直接作用尚未得到证实。在创伤和出血后的大鼠中测量到儿茶酚胺水平升高。当儿茶酚胺的升高被糖皮质激素合成抑制剂美替拉酮阻断时，大鼠肝脏中仍然发生急性胰岛素信号缺陷。因此，创伤和出血后胰岛素抵抗的发展存在组织特异性机制，糖皮质激素在骨骼肌急性胰岛素抵抗的发展中起重要作用，但在肝脏中不起作用。

胰岛素缺乏和升糖激素增加（胰高血糖素、儿茶酚胺、皮质醇等）导致身体代谢甘油三酯和氨基酸而不是葡萄糖来获取能量。由于不受限制的脂肪分解，血清甘油和游离脂肪酸水平升高。由于肌肉分解代谢，丙氨酸水平升高。甘油和丙氨酸为肝脏糖异生提供底物，而胰岛素缺乏时胰高血糖素的增加可刺激糖异生，胰高血糖素也可刺激线粒体将游离脂肪酸转化为酮体。

既往感染史是与 DKA 风险增加相关的唯一疾病相关因素。多种致病因素通过不同的机制可能促进感染、损伤和危重疾病后组织特异性急性胰岛素抵抗。另外，感染的存在可能掩盖糖尿病的早期症状，并使诊断更加困难。

（二）感染与高血糖机制

高血糖有利于链球菌、大肠埃希菌和肺炎球菌的生长，且可抑制白细胞的功能。高血糖状态使血浆渗透压升高，抑制白细胞的趋化活性、黏附能力、吞噬能力及细胞内杀伤作用，导致抗体生成减少。糖尿病易并发大、中血管病变，血流缓慢、血液供应减少时，不仅妨碍白细胞的动员和移动，还可使抗体分泌减少。由于血流下降，组织缺血、缺氧，有利于厌氧菌的生长。糖尿病伴营养不良与低蛋白血症时，免疫球蛋白、抗体生成明显减少。另外，自主神经病变致膀胱肌无力、尿潴留，血糖、尿糖增高，有利于泌尿道的细菌繁殖。糖尿病患者常伴有失水，失水有利于细菌的生长繁殖。

因急性疾病入院后出现高血糖和新发糖尿病的现象并不罕见，以前在严重急性呼吸综合征冠状病毒 -1（SARS-CoV-1）暴发期间观察到，入院时未使用糖皮质激素的患者新发糖尿病也与死亡率增加有关。应激性高血糖是胰岛素相对缺乏的征兆，这与脂肪分解增加和循环游离脂肪酸增加有关，见于急性疾病，如心肌梗死或严重感染。例如，在 COVID-19 感染期间，由于细胞因子风暴，应激性高血糖可能更加严重。与任何严重感染病例类似，患有 COVID-19 的糖尿病患者易发生 DKA。既往研究发现 SARS-CoV-1 与胰岛中的血管紧张素转化酶 2 受体结合，导致细胞损伤，导致 DKA 急性发作；因此，推测 COVID-19 亦具有类似的机制。糖尿病患者感染 COVID-19 会引发级联效应，导致死亡率增加。一方面，患者易患高血糖，导致血管紧张素转化酶 2 糖基化和病毒增殖增加。另一方面，高血糖通过氧化应激诱发炎症、内皮功能障碍和血栓形成，进一步导致糖代谢失调和高凝状态。易患血管病变和免疫力受损的个体发生严重感染可能会加剧与多器官衰竭和死亡率增加相关的血栓和缺血并发症。

血管病变贯穿糖尿病全程，疾病的进展与大血管和微血管损伤有关。慢性高血糖和胰岛素抵抗通过各种机制导致血管病变，包括沿晚期糖基化终末产物 - 晚期糖基化终末产物受体轴（AGE-RAGE 轴）的异常信号转导和氧化损伤。AGE-RAGE 轴上晚期糖基化终末产物（advanced glycation end product，AGE）的形成增加和晚期糖基化终末产物受体（the receptor of advanced glycation endproduct，RAGE）的激活可加速血管损伤。此外，与氧化损伤相关的代谢异常导致大血管和小血管内皮细胞中超氧化物线粒体表达的变化。随着时间的推移，超氧化物生成增加会介导一系列表观遗传改变，即使在血糖水平正常化后，也会导致促炎途径的持续表达。

慢性高血糖状态也会导致固有免疫和适应性免疫的改变，包括细胞因子反应异常、白细胞募集抑制和中性粒细胞功能障碍。慢性高血糖的并发症在急性病毒感染期间会加重，因为激活的免疫应答可促进全身胰岛素抵抗和高血糖恶化。例如，COVID-19 的严重进展与血糖水平升高显著相关。在合并 COVID-19 感染和糖尿病的情况下，监测血糖水平以跟踪恶化的高血糖在这些患者中比 HbA1c 更具预后价值。这些发现表明，高血糖恶化是急性发生的，并可能导致已有血管病变和内皮功能障碍患者的快速临床恶化。

糖尿病患者的免疫系统功能受损，在抵抗力降低时，巨噬细胞、中性粒细胞和淋巴细胞等免疫细胞的功能紊乱或数量减少，免疫系统功能的改变和内分泌紊乱使得糖尿病患者更容易受到各种感染的侵袭，包括支原体感染。高血糖状态会影响呼吸道黏膜细胞和免疫细胞的正常功能，降低呼吸道的防御能力。这使得支原体等致病菌更容易侵入呼吸道，并导致肺部感染。此外，糖尿病患者往往存在其他合并症，如心血管疾病、气道疾病等，这些合并症也会增加患支原体肺炎的风险。糖尿病还可能通过多种机制增加结核分枝杆菌所致疾病的易感性，包括与高血糖和胰岛素分泌减少相关的直接影响，以及对巨噬细胞和淋巴细胞功能的间接影响，导致机体抵抗病原体的能力减弱。控制结核病最重要的效应细胞是巨噬细胞（肺泡巨噬细胞及其前体单核细胞）和淋巴细胞。糖尿病会影响吞噬细胞对结核分枝杆菌的趋化作用、吞噬作用、激活和抗原呈递。在糖尿病患者中，单核细胞的趋化性受损，并且这种缺陷不会因胰岛素而改善。在链脲佐菌素诱导的持续性糖尿病组小鼠中，巨噬细胞的吞噬活性是对照组小鼠的 1/10，但细胞内杀伤作用相似。在这些实验中，90% 的小鼠在结核病菌攻击后死亡，而正常小鼠的这一比例为 10%。在一项针对结核病患者的研究中，糖尿病患者的肺泡巨噬细胞活化较少，过氧化氢产生减少。巨噬细胞作为抗原呈递细胞启动淋巴细胞活化、结合，然后内化抗原，通过其 Fc 受体进行加工和呈递。一旦被激活，它们就会产生 IL–2，从而增强 T 细胞增殖。胰岛素缺乏可导致 Fc 受体结合物质的内化受损。胰腺切除术大鼠的 Fc 受体介导的吞噬作用较差。糖尿病可能会使 T 细胞产生 γ 干扰素，并对 T 细胞的生长、功能和增殖产生不利影响。γ 干扰素增强巨噬细胞的一氧化氮依赖性细胞内杀伤活性。在高血糖条件下，γ 干扰素的产生进一步受损。此外，IL–12 在糖尿病动物的肺和脾中的浓度较低。同样，在 Goto–Kakizaki 大鼠模型中，γ 干扰素、IL–12 和一氧化氮的产生因结核分枝杆菌而减少。在一项针对 2 型糖尿病患者外周血单核细胞的研究中，升高葡萄糖浓度或补充 IL–2 不会增加 T 细胞增殖或 IL–2 受体的表达，这可能解释了 2 型糖尿病患者中细胞介导的免疫功能受损。糖尿病患者的免疫功能下降，可能会使患者易患细胞介导的免疫相关的感染，如结核病。吞噬细胞和 T 细胞功能下降可能是原因之一。遗传、维生素缺乏和其他因素与糖尿病患者结核病风险的关系仍有待确定。

由于糖尿病与感染之间存在复杂的关系，异常的免疫反应可能会加速与多器官衰竭和死亡率增加相关的血栓形成和缺血并发症，从而导致疾病恢复缓慢。由于 DKA 存在潜在的血栓并发症，在合并 COVID–19 等易发生高凝状态的感染时病情加重，预防性抗凝治疗对 DKA 合并 COVID–19 等患者十分重要。

（许岭翎）

第二节　诊断与治疗

一、糖尿病合并感染的临床表现

糖尿病合并感染以泌尿系感染最常见（43.4%），其次为肺结核（17%）、肺炎（9%）、糖尿病性坏疽（9%）、胆囊炎（5.4%）、蜂窝织炎（4.5%）、带状疱疹（4.5%）、败血症（2.7%）、中耳炎（1.8%）及其他各种感染（2.7%）。

（一）泌尿系统感染

糖尿病易并发泌尿道感染，其中女性更常见，约为男性的 8 倍，而糖尿病妇女发病率又比非糖尿病妇女高 2 ～ 3 倍，其原因主要与女性泌尿生殖道的解剖生理特点及妊娠、导尿等诱发感染的概率较大有关。糖尿病患者并发的泌尿系感染以肾盂肾炎和膀胱炎最常见，易发展为败血症。偶可并发急性肾乳头坏死或气肿性肾盂肾炎，10% ～ 20% 的泌尿系感染表现为无症状性菌尿。

1. *无症状性菌尿*　当糖尿病患者尿细菌培养菌落计数 ≥ 10^5/ml，而无临床症状时，即可诊断为无症状性菌尿，是最常见的糖尿病尿路感染。

2. *肾盂肾炎和膀胱炎*　患者可有尿频、尿急、尿痛、排尿不适、烧灼样疼痛等，若为下尿路感染，多数患者无发热和腰痛等中毒症状。患者出现发热、寒战、头痛、恶心、呕吐等全身中毒症状及肾区叩痛，尿常规可发现管型，则考虑为肾盂肾炎。尿常规检查可发现尿液浑浊，管型尿蛋白微量，约 50% 患者可有镜下血尿，较有诊断意义的是脓尿，镜检白细胞 ＞ 5 个 /HP 则有意义。尿白细胞排泄率是较尿沉渣涂片检查更为准确的检测方法，阳性率可达 88.1%。正常人白细胞 ＜ 20 万 /μl，白细胞 ＞ 30 万 /μl 为阳性，介于 20 万～ 30 万 /μl 者为可疑。

（二）呼吸道感染

最常表现为上呼吸道感染和肺炎，可表现为咳嗽、咳痰、胸痛、呼吸困难、畏寒、发热等，部分患者无典型临床表现。常见致病菌为肺炎链球菌、金黄色葡萄球菌等，有时可为病毒感染或支原体等其他病原体所致。体格检查可发现咽喉部充血，扁桃体肿大，呼吸音增粗及干湿啰音，甚至可出现胸腔积液体征。痰液革兰氏染色、细菌培养、胸部 X 线片、血常规检查有助于诊断和鉴别诊断，痰培养与药敏试验有助于指导用药。

（三）结核感染

糖尿病患者合并肺结核的症状表现各异，其特点是结核中毒症状少，多数患者无发热、咯血及盗汗，也很少有咳痰。当应用胰岛素改善代谢及其他相应治疗后，可出现结核中毒症状。糖尿病患者结核病临床症状不仅取决于糖尿病病情程度，也取决于机体的代偿情况。代偿良好的糖尿病患者，肺结核的临床、X 线表现和治疗效果与一般肺结核患者无区别，多表现为局限性病变。代偿不良的老年糖尿病患者患肺结核时，慢性纤维空洞型肺结核相对较多，病变性质以增殖、干酪样改变为主。青年患者多以渗出性、坏死性等混合性病变为主，病灶扩展播散较快，并以下叶病灶多见。由于患者机体免疫力下降，结核菌素试验可呈假阴性，若不及时进行 X 线检查和痰液检查，极易漏诊，在老年患者中尤应注意，必要时可行诊断性抗结核治疗。

（四）皮肤黏膜感染

糖尿病患者皮肤黏膜感染可表现为痈、疖、丹毒、急性蜂窝织炎、化脓性指头炎、甲沟炎、皮肤和皮肤黏膜的脓肿、皮肤真菌感染等。疖是单个毛囊及其所属皮脂腺的急性化脓性感染，常发生于毛囊和皮脂腺丰富的部位，如头、面、颈、背等处。痈则为多个相邻的毛囊及其所属附件的急性化脓性感染。丹毒多为乙型溶血性链球菌所致的皮肤及其网状淋巴管的急性炎症，好发部位为下肢及面部。起病急，常有畏寒、发热及头痛等全身症状，局部呈片状红疹，边界清楚，颜色鲜红，中心稍淡，略显隆起，红肿区有时可出现水疱，局部有烧灼样疼痛，手指轻压可使红色消退，但在解除压迫后即很快恢复。急性蜂窝织炎是皮下、筋膜下、肌间隙或深部蜂窝组织的一种弥漫性化脓感染，其特点是病变不易局限、扩散迅速、与正常组织无明显界限，致病菌主要是溶血性链球菌，其次为金黄色葡萄球菌，由于链激酶和透明质酸酶的作用，病变迅速扩展，脓液稀薄，呈血性，有时能引起败血症。由葡萄球菌引起者则较易局限为脓肿，脓液稠厚。化脓性指头炎、甲沟炎、皮肤脓肿则较易诊断。

糖尿病患者的皮肤霉菌感染可表现为脚癣、体癣，某些 DKA 患者可并发罕见的鼻脑毛霉菌病，死亡率极高，致病菌为毛霉菌、根霉菌及犁头霉菌属，病变先由鼻部开始，发生化脓性炎症，之后迅速扩展至眼眶及中枢神经系统。患者可出现黑色坏死性鼻甲伴鼻周围肿胀，单侧眼肌瘫痪或失明，以及发热、头痛、谵妄等脑膜脑炎等症状。若有单侧眼球突出、球结膜水肿及视网膜静脉充血，则可能出现海绵窦血栓形成。其发病机制可能与酸中毒及高血糖状态有利于该类霉菌的生长有关。在酸中毒时，与转铁球蛋白结合的铁离子分离，使血清铁浓度增加，促使真菌的生长。

（五）其他

糖尿病脂代谢紊乱、自主神经病变、胆囊舒缩功能障碍、胆汁排泄障碍等因素，共同导致糖尿病并发胆囊炎、胆囊结石的概率增加。气肿性胆囊炎是急性胆囊炎的罕见并发症，病原菌为厌氧菌中的梭状芽孢杆菌，其次为大肠埃希菌。除有普通胆囊炎症状外，其特点如下：①腹膜炎症状通常缺如；②腹部触诊可触到捻发感，腹部 CT 或 B 超发现胆囊、胆囊腔壁或胆周间隙存在气体，并且可能扩展到胆囊周围空间。其发病机制可能与糖尿病血管病变有关。另外，胆囊结石又易并发胆源性胰腺炎，加重糖尿病。

女性糖尿病患者易并发真菌性阴道炎，有些老年女性糖尿病患者常以外阴瘙痒为首发症状就诊。

总之，感染是糖尿病最重要的合并症。在相同的条件下，糖尿病患者对感染的易感性比非糖尿病患者要高很多，感染进展迅速，病情易恶化，易反复发生。感染作为一种应激，常使糖尿病病情恶化，诱发 DKA 或高渗性昏迷等，使糖尿病的处理复杂化。因此要时刻警惕糖尿病任何感染的出现，若糖尿病患者平时血糖控制尚可，一旦突然恶化或失控，尤其是对伴有发热的老年患者，应首先从感染方面寻找原因。反之，对反复发生感染的患者，即使无“三多一少”等糖尿病典型症状，也应常规查血糖、尿糖，以免漏诊、误诊、误治。

二、感染和糖尿病急症的防治策略

（一）糖尿病并发感染的治疗

糖尿病患者易感染，且处理较困难，预后较差，一旦发生感染，应积极治疗，具体原则如下。

1. 及早应用抗生素治疗　糖尿病合并较严重感染时，如不及时处理，可导致昏迷，故一般病情较急，常不能等待细菌培养等检查结果，因此在采集血、尿等标本后应尽快进行抗菌治疗。

2. 给药途径选择　糖尿病患者肌内注射青霉素后的反应与正常人有很大差异，肌内注射后的药物吸收慢，血药浓度曲线明显低平，达峰时间延迟。平均峰浓度降低，药物吸收减慢，改用静脉注射可明显提高疗效，故糖尿病合并感染患者应尽可能行静脉途径给药。

3. 抗生素选用　应根据细菌培养、药敏试验、发生感染部位和药物的吸收、分布特性选择有效抗生素，如青霉素类、头孢菌素类及氨基糖苷类在尿液中浓度较高，为敏感细菌所致泌尿系感染首选药物。大环内酯类抗生素在胆汁中的浓度高于血清中浓度，有利于控制胆道感染。对于病原菌未明者，可根据临床经验选用抗生素。由于糖尿病常并发肾脏病变，故在应用对肾脏有毒性或由肾脏排出的抗生素时应特别慎重。

4. 磺胺类药物与某些降糖药物（磺酰脲类）　该类药可与胰岛素竞争血浆蛋白，从而使血液中游离的胰岛素增多。此外，磺胺类药与磺酰脲类降糖药特别是甲苯磺丁脲等药合用时，可致磺酰脲类降糖药的游离部分浓度增高。另外，它还可减少磺酰脲类药的肾排泄，使其作用时间延长，合用时可加强其降糖作用，导致低血糖发生，应用时要注意调整降糖药的药量。

5. 重视综合治疗　积极控制高血糖状态和（或）酮血症，对于感染较重者，应选用胰岛素治疗，并根据病情随时调整胰岛素用量。纠正水、电解质平衡紊乱及营养不良状态，必要时可输入血浆、白蛋白加强支持治疗。

6. 院内感染　可参考下列原则选用抗生素。

（1）轻、中度感染：校正抗生素备选组，β- 内酰胺类 – 内酰胺酶抑制剂（氨苄西林 – 舒巴坦）；第二代头孢菌素（头孢呋辛钠）；喹诺酮类（环丙沙星、氧氟沙星等）；克林霉素、甲硝唑（用于厌氧菌感染）；大环内酯类 + 利福平（用于嗜肺军团菌）；头孢噻肟、头孢曲松钠（用于非假单胞菌、革兰氏杆菌）；第一代头孢菌素加庆大霉素也可应用。

（2）严重感染：抗生素备选组，抗假单胞菌类抗生素（哌拉西林、阿洛西林、美洛西林）；头孢他啶、头孢哌酮、头孢匹胺、头孢匹罗；氨曲南、亚胺培南 – 西司他丁；替卡西林 – 克拉维酸钾；氨基糖苷类。

在应用大量抗生素的过程中，应注意防止发生二重感染，一旦临床症状好转，炎症完全控制，应及时停用抗生素，切记不能因担忧感染，而长期预防性应用抗生素。

7. 真菌感染　可应用氟康唑、酮康唑等抗真菌药，两性霉素 B 也可应用，但毒副作用大，应注意观察。Penk 报道了用氟康唑治疗糖尿病真菌感染的疗效，100 多项研究共计观察了 1 万多例患者，用氟康唑治疗皮肤口腔咽喉部、阴道念珠菌感染患者有效率为 90%，每日 100 ～ 200mg。严重疾病如艾滋病并发口咽念珠菌病后期、复发性阴道炎，每日剂量可高达 500mg。

8. 局部感染灶处理

（1）皮肤、口腔黏膜感染应及时清创、换药，切开引流，切不可盲目挤压，以免引起感染扩散。

（2）恶性外耳道炎应尽早施行外耳道的冲洗和引流术，选用强效抗生素，必要时行扩创术。

（3）胆道感染合并胆结石且反复发作者应选择外科手术切除，尤其是对于气肿性胆囊炎，应选择早期胆囊切除（诊断明确后 48 小时以内），以免发生胆囊坏死或穿孔。

（4）鼻脑毛霉菌病除积极应用抗真菌药两性霉素 B 以外，应及早切除坏死组织。两性霉素 B 推荐剂量一般为每日 1mg/kg，严重者每日 1.5mg/kg，累积量 2 ～ 4g。氟康唑和伊曲康唑体外抗毛霉菌的活性低，尚无临床评价。

（5）对于神经性膀胱，可采取非手术疗法——持续尿液引流，膀胱训练、针灸、按摩、膀胱穿刺和使用促进排尿药物，如氯贝胆碱 10 ～ 20mg，每日 3 次；手术疗法常用的有膀胱造瘘术和膀胱颈部 Y–V 成形术。

（二）感染诱发 DKA 的治疗

DKA 的治疗原则为尽快补液以恢复血容量、纠正失水状态，降低血糖，纠正电解质紊乱及酸碱平衡失调，同时积极寻找和消除诱因，防治并发症，降低病死率。对无酸中毒的糖尿病酮症患者，需适当补充液体和胰岛素治疗，直到酮体消失。应按以下方法积极治疗。

1. *补液*　能纠正失水，恢复血容量和肾灌注，有助于降低血糖和清除酮体。治疗中补液速度应先快后慢，第 1 小时输入生理盐水，速度为 15 ～ 20ml/（kg · h）（一般成人输入量为 1.0 ～ 1.5L）。随后补液速度取决于脱水程度、电解质水平、尿量等。要在第 1 个 24 小时内补足预先估计的液体丢失量，补液治疗是否奏效要根据血流动力学（如血压）、出入量、实验室指标及临床表现来判断。对心、肾功能不全者，在补液过程中要监测血浆渗透压，并经常对患者的心脏、肾脏、神经系统状况进行评估以防止补液过快。当 DKA 患者血糖≤ 13.9mmol/L 时，须补充 5% 葡萄糖并继续胰岛素治疗，以防止低血糖，直至血酮、血糖均得到控制。对于血糖正常的 DKA，建议补液的同时加入葡萄糖和生理盐水。

2. *胰岛素*　皮下注射速效胰岛素与静脉注射胰岛素在轻至中度 DKA 患者的预后方面无明显差异，但越来越多的证据已推荐将小剂量胰岛素连续静脉输注方案作为 DKA 的标准治疗。皮下注射胰岛素可以治疗轻度 DKA，但不能用于中度或重度 DKA 的治疗。最新指南推荐采用连续胰岛素静脉输注［0.1U/（kg · h）］，但对于重症患者，可采用首剂静脉注射胰岛素 0.1U/kg，随后以 0.1U/（kg · h）速度持续输注。胰岛素静脉输注过程中需严密监测血糖，根据血糖下降速度调整输液速度，以保持血糖每小时下降 2.8 ～ 4.2mmol/L。若第 1 小时内血糖下降不足 10%，或有条件监测血酮时，血酮下降速度＜ 0.5mmol/（L · h），且脱水已基本纠正，则增加胰岛素剂量（1U/h）。当 DKA 患者血糖降至 11.1mmol/L 时，应减少胰岛素输入量至 0.02 ～ 0.05U/（kg · h），并开始给予 5% 葡萄糖液，此后需要根据血糖来调整胰岛素给药速度和葡萄糖浓度，使血糖维持在 8.3 ～ 11.1mmol/L，同时持续进行胰岛素滴注直至 DKA 缓解。

3. *纠正电解质紊乱*　在开始胰岛素及补液治疗后，若患者的尿量正常，血钾＜ 5.2mmol/L 即应静脉补钾，一般在每升输入溶液中加氯化钾 1.5 ～ 3.0g，以维持血钾水平在 4 ～ 5mmol/L。若治疗前已有低钾血症且尿量≥ 40ml/h，在补液和胰岛素治疗的同时必须补钾。严重低钾血症可危及生命，若发现血钾＜ 3.3mmol/L，应优先进行补钾治疗，当血钾升至 3.3mmol/L 时，再开始胰岛素治疗，以免发生致死性心律失常、心搏骤停和呼吸肌麻痹。

4. *纠正酸中毒*　DKA 患者在注射胰岛素治疗后会抑制脂肪分解，进而纠正酸中毒，如无循环衰竭，一般无须额外补碱。但严重的代谢性酸中毒可能会引起心肌受损、脑血管扩张、严重的胃肠道并发症及昏迷等严重并发症。推荐仅对 pH ≤ 7.0 的患者考虑适当补碱治疗。除非出现肌无力、呼吸衰竭和磷酸盐＜ 1.0mmol/L 的情况，否则不应给予磷酸盐。每 2 小时测定 1 次血 pH，直至其维持在 7.0 以上。治疗中应加强复查，防止过量。

5. *去除诱因和治疗并发症* 诱因如休克、感染、心力衰竭和心律失常、脑水肿和肾衰竭等。DKA 最常见的诱因是感染，因此应注意抗生素的应用。补液过速过多，尤其是老年人、心功能不全者，易并发肺水肿，应注意防止。对于这些患者，最好能在监测中心静脉压的情况下调整输液速度和输液量。由于脱水易并发急性肾衰竭，经补液脱水纠正后无尿，血尿素氮、肌酐继续升高，应注意急性肾衰竭的发生，必要时需透析治疗。降糖过快、补碱过快过多可诱发脑水肿（死亡率、致残率达 50%），应注意避免，必要时可用脱水剂治疗。

（三）预防

积极治疗糖尿病，控制并稳定血糖，纠正代谢紊乱，尽量使血糖控制在正常水平。如无特殊禁忌，应鼓励患者多运动，增强机体抵抗力。保持皮肤、口腔、会阴部清洁卫生。对于泌尿道易感染患者，鼓励患者多饮水、多排尿（可每 2 ～ 3 小时排尿一次），以冲洗膀胱和尿路，避免细菌在尿路中停留和繁殖。尽量避免使用尿路器械，糖尿病神经性膀胱者必须导尿时，应严格消毒，闭式引流，定期冲洗，尽早撤除导尿管。拔管后做尿细菌培养，以便及时发现泌尿系感染。必须持续留置导尿管时，在插导尿管的同时给予抗生素，可延缓泌尿系感染的发生。但 3 日以后虽继续用抗生素，但无预防作用，应定期做尿细菌检查，以便及时发现泌尿系感染。重视糖尿病足的护理；防止外伤及压疮的发生；注意营养及水、电解质平衡。

（韩舒萌　许岭翎）

参考文献

曹冰燕，巩纯秀，2023. 重视糖尿病酮症酸中毒的识别和规范诊治．中华全科医师杂志，22(7):676- 681.

陈茹，王胜锋，周家琛，等，2020. 预测模型研究的偏倚风险和适用性评估工具解读．中华流行病学杂志，41(5): 776-781.

陈香萍，张奕，庄一渝，等，2020. PROBAST: 诊断或预后多因素预测模型研究偏倚风险的评估工具．中国循证医学杂志，20(6):737-744.

李慧，郭立新，2023. 重视糖尿病患者低血糖的防范及干预．中华内分泌代谢杂志，39(4): 297 301.

孙京京，贺星星，马晓静，等，2020. 钠 - 葡萄糖协同转运蛋白 2 抑制剂引发非高血糖性酮症酸中毒发 病机制的研究进展．中华糖尿病杂志，12(9):740-744.

袁丽，杨小玲，王娜，等，2021. 住院糖尿病患者低血糖预测模型的研究进展．中国护理管理，21(8): 1140-1144.

周支瑞，李博，张天嵩，2021. 临床预测模型构建方法学．长沙：中南大学出版社．

中华医学会糖尿病学分会，2021．中国 2 型糖尿病防治指南（2020 年版）. 中华糖尿病杂志，13（4）：315-409.

Aarthy R, Aston-Mourney K, Mikocka-Walus A, et al, 2021.Clinical features, complications and treatment of rarer forms of maturity-onset diabetes of the young (MODY) - A review.J Diabetes Complications, 35(1):107640.

Ahmad R, Narwaria M, Singh A, et al, 2023.Detecting diabetic ketoacidosis with infection: combating a life-threatening emergency with practical diagnostic tools.Diagnostics, 13(14): 2441.

Aldhaeefi M, Aldardeer N F, Alkhani N, et al, 2022.Updates in the management of hyperglycemic crisis. Front Clin Diabetes Healthc, 2:820728.

Ata F, Yousaf Z, Khan A A, et al, 2021.SGLT-2 inhibitors associated euglycemic and hyperglycemic DKA in a multicentric cohort.Sci Rep, 11(1):10293.

Bamgboye A O, Oni I O, Collier A, 2021. Predisposing factors for the development of diabetic ketoacidosis with lower than anticipated glucose levels in type 2 diabetes patients on SGLT2-inhibitors: a review.Eur J Clin Pharmacol, 77(5):651-657.

Barron E, Bakhai C, Kar P, et al, 2020.Associations of type 1 and type 2 diabetes with COVID-19-related mortality in England: a whole-population study.Lancet Diabetes Endocrinol, 8(10): 813-822.

Barski L, Golbets E, Jotkowitz A, et al, 2023.Management of diabetic ketoacidosis.Eur J Intern Med, 117:38-44.

Benoit S R, Hora I, Pasquel F J, et al, 2020.Trends in emergency department visits and inpatient admissions for hyperglycemic crises in adults with diabetes in the U.S., 2006-2015. Diabetes Care, 43(5): 1057-1064.

Carlsson A, Shepherd M, Ellard S, et al, 2020.Absence of islet autoantibodies and modestly raised glucose values at diabetes diagnosis should lead to testing for MODY: lessons from a 5-year pediatric Swedish national cohort study. Diabetes Care, 43(1):82-89.

Chen S F, Yang Y C, Hsu C Y, et al, 2020.Risk of hyperglycaemic crisis episode in diabetic patients with schizophrenia: a nationwide population-based cohort study. Diabetes Metab, 46(1): 41-45.

Chua C B, Sun C K, Hsu C W, et al, 2020. "Diabetic striatopathy" : clinical presentations, controversy, pathogenesis, treatments, and outcomes.Sci Rep, 10(1):1594.

Cully M, Thompson A D, DePiero A D, 2020.Is lactic acidosis predictive of outcomes in pediatric diabetic ketoacidosis?.Am J Emerg Med, 38(2): 329-332.

Dass B, Beck A, Holmes C, et al, 2021.Euglycemic DKA (euDKA) as a presentation of COVID-19.Clin Case Rep, 9(1):395-398.

Davis T M E, Davis W, 2020.Incidence and associates of diabetic ketoacidosis in a community-based cohort: the Fremantle Diabetes Study Phase II.BMJ Open Diabetes Res Care, 8(1):e000983.

Dhatariya K K, Glaser N S, Codner E, et al, 2020.Diabetic ketoacidosis.Nat Rev Dis Primers, 6(1):40.

Dhatariya K K, Joint British Diabetes Societies for Inpatient Care, 2022.The management of diabetic ketoacidosis in adults: an updated guideline from the Joint British Diabetes Society for Inpatient Care. Diabet Med, 39(6): e14788.

Douros A, Lix L M, Fralick M, et al, 2020. Sodium-glucose cotransporter-2 inhibitors and the risk for diabetic ketoacidosis: a multicenter cohort study. Ann Intern Med, 173(6):417-425.

Dubey S, Biswas P, Ghosh R, et al, 2022.Neuroimaging of diabetic striatopathy: more questions than answers.Eur Neurol, 85(5):371-376.

Eledrisi M S, Beshyah S A, Malik R A, 2021.Management of diabetic ketoacidosis in special populations. Diabetes Res Clin Pract, 174:108744.

Eshkoli T, Barski L, Faingelernt Y, et al, 2022.Diabetic ketoacidosis in pregnancy - Case series, pathophysiology, and review of the literature.Eur J Obstet Gynecol Reprod Biol, 269:41-46.

Glaser N, Fritsch M, Priyambada L, et al, 2022. ISPAD clinical practice consensus guidelines 2022: diabetic ketoacidosis and hyperglycemic hyperosmolar state. Pediatr Diabetes, 23(7):835-856.

Gómez A M, Imitola Madero A, Henao Carrillo D C, et al, 2020. Hypoglycemia incidence and factors associated in a cohort of patients with type 2 diabetes hospitalized in general ward treated with basal bolus insulin regimen assessed by continuous glucose monitoring. J Diabetes Sci Technol, 14(2): 233-239.

Gur A, Ulutas Z, Turgut K, et al, 2020.The effect of lactate levels on prognosis in patients with ST-segment elevation myocardial infarction.Ann Med Res, 27(7): 1924-1929.

Huang B, Yang S, Ye S, 2022. Systemic infection predictive value of procalcitonin to lactic acid ratio in diabetes ketoacidosis patients.Diabetes Metab Syndr Obes, 15:2127-2133.

Itelman E, Segev A, Ahmead L, et al, 2022. Low ALT values amongst hospitalized patients are associated with increased risk of hypoglycemia and overall mortality: a retrospective, big-data analysis of 51 831 patients. QJM, 114(12):843-847.

Khan F, Paladino L, Sinert R, 2022. The impact of COVID-19 on diabetic ketoacidosis patients. Diabetes Metab Syndr, 16(1): 102389.

Lapolla A, Amaro F, Bruttomesso D, et al, 2020. Diabetic ketoacidosis: a consensus statement of the Italian association of medical diabetologists (AMD), Italian society of diabetology (SID), Italian society of endocrinology and pediatric diabetoloy (SIEDP). Nutr Metab Cardiovasc Dis, 30(10):1633-1644.

Lee Y Y, Lin C W, Chen I W, 2020. Exogenous insulin injection-induced stiff-person syndrome in a patient with latent autoimmune diabetes: a case report and literature review.Front Endocrinol (Lausanne), 11:594.

Long B, Lentz S, Koyfman A, et al, 2021. Euglycemic diabetic ketoacidosis: Etiologies, evaluation, and management. Am J Emerg Med, 44:157-160.

Mistry S, Eschler D C, 2020. Euglycemic diabetic ketoacidosis caused by SGLT2 inhibitors and a ketogenic diet: a case series and review of literature.AACE Clin Case Rep, 7(1):17-19.

Mohan N, Banerjee A, 2021. Metabolic emergencies in pregnancy.Clin Med (Lond), 21(5):438-440.

Moustaki M, Paschou S A, Vakali E, et al, 2023. Secondary diabetes mellitus in pheochromocytomas and paragangliomas. Endocrine, 82(3):467-479.

Muneer M, Akbar I, 2021. Acute metabolic emergencies in diabetes: DKA, HHS and EDKA. Adv Exp Med Biol, 1307:85-114.

Musso G, Saba F, Cassader M, et al, 2020. Diabetic ketoacidosis with SGLT2 inhibitors.BMJ, 371:m4147.

Mustafa O G, Haq M, Dashora U, et al, 2023. Management of hyperosmolar hyperglycaemic state (HHS) in adults: an updated guideline from the joint British diabetes societies (JBDS) for inpatient care group. Diabet Med, 40(3):e15005.

Pasquel F J, Tsegka K, Wang H, et al, 2020. Clinical outcomes in patients with isolated or combined diabetic ketoacidosis and hyperosmolar hyperglycemic state: a retrospective, hospital-based cohort study. Diabetes Care, 43(2): 349-357.

Plewa M C, Bryant M, King-Thiele R, 2023. Euglycemic Diabetic Ketoacidosis . In: StatPearls [Internet]. Treasure Island (FL): StatPearls Publishing.

Qian M, Wu N, Li L, et al, 2020. Effect of elevated ketone body on maternal and infant outcome of pregnant women with abnormal glucose metabolism during pregnancy. Diabetes Metab Syndr Obes, 13:4581- 4588.

Ruan Y, Bellot A, Moysova Z, et al, 2020. Predicting the risk of inpatient hypoglycemia with machine learning using electronic health records. Diabetes Care, 43(7): 1504-1511.

Sharma A, Misra-Hebert A D, Mariam A, et al, 2023. Impacts of COVID-19 on glycemia and risk of diabetic ketoacidosis.Diabetes, 72(5):627-637.

Smith A, Holtrop J, Sadoun M, 2021.Post-operative euglycemic diabetic ketoacidosis in a patient with SGLT-2 inhibitor use and recent sleeve gastrectomy. Cureus, 13(4): e14297.

Sankar A, Khodai T, McNeilly A D, et al, 2020. Experimental models of impaired hypoglycaemia-associated counter-regulation.Trends Endocrinol Metab, 31(9): 691-703.

Wu G, Wu S, Tang J, et al, 2023. Delayed euDKA associated with dapagliflozin after pancreatitis.Clin Ther, 45(7): e167-e170.

Yang S, Liu Y, Zhang S, et al, 2023. Risk of diabetic ketoacidosis of SGLT2 inhibitors in patients with type 2 diabetes: a systematic review and network meta-analysis of randomized controlled trials.Front Pharmacol, 14:1145587.

Zhao L, Li W, Liu L, et al, 2023. Clinical features and outcome analysis of type B insulin resistance syndrome: a single-center study in China.J Clin Endocrinol Metab, 109(1): e175- e181.